Monographien aus dem
Gesamtgebiete der Psychiatrie

Springer
*Berlin
Heidelberg
New York
Barcelona
Budapest
Hong Kong
London
Mailand
Paris
Tokyo*

Monographien aus dem
Gesamtgebiete der Psychiatrie

79

Herausgegeben von
H. Hippius, München · W. Janzarik, Heidelberg
C. Müller, Onnens (VD)

Band 72   **Reliabilität und Validität der Subtypisierung
und Schweregradmessung depressiver Syndrome**
Von W. Maier und M. Philipp

Band 73   **Emil Kraepelin und die Psychiatrie als klinische Wissenschaft**
Ein Beitrag zum Selbstverständnis psychiatrischer Forschung
Von P. Hoff

Band 74   **Burnout in der psychiatrischen Krankenpflege**
Resultate einer empirischen Untersuchung
Von J. Modestin, M. Lerch und W. Böker

Band 75   **Die Psychiatrie in der Kritik**
Die antipsychiatrische Szene und ihre Bedeutung
für die klinische Psychiatrie heute
Von T. Rechlin und J. Vliegen

Band 76   **Postpartum-Psychosen**
Ein Beitrag zur Nosologie
Von J. Schöpf

Band 77   **Psychosoziale Entwicklung im jungen Erwachsenenalter**
Entwicklungspsychopathologische Vergleichsstudien
an psychiatrischen Patienten und seelisch gesunden Probanden
Von H.-P. Kapfhammer

Band 78   **Dissexualität im Lebenslängsschnitt**
Theoretische und empirische Untersuchungen zu Phänomenologie
und Prognose begutachteter Sexualstraftäter
Von K. M. Beier

Band 79   **Affekt und Sprache**
Stimm- und Sprachanalysen bei Gesunden,
depressiven und schizophrenen Patienten
Von H. H. Stassen

Hans H. Stassen

Affekt und Sprache

Stimm- und Sprachanalysen bei Gesunden,
depressiven und schizophrenen Patienten

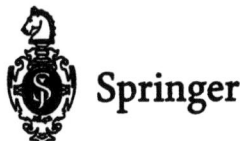

Priv.-Doz. Dr. phil. Hans H. Stassen
Psychiatrische Universitätsklinik
Forschungsabteilung
Postfach 68

CH-8029 Zürich

ISBN-13: 978-3-642-79727-9   e-ISBN-13: 978-3-642-79726-2
DOI: 10.1007/978-3-642-79726-2

Dieses Werk ist urheberrechtlich geschützt. Die dadurch begründeten Rechte, insbesondere die der Übersetzung, des Nachdrucks, des Vortrags, der Entnahme von Abbildungen und Tabellen, der Funksendung, der Mikroverfilmung oder der Vervielfältigung auf anderen Wegen und der Speicherung in Datenverarbeitungsanlagen, bleiben, auch bei nur auszugsweiser Verwertung, vorbehalten. Eine Vervielfältigung dieses Werkes oder von Teilen dieses Werkes ist auch im Einzelfall nur in den Grenzen der gesetzlichen Bestimmungen des Urheberrechtsgesetzes der Bundesrepublik Deutschland vom 9. September 1965 in der jeweils geltenden Fassung zulässig. Sie ist grundsätzlich vergütungspflichtig. Zuwiderhandlungen unterliegen den Strafbestimmungen des Urheberrechtsgesetzes.

© Springer-Verlag Berlin Heidelberg 1995
Softcover reprint of the hardcover 1st edition 1995

Die Wiedergabe von Gebrauchsnamen, Handelsnamen, Warenbezeichnungen usw. in diesem Werk berechtigt auch ohne besondere Kennzeichnung nicht zu der Annahme, daß solche Namen im Sinne der Warenzeichen- und Markenschutz-Gesetzgebung als frei zu betrachten wären und daher von jedermann benutzt werden dürften.

Produkthaftung: Für Angaben über Dosierungsanweisungen und Applikationsformen kann vom Verlag keine Gewähr übernommen werden. Derartige Angaben müssen vom jeweiligen Anwender im Einzelfall anhand anderer Literaturstellen auf ihre Richtigkeit überprüft werden.

Satz: Reproduktionsfertige Vorlage vom Autor
25/3134-5 4 3 2 1 0 – Gedruckt auf säurefreiem Papier

VORWORT

Die Realisierung dieses umfangreichen Forschungsprojektes, das im Jahre 1986 begann und jetzt zu einem vorläufigen Abschluß gebracht werden konnte, wäre nicht möglich gewesen ohne das große Engagement einer beträchtlichen Zahl von "Mitstreitern". Mein herzlicher Dank gilt *Frau Margrit Dill*, Sekretärin, die die Organisation der Studien auf sehr kompetente Weise innehatte und auch dieses Manuskript anfertigte; den Mitarbeitern im Labor *Frau Monika Bürkli, Frau Christa Schönenberger* und *Herrn Wilfried Manske*, die weit über tausend Sprachaufnahmen an Patienten und gesunden Versuchspersonen durchführten, die Artefaktcodierung besorgten und das Archiv mit hunderten von Magnetbändern und ebenso vielen Kassetten verwalteten; *Frau Doris Prandini*, EDV-Mitarbeiterin, die riesige Mengen von Fragebögen computermäßig erfaßte; *Herrn Giovanni Bomben*, Elektronikingenieur, der für die Hard- und Software der Laborcomputer zuständig war, viele Computerprogramme entwickelte und mit nie nachlassendem Einsatz dafür sorgte, daß aus einer "raumfüllenden" Laborlösung eine handliche, für den Routine-Einsatz geeignete Maschine wurde; den Oberärzten *Dr. Stephan Kuny* und *Dr. Jörg Püschel*, die für die Rekrutierung und die psychiatrische Exploration der Patienten zuständig waren, sowie den Assistenzärzten *Frau Dr. Michaela Tewesmeier* und *Dr. Eduard Günther*, die einen Teil der psychiatrischen Interviews durchführten.

Mein besonderer Dank gilt aber Herrn *Prof. Dr. Jules Angst*, Forschungsdirektor, der dieses Projekt ermöglichte und über all die Jahre großzügig und tatkräftig unterstützte, dem Klinikdirektor *Prof. Dr. Daniel Hell*, der die Infrastruktur der Klinik zur Verfügung stellte, sowie *Prof. Dr. Christian Scharfetter*, der auf vielfältige Weise zum Gelingen des Projektes beigetragen hat, sei es als Interviewer, als Ausbilder beim Interview-Training oder als kritischer Leser dieses Manuskriptes.

Zürich, im Juni 1994

Dieses Projekt wurde durch namhafte Beiträge des Schweizerischen Nationalfond (SNF 32-27781.89, SNF 32-33927.92) finanziell unterstützt.

Inhaltsverzeichnis *Seite*

1. EINLEITUNG
    1.1 Sprechweise und Klangfarbe der Stimme 1
    1.2 Emotionen 2
    1.3 Physikalische Akustik 3
    1.4 Hören und Sprechen: Schallverarbeitung beim Menschen 4
    1.5 Tonsysteme 6
    1.6 Spektralanalysen auf der Basis tonaler Systeme 8
    1.7 Digitale Signalverarbeitung 10

2. NORMATIVE STUDIE AN GESUNDEN
    2.1 Notwendigkeit normativer Daten 13
    2.2 Sprachcharakteristika 14
    2.3 Die Eichstichprobe 18
    2.4 Grundfrequenz, mittlere Sprechstimmlage, Intonation 21
    2.5 Lautstärke und Lautstärkevariation 25
    2.6 Sprachfluß 29
    2.7 Reproduzierbarkeit versus Sensitivität 29
    2.8 Diskussion 31

3. KLANGFARBE DER STIMME
    3.1 Natürliche Obertonreihen 34
    3.2 Spektralmuster 41
    3.3 Die ausgeprägte Individualität der menschlichen Stimme 47
    3.4 Diskussion 52

4. PERSÖNLICHKEIT UND SPRACHE
    4.1 Die vier Temperamente 58
    4.2 Psychometrische Ansätze im Persönlichkeitsbereich 59
    4.3 Methoden 60
    4.4 Resultate 61
    4.5 Diskussion 64

5. STUDIEN MIT PSYCHIATRISCHEN PATIENTEN
    5.1 Sprachaufnahmen 66
    5.2 Psychopathologie 67
    5.3 Pilotstudie mit affektiv erkrankten Patienten 68
    5.4 Resultate 70

6. STIMMVERÄNDERUNGEN IN DER DEPRESSION
    6.1 Bisherige Untersuchungen 71
    6.2 Patientenstichprobe 73
    6.3 Kontrollstichprobe 75

Inhaltsverzeichnis   *Seite*

    6.4 Statistische Analysen   75
    6.5 Resultate
        6.51 Psychopathologischer Verlauf   77
        6.52 Vergleich mit gesunden Kontrollpersonen   78
        6.53 Schwere der depressiven Symptomatik   80
        6.54 Psychopathologie und Sprache im Verlauf der Besserung   82
        6.55 Einzelverläufe   84
        6.56 Medikamenteneffekte   88
    6.6 Diskussion   90

7. SCHIZOPHRENIE
    7.1 Negativsymptomatik   93
    7.2 Patientenstichprobe   95
    7.3 Sprachanalysen   96
    7.4 Statistische Analysen   96
    7.5 Resultate
        7.51 Reliabilität psychopathologischer Subskalen   98
        7.52 Reliabilität der Sprachparameter   99
        7.53 Psychopathologie und Sprache   102
        7.54 Validierung des negativen Syndroms   103
        7.55 Vergleich mit gesunden Kontrollpersonen   108
        7.56 Medikamenteneffekte   110
    7.6 Diskussion   111

8. ZUSAMMENFASSUNG UND AUSBLICK
    8.1 Stand der Entwicklung   114
    8.2 Wirkungseintritt bei Antidepressiva   115
    8.3 Weiterführende Projekte   116

9. COMPUTERPROGRAMME FÜR SPRACHANALYSEN   118

10. LITERATURVERZEICHNIS   121

11. ANHANG
    11.1 Die Zürcher Standardtexte   134
    11.2 Das AMDP-System: psychischer und somatischer Befund   136
    11.3 Die HAMILTON Depressions-Skala   139
    11.4 Die SANS Negativ-Skala   142
    11.5 Die PANSS Positiv-Negativ-Skala   144
    11.6 Die INSKA Intentionalitäts-Skala   148
    11.7 Die ICH-Psychopathologie-Skala   152

1. EINLEITUNG

1.1 Sprechweise und Klangfarbe der Stimme

Das menschliche Gehör ist ein ungemein hoch entwickeltes Organ, dessen Leistungsfähigkeit, was Grenzempfindlichkeit und Dynamik betrifft, auch modernste Audiotechnik nicht ganz erreicht. In Verbindung mit seinem umfangreichen, schnell abrufbaren "Hintergrundwissen" ist der Mensch zudem in der Lage, zwischen den verschiedenartigsten Geräuschen zu unterscheiden oder Geräusche selektiv zu bewerten und zu interpretieren. So ist es ohne weiteres möglich, das Rascheln von Papier, das Plätschern von Wasser oder Händeklatschen aus einer Vielzahl von Geräuschen "herauszuhören" und allein mit Hilfe des Gehöres zu identifizieren. Mehr noch, der Mensch ist auch in der Lage, während eines Gesprächs eine Menge über den affektiven Zustand[1] des Gesprächspartners in Erfahrung zu bringen, ohne daß darüber explizit gesprochen wird: Freude, Ärger, Niedergeschlagenheit, Aggressivität, Streß, Angst, und anderes mehr.

In der Psychiatrie sind deshalb Sprechweise wie auch die Klangfarbe der Stimme wichtige Informationsquellen, wenn es darum geht, die Schwere einer affektiven Erkrankung oder Veränderungen im Zustandsbild eines Patienten klinisch einzuschätzen. Von der Norm auffällig abweichende Sprechweisen, wie z.B. langsames, verzögertes oder monotones Sprechen werden als charakteristische Merkmale einer schweren Depression beschrieben. Kraepelin schildert das veränderte Sprechverhalten depressiver Patienten so: *"Die Patienten sprechen leise, langsam, zögernd, monoton, manchmal stotternd, flüsternd, nehmen mehrere Anläufe, um ein Wort herauszubringen, oder brechen mitten in einem Satz ab. Sie werden stumm, einsilbig und vermögen nicht länger zu sprechen"* (Kraepelin 1921).

Die Beurteilung des Sprechverhaltens eines Patienten alleine genügt aber in den meisten Fällen nicht, um die Schwere der affektiven Erkrankung einzuschätzen. Hier spielt die Klangfarbe der Stimme eine wichtige Rolle, die durch Verteilung und Intensität der in der Stimme mitschwingenden Obertöne bestimmt wird. Eine

---

[1] Unter 'affektivem Zustand' wird hier der Zustand des menschlichen Gemütes verstanden, der mit so komplexen Phänomenen wie Lebensfreude, Antriebslosigkeit oder Traurigkeit verknüpft ist, und der sich sowohl psychisch wie auch physisch manifestiert. Die hier involvierten, tief im Innern ablaufenden Prozesse ('Affekte') führen zu Verhalten, das von der Umwelt als 'Emotionen' verstanden und subjektiv als Gefühl oder Stimmung erlebt wird. Emotionen dienen als Schnittstelle zwischen Organismus und Außenwelt. Sie sind Bindeglied zwischen den ununterbrochen von außen einströmenden und durch die Sinnesorgane aufgenommenen Stimuli und den im Organismus dadurch ausgelösten Reaktionen (Scherer 1984). Das subjektive Erleben von kürzeren emotionalen Zuständen ist das 'Gefühl', während länger andauernde emotionale Gefühle als 'Stimmung' bezeichnet werden. Gefühle und Stimmungen können das Verhalten eines Menschen beträchtlich beeinflussen. Extreme Gefühle und Stimmungen, wie tiefe Niedergeschlagenheit oder Antriebslosigkeit, sind häufig Ausdruck einer ernsthaften affektiven Störung, z.B. einer Depression. In der Psychiatrie findet man die Begriffe Affekt, Emotion und Stimmung gelegentlich synonym verwendet. Abweichende Definitionen sind ebenfalls anzutreffen (z.B. Klerman 1983).

sehr eindrückliche Beschreibung dessen, was "Klangfarbe" ausmacht, wurde bereits vor 150 Jahren von J. Müller gegeben: *"Der Unterschied der Klangfarbe beruht auf der Schwingungsform. Wenn man nacheinander dieselbe Note von einem Klavier, einer Geige, einer Flöte und einer menschlichen Stimme angegeben hört, so läßt sich trotz gleicher Tonstärke und gleicher Tonhöhe der Klang dieser Instrumente auseinanderhalten. Die Abänderungen der Klangfarbe sind unendlich mannigfaltig, denn, abgesehen von der langen Reihe musikalischer Instrumente und der verschiedenen Ausführungen des gleichen Instrumentes, kann dieselbe Note zuweilen selbst auf demselben Instrument mit weit verschiedener Klangfarbe erzeugt werden"* (Müller 1840). Diese Beschreibung macht deutlich, daß es sich bei der "Klangfarbe" um ein überaus komplexes Phänomen handelt, welches aber dank seiner Vielschichtigkeit und seiner emotionalen Komponente eines der Grundelemente der Musik darstellt.

In der Tat hat sich die Musik, als zentrales Kulturgut des Menschen, seit jeher mit den individuellen Klangfarben von Stimmen beschäftigt und die Gesetzmäßigkeiten ihrer willkürlichen Veränderung bestimmt, lange bevor die physikalische Akustik die theoretischen Grundlagen erarbeitet hatte, und lange bevor Schallereignisse einer objektiven Messung zugänglich gemacht werden konnten oder die Zusammenhänge zwischen der physiologischen Wahrnehmung von Schallereignissen und physikalischen Größen bekannt waren. In der vorliegenden Arbeit möchten wir den Versuch unternehmen, die eher intuitiven, subjektiven Bewertungen von Sprechweise und Klangfarbe der Stimme mit Mitteln der physikalischen Akustik und der Informatik auf eine objektive Basis zu stellen, so daß Normwerte für die Normalbevölkerung bestimmt und von der Norm signifikant abweichende Charakteristiken quantifiziert werden können. Im Mittelpunkt des Interesses stehen dabei *Sprachfluß (stockend, übersprudelnd)*, *Lautstärke (leise, laut)* und ihre dynamische Variation, *Sprechstimmlage (tief, hoch)* und *Intonation (monoton, ausdrucksvoll)*, sowie Verteilung und Intensität von *Obertönen (dumpf/hell, kalt/warm, spitz/volltönend)*.

1.2 Emotionen

Fast der gesamte menschliche Körper ist bei der Sprachproduktion direkt oder indirekt beteiligt. Die prinzipielle Entscheidung über eine sprachliche Äußerung fällt, zum Beispiel als Resultat eines kognitiven Prozesses oder einer emotionalen Reaktion, im zerebralen Kortex. Dort entsteht die "Idee" für die passende Formulierung, für die zeitliche Gliederung des Sprachflusses, für die selektive Betonung von Worten, für die Satzmelodie und für den Klang der einzelnen Silben. In der Folge werden eine Vielzahl motorischer Kerne aktiviert, bevor es zur eigentlichen Klangerzeugung kommt, die die koordinierte Aktion verschiedener Muskeln, Organe und bestimmter Strukturen von Bauch, Brustkorb, Hals und Kopf erfordert (vgl. Sataloff 1992).

Neben Körperhaltung und Atmung sind es vor allem Emotionen und Streß, die Sprechweise und Klangfarbe der Stimme nachhaltig und auf charakteristische Art verändern können. Dies ist unmittelbar einsichtig, denn Emotionen sind das Ergebnis komplexer "systemischer" Reaktionen des Organismus auf die unablässig auf ihn einströmenden internen und externen Reize. Form und Intensität der

Reaktionen hängen nicht nur von der Art der Reize, sondern auch von der Ausgangslage ab und umfassen autonome Veränderungen (Herzschlag, Blutdruck, Atemmuster, Pupillen, gastrointestinale Reaktionen), kortikale Erregung, Hormonsekretion, chemische Zusammensetzung von Körperflüssigkeiten, Muskelspannung (Tremor), Körperhaltung und Bewegungsabläufe. Die durch Streß ("systemische" Antwort eines Organismus auf Leistungsanforderungen) hervorgerufenen körperlichen Reaktionen des Menschen sehen sehr ähnlich aus und äußern sich in ähnlichen funktionellen Veränderungen.

Da sich Emotionen in ihrer subjektiven Bewertung bezüglich der Dimensionen positiv/negativ (z.B. erfreut, verärgert) und aktiv/passiv (z.B. erregt, gelangweilt) recht einfach klassifizieren lassen, wurde verschiedentlich die Vermutung geäußert, daß ein System von genetisch prädisponierten, biologisch verankerten Grundemotionen existiert, aus denen die große Zahl, zumindest sprachlich sehr differenzierter Emotionen zusammengesetzt ist (z.B. Frijda 1988; Schneider und Scherer 1988). Versuche einer externen Validierung solcher Konstrukte mittels "objektiver" Sprachanalysen von durch Schauspielern präsentierten Emotionen haben zwar zu durchaus ermutigenden Ergebnissen geführt, die Existenz der postulierten Grundemotionen konnte aber bis heute nicht schlüssig bewiesen werden (z.B. Murray und Arnott 1993).

Im Zusammenhang mit der Frage nach der Existenz von Grundemotionen ist der Begriff des Affektes wichtig. Als Affekte bezeichnen wir tiefliegende, innere Prozesse, die für elementare Zustandsgrößen eines Organismus, wie Lebenswille, Lebensfreude, Energie, Neugier, Antrieb, Müdigkeit, Interesselosigkeit, Trauer, Apathie, aber auch Angst oder Aggression, verantwortlich sind. Affekte werden durch Emotionen kommuniziert, denn Emotionen haben über das Einleiten adäquater, "systemischer" Reaktionen auf auslösende Reize hinaus, vor allem die Funktion eines sozialen Signals (*"das macht mir Spaß"*, *"laßt uns zusammen etwas unternehmen"*, *"laßt mich in Ruhe"*, *"du regst mich auf"*, *"das ist schrecklich"*, *"du hast mich überrascht"*, *"ihr solltet mich aufmuntern"*) und dienen der Mitteilung von Handlungsabsichten auf nonverbalem Wege. Umgekehrt lassen sich Affekte durch externe Reize und dadurch ausgelöste Emotionen initiieren, verstärken oder abschwächen, wie dies bei Aggressionen zu beobachten ist.

Im Falle von Affektstörungen, zum Beispiel schweren Depressionen, spielen vermutlich nicht nur Störungen elementarer Prozesse eine Rolle, sondern es liegen offensichtlich auch Beeinträchtigungen auf der emotionalen Ebene und im kognitiven Bereich vor. So ist es bei schwer depressiven Patienten kaum mehr möglich, Lebensfreude und Interesse zu wecken (man "erreicht sie nicht mehr"), während dies bei einem niedergeschlagenen, müden, aber gesunden Menschen innerhalb weniger Sekunden gelingen kann. Unsere Untersuchungen beschäftigen sich deshalb auch mit "natürlichen" Fluktuationen in Sprechweise und Klangfarbe der Stimme, die auf Veränderungen der emotionalen Situation zurückzuführen sind, sowie mit möglichen Abhängigkeiten von Persönlichkeitsdimensionen.

1.3 Physikalische Akustik

Die Akustik ist ein Teilgebiet der allgemeinen Schwingungs- und Wellenlehre und beschäftigt sich mit den Gesetzmäßigkeiten des Schalles, seiner Entstehung,

Ausbreitung sowie Wahrnehmung durch den Menschen. Schallereignisse treten als Töne, Klänge, Geräusche oder Knalle auf. Ein Ton ist auf eine reine Sinusschwingung zurückzuführen, er ist charakterisiert durch seine Frequenz (Tonhöhe) und seine Amplitude (Tonstärke). Eine Überlagerung von Tönen, deren Frequenzen ganzzahlige Vielfache eines Grundtones sind (harmonische Teiltöne), heißt Klang. Die Überlagerung mehrerer Klänge bezeichnet man als Klanggemisch. Ist ein Klanggemisch aus sehr vielen Einzeltönen zusammengesetzt, deren Frequenzen nicht im Verhältnis ganzer Zahlen zueinander stehen, so spricht man von einem Geräusch.

Die Übergänge zwischen Klang, Klanggemisch und Geräusch sind naturgemäß fließend, da es nur eine Frage der Anzahl von Klängen beliebiger Frequenz ist, ob man ein Schallereignis noch als Klanggemisch oder schon als Geräusch bezeichnen kann. Solche Grenzfälle kommen in der Praxis am häufigsten vor, da sich sowohl die von Musikinstrumenten erzeugten Schallereignisse als auch die menschliche Stimme aus charakteristischen Klängen und charakteristischen Geräuschen zusammensetzen. Eine Sonderstellung unter den Geräuschen nimmt das "Weiße Rauschen" ein: es besteht aus dicht nebeneinander liegenden Teiltönen aus dem gesamten Hörbereich, deren Intensität rasch und unregelmäßig wechselt (neutrales Geräusch). Ein Knall ist auf eine schlagartig einsetzende Schwingung zurückzuführen, die nur sehr kurz andauert.

Schallwellen kommen dadurch zustande, daß von der Schallquelle mechanische Schwingungen ausgehen und auf das umgebende Medium (Luft) einwirken. Auf diese Weise entstehen dann periodische Druckschwankungen, die sich in Form von Longitudinalwellen fortpflanzen. Als Schalldruck bezeichnet man die durch die Schallquelle im Ausbreitungsmedium hervorgerufenen Druckschwankungen. Im allgemeinen Sprachgebrauch wird damit aber meist die Amplitude des Schalldrucks gemeint. Der Schalldruckpegel wird durch ein logarithmisches Verhältnismaß (*Dezibel* [db]) in bezug auf den Hörschwellenschalldruck gemessen. Dabei entspricht die Zunahme des Schalldruckpegels um + 6db etwa einer Verdoppelung des Schalldruckes. Bei einer punktförmigen Schallquelle nimmt der Schalldruck mit dem Quadrat der Entfernung ab, bzw. der Schalldruckpegel sinkt um − 12db bei Verdoppelung des Abstandes.

1.4 Hören und Sprechen: Schallverarbeitung beim Menschen

Das menschliche Ohr ist in der Lage, Schallereignisse mit Frequenzen zwischen 16 Hz (untere Hörgrenze) und 20'000 Hz (obere Hörgrenze) wahrzunehmen. Der Hörbereich umfaßt also etwa 10.5 Oktaven. Ein Schalldruck von nur 0.00002 µbar ruft bei einer Frequenz von 1000 - 2000 Hz (z.B. Rascheln) bereits einen Höreindruck hervor. Die Grenzempfindlichkeit nimmt allerdings sowohl für tiefere als auch für höhere Frequenzen beträchtlich ab (Abbildung 1.1). Die Schmerzgrenze liegt bei etwa 2000 µbar, so daß die Dynamik des menschlichen Ohres etwa 120db bis 130db beträgt, ein Wert, der von den heutigen Mikrophonen knapp erreicht wird. Bei der menschlichen Sprache mit einem durchschnittlichen Schalldruckpegel zwischen 30db und 80db wird allerdings nur ein vergleichsweise kleiner Teil des Dynamikbereiches ausgenutzt.

Die Lautstärke eines Schallereignisses wird durch den Schalldruck bestimmt: Je

Einleitung

größer der Schalldruck, desto größer die Lautstärke. Eine Schalldruckänderung von etwa 2*db* ist gerade noch wahrnehmbar. Nach physikalischen Gesichtspunkten wird die Lautstärke in Phon (bei 1000 Hz) gemessen. Die Phon-Skala sagt aber nichts über die subjektive Lautstärke-Empfindung aus, welche zudem stark frequenzabhängig ist.

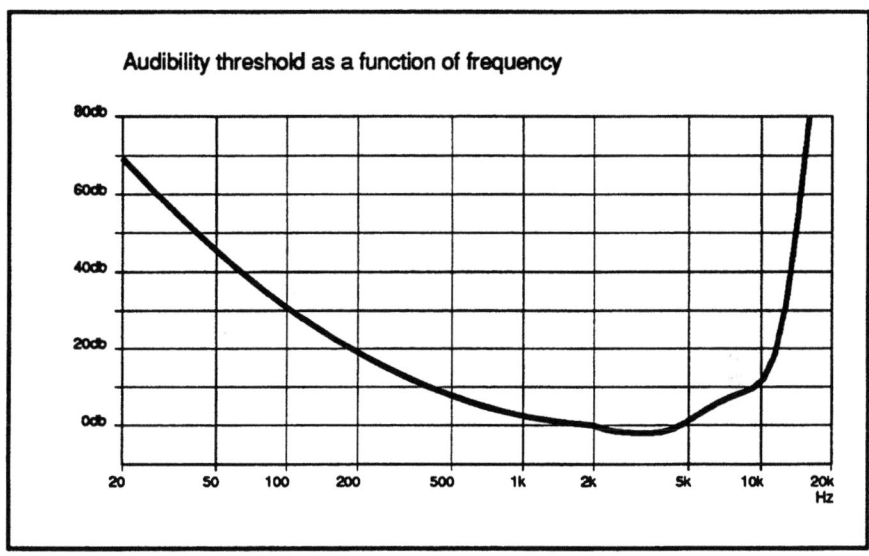

Abb. 1.1: Nichtlineare Frequenzcharakteristik des menschlichen Ohres, dessen Empfindlichkeit nach hohen und tiefen Tönen hin abnimmt (nach Zwicker 1982).

Die subjektiv empfundene Lautstärke wird als Lautheit bezeichnet und in Sone (bei 1000 Hz) gemessen. Im Bereich bis etwa 40*db* ist die Lautheit dem Quadrat des Schalldruckes porportional, zwischen 40*db* und 80*db* besteht angenähert direkte Proportionalität, während für noch höhere Schalldruckpegel die Lautheit nur noch der Quadratwurzel des Schalldruckes proportional ist.

Beim Sprechen wird von der Schallquelle "Mund" Energie abgestrahlt. Die entsprechende Schall-Leistung (gesamte pro Sekunde abgestrahlte Energie) beträgt bei durchschnittlicher Unterhaltungssprache ungefähr 0.000007 Watt, maximal 0.002 Watt. In der mittleren Sprechstimmlage wird mit einem Minimum an Anstrengung, also mit dem geringsten Aufwand an Energie von seiten der Kehlkopfmuskeln, und mit dem geringsten Winddruck gesprochen.

Die mittlere Sprechstimmlage wird deshalb auch als "phonischer Nullpunkt" bezeichnet. Wird die Stimme über diesen Nullpunkt gehoben, so treten Muskeln in Aktion, die die Stimmlippen spannen. Bei Tönen unterhalb des phonischen Nullpunktes dagegen werden die Entspanner wirksam. Nur in der mittleren Sprechstimmlage ("Indifferenzlage") kann natürlich, ausdauernd und kräftig gesprochen werden. Diese mittlere Sprechstimmlage ist mittelfristig sehr stabil. Da mit zunehmendem Alter aber die Elastizität der Stimmuskulatur nachläßt, sind Langzeitverschiebungen relativ häufig zu beobachten.

Empirische Untersuchungen zeigen, daß beim Zählen, Reihensprechen (z.B. Aufsagen von Monatsnamen) oder beim freien Vortrag die mittlere Sprechstimmlage meist gut getroffen wird, während sie beim Vorlesen häufig bis zu einem Halbton ansteigt (vgl. Rappaport 1958). Bei normaler Umgangssprache variiert die mittlere Sprechstimmlage innerhalb einer Quinte im unteren Drittel des Stimmumfanges und liegt bei Frauen mit 220 Hz (Ton a) eine Oktave über den Männern mit 110 Hz (Ton A). Die Streuung ist in der Normalbevölkerung allerdings recht groß (Abbildung 1.2).

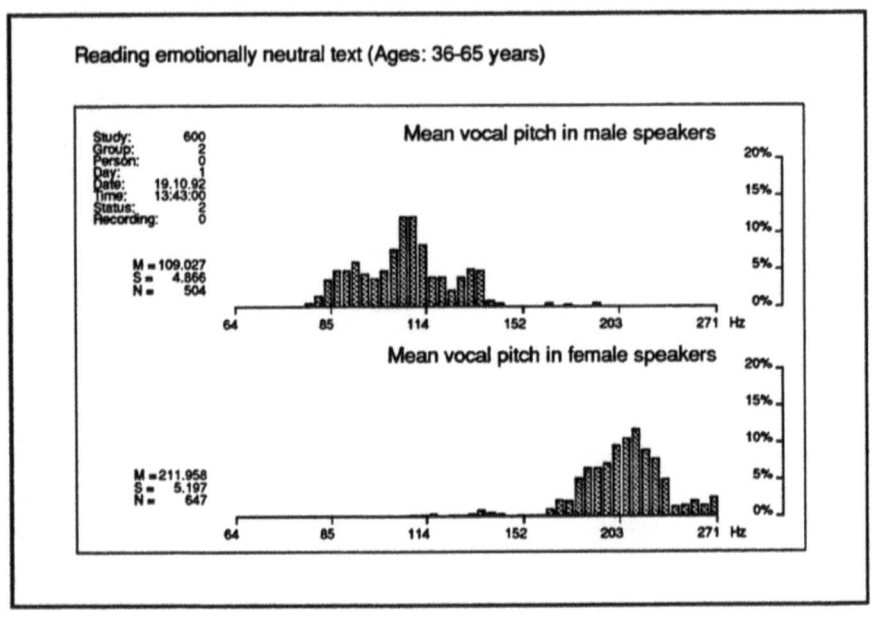

Abb. 1.2: Verteilung der mittleren Sprechstimmlage bei männlichen (obere Verteilungskurve) und weiblichen Sprechern (untere Verteilungskurve).

1.5 Tonsysteme

Theoretisch gibt es so viele Töne, wie es gehörmäßig unterscheidbare Frequenzen zwischen 32 Hz und 20 kHz gibt. Die Gesamtzahl der nach ihrer Höhe unterscheidbaren Töne liegt bei 1300 bis 1500. Von dieser großen Zahl möglicher Töne werden in der Musik nur verhältnismäßig wenige verwendet, die dann Bestandteil eines Tonsystems sind. In den verschiedenen Kulturkreisen existieren eine Vielzahl von Tonsystemen, die zum Teil beträchtliche Unterschiede aufweisen.

Das der abendländischen Musik zugrundeliegende Tonsystem geht auf die Pythagoreer zurück (500 v. Chr.) und verwendet als Ordnungsprinzip die Oktave. Töne, deren Frequenzen im Verhältnis von 1 : 2 zueinander stehen, klingen sehr ähnlich, und man nennt einen Ton, dessen Frequenz doppelt so groß ist wie die eines beliebigen Grundtones, die Oktave dieses Grundtones. Hierbei kommt es also

Einleitung

nicht auf den *Unterschied* zwischen beiden Frequenzen an, sondern auf ihr *Verhältnis:* Zwischen den beiden Tönen von 64 Hz und 128 Hz besteht ebenso ein Oktavabstand wie zwischen den Tönen von 8192 Hz und 16384 Hz.

Zwischen Grundton und Oktave werden in einem Tonsystem Zwischentöne definiert, deren Frequenzen in ganz bestimmten Verhältnissen zueinander und zum Grundton stehen ("Tonleiter"). In der diatonischen Tonleiter stehen die Zwischentöne in einem ganzzahligen Frequenzverhältnis zueinander, z.B. bei der Quinte 3:2, bei der Quarte 4:3, bei der großen Terz 5:4 usf. Der Nachteil der diatonischen Tonleiter (reine Stimmung) besteht darin, daß nicht jeder ihrer Töne wieder Ausgangspunkt einer diatonischen Tonleiter sein kann.

	¹C	C	c	c'	c"	c'''	c''''	c'''''
C	64	128	256	512	1024	2048	4096	8192
C#	68	136	271	542	1085	2170	4340	8679
D	72	144	287	575	1149	2299	4598	9195
D#	76	152	304	609	1218	2435	4871	9742
E	81	161	323	645	1290	2580	5161	10321
F	85	171	342	683	1367	2734	5468	10935
F#	91	181	362	724	1448	2896	5793	11585
G	96	192	384	767	1534	3069	6137	12274
G#	102	203	406	813	1625	3251	6502	13004
A	108	215	431	861	1722	3444	6889	13777
A#	114	228	456	912	1825	3649	7298	14596
H	121	242	483	967	1933	3866	7732	15464

Tab. 1.1: Tonsystem basierend auf der physikalischen Stimmung mit c = 256 Hz (die physikalische Stimmung weicht von der internationalen Konzertstimmung mit a' = 440 Hz geringfügig ab).

Ende des 17. Jahrhunderts wurde deshalb die sogenannte "gleichschwebend temperierte" Bestimmung eingeführt, bei der die Oktave in zwölf gleichabständige Halbtöne unterteilt wird. Zwischen je zwei benachbarten Halbtönen besteht somit ein Frequenzverhältnis von $^{12}\sqrt{2} : 1$. Die Unterschiede zur diatonischen Stimmung bleiben gering und sind in der Regel ohne größere praktische Bedeutung. In mikrotonalen Systemen benutzt man außerdem Vierteltöne (Frequenzverhältnis $^{24}\sqrt{2} : 1$ zwischen zwei benachbarten Tönen), Achteltöne oder sogar Sechzehnteltöne, wobei letztere an der Auflösungsgrenze des menschlichen Gehöres liegen. In dem uns interessierenden Frequenzbereich 64 Hz - 16384 Hz liefert die gleichschwebend temperierte Stimmung bei Halbtonauflösungen insgesamt 96 Halbtöne, die auf 8 Oktaven verteilt sind (Tabelle 1.1).

Die Verwendung tonaler Ansätze zur Beschreibung von Schallereignissen besitzt eine ganze Reihe von Vorteilen gegenüber frequenzorientierten

Darstellungsformen. Die wichtigsten seien hier zusammengestellt:

- Intuitiver Zugang zu Frequenzverhältnissen, welche in der Akustik eine entscheidende Rolle spielen.
- Frequenzverhältnisse sind unabhängig von der Tonhöhe unmittelbar einsichtig.
- Inter-individuelle Vergleiche von Frequenzmustern sind direkt durchführbar, insbesondere auch Vergleiche zwischen Männer- und Frauenstimmen, die eine Oktave auseinander liegen.
- Intra-individuelle Frequenzverschiebungen aufgrund der Intonation eines Sprechers lassen sich durch lineare Verschiebungen kompensieren, da hierbei die Lage der Obertöne zueinander nicht verändert wird.

Da in den hier beschriebenen Tonsystemen die Oktave als Ordnungsprinzip fungiert, sind Tonhöhe und Tonhöhenunterschied ausschließlich nach physikalischen Gesichtspunkten festgelegt. Der Tonhöhenunterschied "Oktave" wird dabei unabhängig von der Tonhöhe als Frequenzverhältnis 1:2 definiert, d.h. zwischen zwei Tönen mit den Frequenzen 32 Hz und 64 Hz besteht derselbe Tonhöhenunterschied wie zwischen zwei Tönen mit den Frequenzen 8192 Hz und 16384 Hz, nämlich jeweils eine Oktave. Subjektiv werden Tonhöhenunterschiede aber in Abhängigkeit von der Tonhöhe vom menschlichen Ohr unterschiedlich bewertet: Tonhöhenunterschiede werden im tiefen Frequenzbereich als wesentlich größer empfunden als im hohen Frequenzbereich. Die Zeitdauer, die das menschliche Ohr zur Identifizierung der Höhe eines Tones braucht, heißt "Tonkennzeit" und ist sowohl von der Frequenz als auch von der Art des Schallereignisses abhängig. Die Tonkennzeit liegt etwa zwischen 4 und 32 msec.

Bedingt durch die zahlreichen Hohlräume des Kopfes, insbesondere durch den Nasen-Rachenraum, treten beim Sprechen deutlich hörbare Resonanzen in den Obertönen des gerade erzeugten Grundtones auf. Diese ausgeprägten Obertöne heißen Formanten. Lage und Intensität der Formanten hängen wesentlich von Zunge und Mundstellung ab und verändern sich in fließend gesprochener Sprache vergleichsweise langsam, begrenzt durch die Grundbeweglichkeit von Unterkiefer, Lippen und Zunge. Formanten treten vor allem bei Vokalen auf, für welche sogenannte "Formantenbereiche" in der Frequenzebene definiert werden können.

Die Formantenbereiche der Vokale A, E, I, O und U liegen alle unterhalb von 4096 Hz. Bei Konsonanten dagegen treten Obertöne mit wesentlich höheren Frequenzen bis 16384 Hz auf. Für eine absolut klangtreue Sprachwiedergabe muß also der Frequenzbereich 64 - 16384 Hz (8 Oktaven) berücksichtigt werden. Kommt es weniger auf Klangtreue als auf Sprachverständlichkeit an, so sind die beiden oberen Oktaven 4096 - 16384 Hz entbehrlich. Selbst der Verzicht auf eine weitere Oktave 2048 - 4096 Hz erlaubt noch eine leidliche Sprachverständlichkeit. Die Wortverständlichkeit liegt in diesem Fall bei etwa 90% .

1.6 Spektralanalysen auf der Basis tonaler Systeme

In der Literatur sind verschiedene Verfahren zur Bestimmung der Grundfrequenz eines Sprechers bzw. seiner mittleren Sprechstimmlage beschrieben. In älteren Studien findet man das Tonfrequenz-Spektrometer mit 1/3-Oktavfiltern (z.B. Pfau

1973), die Methode des inversen Filters (z.B. Markel 1972), den Elektroglottograph (z.B. Pegoraro-Krook 1988), die Umwandlung des Sprachsignals in eine Rechteckschwingung mit nachfolgendem Digitalzähler (z.B. Nilsonne et al. 1988), die Fast-Fourier-Transformation (z.B. Gelfer 1989) und vor allem die LPC-Methode (Linear Predictive Coding, z.B. Markel und Gray 1976), die insbesondere auch zur Formantenschätzung verwendet wird (z.B. McCandless 1974; Broad und Clermont 1989).

Dabei nimmt die LPC-Methode eine Sonderstellung ein, denn sie basiert als einzige auf einem mathematischen Modell, das in stark vereinfachter Form die Spracherzeugung durch den menschlichen Sprechapparat beschreibt. Das Modell umfaßt einen Impulsgenerator zur Simulation der Schallerzeugung durch die Stimmlippen (Periodisches Signal), einen Rauschgenerator zur Nachbildung der Geräusche, die durch die turbulente Luftströmung innerhalb des Vokaltraktes entstehen (Aperiodisches Signal), sowie ein nachgeschaltetes, zeitvariables Digitalfilter zur Nachbildung der unterschiedlichen Klangformen. Impuls- und Rauschgenerator werden alternativ betrieben und liefern Signale gleicher Leistung, wobei sich die Amplitude zur Anpassung der Lautstärke verändern läßt. Unter diesen Voraussetzungen wird das LPC-Modell durch eine von der Ordnung des Modells abhängige Anzahl Parameter vollständig bestimmt. Für konsekutive Zeitsegmente geeigneter Länge bilden dann die entsprechenden Parametersätze die gesuchte Beschreibung eines vorgegebenen Signals. Für Klanguntersuchungen ist die LPC-Methode jedoch weniger gut geeignet, da erst für große Ordnungen des Modells eine hinreichend genaue Darstellung des Amplitudenspektrums, das darüber hinaus stark geglättet ist, erreicht wird.

Zielsetzung der Spektralanalyse (Schallanalyse) ist es, ein Schallereignis in seine harmonischen Teilschwingungen zu zerlegen. Dabei interessiert neben der Frequenz dieser Teiltöne auch deren Intensität und Phasenlage. Die Fourier-Transformation (FT) einer zeitbegrenzten Funktion $f(t)$ erlaubt es, die in einem Zeitsignal enthaltenen Frequenzen zu ermitteln. Die durch die FT gewonnene Spektralfunktion $F(i\omega)$ ist eine komplexe Funktion mit Real- und Imaginärteil, aus denen sich Betrag und Phasenlage jeder einzelnen Frequenzkomponente bestimmen lassen.

Von besonderer Bedeutung ist das Amplitudenspektrum $|F(i\omega)|$, welches die Intensität (d.h. Amplitude und Dauer) der Frequenzanteile angibt. Liegt die zeitbegrenzte Funktion $f(t)$ nur an diskreten, aber äquidistanten Zeitpunkten vor, so kann das zugehörige Spektrum mit Hilfe der diskreten Fourier-Transformation (DFT) berechnet werden. Im Gegensatz zu zeitkontinuierlichen Funktionen ist die Spektralfunktion einer diskreten Zeitfunktion periodisch. Aus diesem Grunde müssen die Zeitpunkte so gewählt werden (Abtastfrequenz), daß sich die wiederholenden Spektren der DFT nicht überlappen, wobei das Abtast-Theorem zu berücksichtigen ist: Die Abtastfrequenz muß mindestens doppelt so groß wie die höchste Signalfrequenz sein (Nyquist-Theorem). Das Abtast-Theorem stellt also sicher, daß die Spektralfunktion der DFT nicht durch Überlappungen ("aliasing") verfälscht wird. Die spektrale Auflösung der DFT ist umgekehrt proportional zur Gesamtlänge T_a des Signals und hängt nicht von der Abtastfrequenz ab. Die spektrale Auflösung beträgt beispielsweise 100 Hz bei T_a = 10 msec, 10 Hz bei T_a = 100 msec, 1 Hz bei T_a = 1 sec und 0.5 Hz bei T_a = 2 sec.

Zur Analyse zeitlich unbegrenzter Signale muß das ursprüngliche Signal durch Multiplikation mit einer Fensterfunktion in ein zeitlich begrenztes Signal überführt werden. Dies führt allerdings im Frequenzbereich zu einer Faltung des Signalspektrums mit dem Fensterspektrum, so daß das spektrale Auflösungsvermögen der DFT reduziert wird. Vor- und Nachteile der verschiedenen gebräuchlichen Fensterfunktionen werden in der Literatur beschrieben (z.B. Lüke 1985). Die praktische Durchführung einer DFT erweist sich auf den ersten Blick als sehr aufwendig, nimmt doch die Anzahl der erforderlichen Multiplikation quadratisch mit der Zahl der zu transformierenden Werte zu. Aufgrund der speziellen Struktur der Transformationsgleichung und der Periodizität der komplexen e-Funktion ist jedoch eine beträchtliche Vereinfachung der Rechenschritte möglich, und heute stehen FFT-Algorithmen (Fast Fourier Transform) als Standardverfahren zur Verfügung, die hinsichtlich Rechenzeit optimiert wurden.

1.7 Digitale Signalverarbeitung

Die analoge Audiotechnik hat in den vergangenen Jahrzehnten eine beeindruckende technische Entwicklung gezeigt, wurde aber in den letzten Jahren durch die digitale Technik in vielen Bereichen abgelöst. Für wissenschaftliche Projekte mit einer großen Zahl von Messungen, die analysiert und verglichen werden müssen, kommt eine analoge Tonaufzeichnung aus verschiedenen Gründen kaum in Betracht: Neben den bekannten, systembedingten Nachteilen fällt vor allem ins Gewicht, daß eine effiziente automatisierte Computerverarbeitung schon bei einer relativ kleinen Zahl von Aufnahmen sehr erschwert ist (Zugriff auf Messungen, Artefaktbehandlung, Segmentierung, Kopieren, Schneiden, Archivieren). Eine Laserdisk mit Direktzugriff und einer Kapazität im Gigabyte-Bereich ist jedenfalls hunderten von Audiokassetten eindeutig vorzuziehen.

Darüberhinaus gibt es bei analogen Aufzeichnungsverfahren erhebliche Schwierigkeiten, wenn es darum geht, die Sprechdynamik mit hinreichender Genauigkeit meßtechnisch zu erfassen. Ein durchschnittlicher Sprecher entwickelt etwa 50db bis 60db Dynamik, ein Wert, der aber im Falle psychiatrischer Patienten (schizoaffektive oder schizophrene Patienten mit abrupten, massiven Lautstärkeänderungen) erheblich überschritten werden kann, was zu Signalbegrenzungen oder ungenügend aufgelösten leisen Passagen führt. In unseren Studien zeichnen wir deshalb alle Sprachsignale digital und unter der Kontrolle eines Laborcomputers auf.

Wichtigste Parameter für die digitale Signalverarbeitung sind Datenbreite und Abtastfrequenz. Beide Größen sind voneinander unabhängig und können problemspezifisch gewählt werden. Die Datenbreite legt den maximal verarbeitbaren Dynamikbereich fest, während die Abtastfrequenz die obere Grenzfrequenz definiert (halbe Abtastfrequenz). Grundsätzlich ist es bei exakter Pegelkalibrierung möglich, mit einer Datenbreite von 12 Bit mehr als 60db Dynamik zu verarbeiten. Für Routineaufnahmen empfiehlt es sich aber, eine Reserve vorzusehen, um die bei digitalen Aufnahmen besonders unangenehmen Signalbegrenzungen auszuschließen. Standard Analog-Digitalwandler sind deshalb für eine Datenbreite von 16 Bit ausgelegt.

Einleitung

Für eine absolut klanggetreue Sprachwiedergabe ist der Frequenzbereich 64 - 16384 Hz (8 Oktaven) zu verarbeiten, was eine Abtastfrequenz von 32768 Hz erfordert. Demgegenüber legt die halbierte Abtastfrequenz von 16384 Hz bei optimaler Filterung die obere Grenzfrequenz auf 8192 Hz fest. Der verfügbare Frequenzbereich überdeckt in diesem Fall die folgenden 7 Oktaven: 64 - 128 Hz, 128 - 256 Hz, ... 4096 - 8192 Hz. Eine Verdopplung der Abtastfrequenz auf 32768 Hz verdoppelt somit die Datenmenge, liefert aber nur *eine* zusätzliche achte Oktave (8192 - 16384 Hz), die zudem bei Sprachaufnahmen (dies im Gegensatz zu Gesang oder Musik) nur wenig Information enthält. Die Abtastfrequenz von 32768 Hz bringt also nur einen sehr bescheidenen Zugewinn, der in keinem Verhältnis zum zusätzlichen Aufwand steht. In unseren Studien wurde deshalb die Abtastfrequenz auf 16384 Hz festgelegt.

Bei Untersuchungen zur Klangfarbe der Stimme werden erhöhte Anforderungen an die Frequenzcharakteristik (Frequenzgang, Gruppenlaufzeiten) des verwendeten Audioequipments gestellt. Hierzu gehören (1) das Mikrophon, das die vom Mund des Sprechers abgestrahlte Energie in Spannung umsetzt, (2) der dazugehörige Verstärker, der diese Spannung auf den für die analog-digital Konvertierung optimalen Pegel anhebt und (3) das Antialiasing-Filter, das den zu verarbeitenden Frequenzbereich an die Abtastrate anpaßt. Kritisch sind in diesem Zusammenhang vor allem die beiden unteren Oktaven 64 - 128 Hz und 128 - 256 Hz, in welche die mittleren Sprechstimmlagen der Männer (110 Hz) und der Frauen (220 Hz) fallen. Nur Spezialausrüstungen weisen in diesem Frequenzbereich Amplitudenabweichungen $\leq 5\%$ auf und erlauben interindividuelle Vergleiche der mittleren Sprechstimmlage mit ausreichender Genauigkeit.

Die digitale Signalaufzeichnung bietet sehr gute Voraussetzungen für eine automatische Lokalisierung von Pausen innerhalb des Sprachsignals. Hierzu wird in einem ersten Schritt eine Grobsegmentierung auf der Basis mittlerer Wert durchgeführt, um den Pegel des Hintergrundrauschens und den Nutzsignalpegel zu schätzen. Der zweite Schritt führt dann zur definitiven Segmentierung, wobei Sprechabschnitte von weniger als 26.4 msec Dauer[2] ignoriert und den sie umgebenden Pausen zugeschlagen werden. Auf diese Weise lassen sich Pausen in 95% der Fälle mit einer Genauigkeit von 6 msec lokalisieren, wenn Störgeräusche (Artefakte) vermieden werden.

Abbildung 1.3 zeigt die Zeitreihen einer Sprachaufnahme von 20 sec Länge (männlicher Sprecher; die experimentelle Bedingung ist "Vorlesen emotional neutralen Text"). In dieser Abbildung läuft die Zeit in Richtung der x-Achse, während die Amplituden des Sprachsignals (Wechselspannung) in y-Richtung aufgetragen sind. Der besseren Zeitauflösung wegen ist die ursprüngliche Zeitreihe zehnfach unterteilt, so daß die übereinander angeordneten Abschnitte jeweils 2 Sekunden darstellen, und die obere Grenzfrequenz bei 2048 Hz liegt. Das in Form senkrechter Linien eingezeichnete Raster markiert Zeitintervalle von 66.7 msec Dauer. Mit Hilfe dieses Rasters und anhand des mitlaufenden Zeitcodes lassen sich Sprachelemente exakt lokalisieren und zuordnen.

---

[2] Dies entspricht der "Tonkennzeit" im Frequenzbereich zwischen 64 und 8192 Hz.

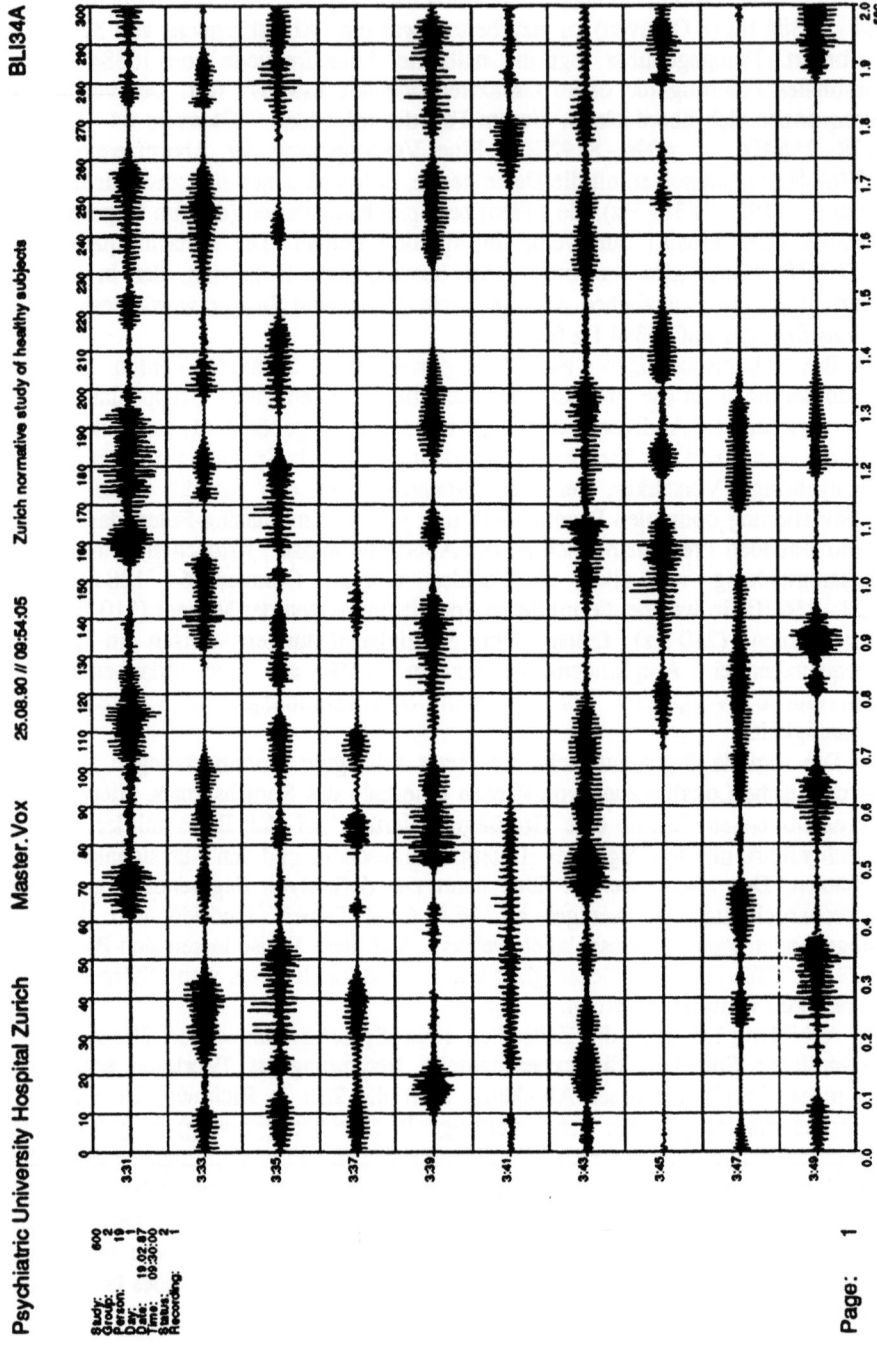

Abb. 1.3: Plot der Zeitreihen einer Sprachaufnahme von 20 sec Länge vor der Segmentierung.

2. NORMATIVE STUDIE AN GESUNDEN

2.1 Notwendigkeit normativer Daten

Die menschliche Stimme besitzt ausgeprägte, individuelle Merkmale, die stabil über die Zeit sind und die es erlauben, Sprecher nur anhand ihrer Stimme zu identifizieren. Andererseits besitzt die menschliche Stimme aber auch Merkmale, die die momentane psychische Verfassung des Sprechers, seine Stimmung, signalisieren, und die manchmal nur schwer zu unterdrücken oder willentlich zu steuern sind, die manchmal aber auch vom Sprecher gezielt eingesetzt werden, um Gefühle mittels Emotionen mitzuteilen. So ist es ohne weiteres möglich, eine Person am Telefon bereits nach wenigen Sekunden zu erkennen und zu wissen, ob diese Person guter oder schlechter Laune ist. Mit anderen Worten, die mit der menschlichen Stimme übermittelten nonverbalen Informationen beinhalten eine langzeitstabile, d.h. weitgehend unveränderliche "Trait"-Komponente und, dieser überlagert, eine in hohem Maße zustandsabhängige, kurzzeitfluktuierende "State"-Komponente, die die "natürliche" Bandbreite stimmlicher Veränderungen widerspiegelt und damit auch "normale" Stimmungsschwankungen umfaßt. Im Falle psychiatrischer Patienten ist man dagegen an länger andauernden, über das normale Maß hinausgehenden stimmlichen Veränderungen interessiert, die auf Störungen des Affekts zurückgehen.

Im Hinblick auf systematische Untersuchungen des Sprechverhaltens und der Klangfarbe der Stimme bei affektiv erkrankten Patienten ist es deshalb unerläßlich, zunächst in der Normalbevölkerung die verschiedenen Aspekte menschlichen Sprechverhaltens und die vielfältigen Klangmerkmale der menschlichen Stimme in bezug auf ihren "State" und "Trait"-Charakter zu untersuchen. In der Vergangenheit haben sich empirische Studien an Gesunden vor allem mit den Eigenschaften der Grundfrequenz der menschlichen Stimme oder mit der mittleren Sprechstimmlage beschäftigt: (1) altersbedingte Veränderungen in der Grundfrequenz der Stimme bei Männern oder Frauen (Mysak 1959; Hollien und Shipp 1972; Stoicheff 1981; Ramig und Ringel 1983; Pegoraro-Krook 1988), (2) Vergleich der Grundfrequenz der Stimme des Vaters mit den entsprechenden Grundfrequenzen der im mittleren Alter stehenden Söhne (Mysak 1959), (3) Variationsbreite der Grundfrequenz (Hollien und Jackson 1973; Colton und Hollien 1972; Ramig und Ringel 1983; Gelfer 1989), (4) Tagesschwankungen (Garrett und Healey 1987), (5) mittlere Stimmlage bei Sängern (Pfau 1973), (6) Emotionen (Levin und Lord 1975), (7) Statistische Eigenschaften (Horii 1975), und (8) Algorithmen und technische Einrichtungen zur Grundfrequenzbestimmung (Hess 1982).

Über die bereits vorliegenden Ergebnisse hinaus benötigt man für systematische Stimmanalysen an Patienten aber auch gesicherte Erkenntnisse hinsichtlich der Operationalisierung der interessierenden Phänome, deren meßtechnischen Erfassung, allfälliger Meßfehler und nicht zuletzt der Praktikabilität des Meßverfahrens in Routineanwendungen. Zur Beantwortung dieser Fragen und zur Schätzung der erforderlichen Referenzwerte haben wir eine normative Studie mit wiederholten Messungen an 192 gesunden Erwachsenen aus der Normalbevölkerung, Männern und Frauen im Alter zwischen 18 und 65 Jahren und unterschiedlicher Schulbildung, realisiert.

2.2 Sprachcharakteristika

Die meisten Zuhörer verstehen intuitiv, wenn ein Gesprächspartner durch Sprechweise oder Tonfall Teile des Gesprochenen verstärkt oder, unabhängig vom verbalen Inhalt des Gesprochenen, seine Intentionen oder seinen Gemütszustand signalisiert. Trotzdem ist es weitgehend unklar, welche Elemente des komplexen Sprachgeschehens dabei welche Rolle spielen. Sind es die Sprechpausen, die Sprechgeschwindigkeit, die Satzmelodie, bestimmte Variationen des individuellen Klanges der Stimme oder das Zusammenspiel einer Vielzahl von Faktoren? Tatsächlich stellt sich die Suche nach Kriterien für eine beobachterunabhängige, reproduzierbare Einschätzung der menschlichen Sprechweise oder des Klanges menschlicher Stimmen als ein äußerst schwieriges Unterfangen heraus, denn die Vielfalt der Formen, in welcher sich diese Phänomene präsentieren, erscheint fast unbegrenzt. Heuristische Ansätze haben jedoch gezeigt, daß man mit Hilfe von Sprachcharakteristiken wie *mittlere Pausenzeit, mittlere Silbendauer, mittlere Lautstärke, Lautstärkevariation* oder *mittlere Sprechstimmlage* zu einer Klassifikation von Sprechern kommt, die recht gut mit subjektiven Einschätzungen übereinstimmt. Die Spezifität und Sensitivität solcher Parameter bezüglich Gefühlen und Emotionen ist aber sehr wenig untersucht und noch weitgehend ungeklärt.

Was die Bewertung von Sprechweise und Klangfarbe der Stimme psychiatrischer Patienten betrifft, so stehen monotoner Klang und mangelnde Intonation bei bestimmten depressiven oder negativ-schizophrenen Syndromen im Vordergrund. Da sich sowohl die mittlere Sprechstimmlage wie auch ihre Variation über die Zeit mittels Frequenzanalysen meßtechnisch recht gut erfassen lassen, liegt eine Modellierung des subjektiven Eindrucks "monotone Stimme" auf der Basis dieser Größen auf der Hand. Kritisch in diesem Zusammenhang sind lediglich Länge und Art der benötigten Sprachprobe, sowie die Länge konsekutiver Zeitabschnitte, in welche die Sprachprobe zerlegt werden muß, um die Grundfrequenz des Sprechers (mittlere Sprechstimmlage) und seine Grundfrequenzvariabilität (Intonation) genügend sicher schätzen zu können. Für Frequenzanalysen an Sprachproben menschlicher Stimmen verwendet man vorzugsweise tonale Ansätze (z.B. Zerlegung des interessierenden Frequenzbereiches in Oktaven mit Halbtonauflösung), da sich auf diese Weise die Probleme umgehen lassen, die sich mit absoluten Frequenzmessungen (in Hz) bei inter-individuellen Vergleichen zwischen Personen mit unterschiedlichen Sprechstimmlagen ergeben.

Neben Sprechstimmlage und Intonation sind es vor allem die Lautstärke und ihre dynamische Variation, die bei psychiatrischen Patienten von der Norm abzuweichen scheinen. Intuitiv verbindet man eine leise, monotone Stimme mit einem niedergeschlagenen, müden, depressiven Menschen und bringt eine überlaute, abrupte Sprechweise mit Aggressivität, Wut, Angst oder psychotischem Geschehen in Verbindung. Ein naheliegender heuristischer Ansatz geht deshalb vom folgenden Modell aus: Leise, monotone Stimmen sind charakterisiert durch eine unterdurchschnittliche mittlere Lautstärke (Energie) mit einer Standardabweichung der Lautstärkewerte (Dynamik), die deutlich niedriger ist als der entsprechende Vergleichswert aus der Normalbevölkerung. Analog lassen sich Abweichungen von der Norm auch für das andere Extrem einer überlauten, abrupten Sprechweise darstellen (Abbildung 2.1).

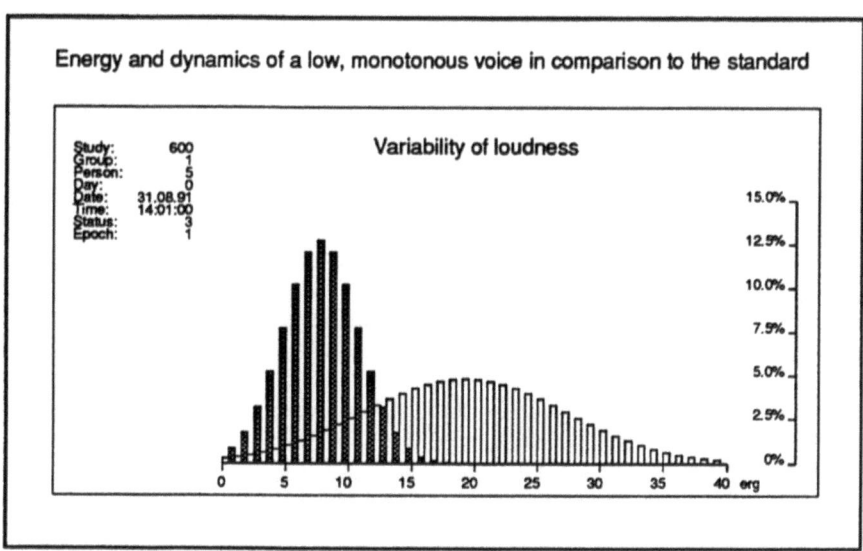

Abb. 2.1: Modell zur Erfassung von Abweichungen in Lautstärke und Lautstärkevariation von den Richtwerten der Normalbevölkerung. Dargestellt ist eine leise, monotone Stimme (dunkle Balken) im Vergleich zum Standard (helle Balken).

Die langsame, zögernde, stotternde, mehrere Anläufe nehmende, mitten im Satz abbrechende Sprechweise psychiatrischer Patienten läßt naturgemäß keinen normalen Sprachfluß entstehen. Neben der verlangsamten Artikulation sind es vor allem die zahlreichen Unterbrechungen bei der Sprachproduktion, die deutlich über das normale Maß an Sprechpausen hinausgehen und den Sprachfluß auf charakteristische Weise verändern. Macht man keinen Unterschied zwischen Sprechpausen und Unterbrechungen und zählt alle Stummzeiten bei der Sprachproduktion als "Pausen", so erlaubt dieser Ansatz eine direkte Charakterisierung des Sprachflusses auf der Basis von Sprechzeiten und Pausenzeiten. Als "Pausen" bezeichnet man in diesem Modell also alle Zeiten im Sprachfluß eines Menschen, in denen keine Energie von der Schallquelle "Mund" abgestrahlt wird. Eine solche Definition führt jedoch zu extrem linksschiefen Verteilungen, da die Mehrzahl der Pausen kürzer als 200 msec sind. In empirischen Studien, die sich mit Sprechpausen in fließend gesprochener Sprache beschäftigen, werden deshalb grundsätzlich nur Pausen berücksichtigt, deren Länge einen gewissen Schwellenwert überschreitet (gebräuchliche Schwellenwerte liegen zwischen 100 und 250 msec).

Neuere Untersuchungen (Lewis 1988) zeigen nun, daß es keine eins-zu-eins Beziehung zwischen der gemessenen Pausenzeit und den subjektiv als Pause empfundenen stummen Abschnitten innerhalb von Sprachaufnahmen gibt, und daß insbesondere die zeitliche Dauer kein Kriterium für die Bedeutung von Pausen ist. Nur etwa 50% der definierten Pausen werden vom Zuhörer auch als eigentliche Stummzeiten registriert. Darüber hinaus hängt die Wahrnehmung von Pausen wesentlich davon ab, ob es sich um einen Text mit klarer, regelmäßiger syntaktischer Struktur (Vorlesen) oder um einen Text mit unregelmäßiger syntaktischer Struktur (Gespräch, freie Rede) handelt. Damit wird deutlich, daß der intuitiv naheliegenden Ansatz, den bei einem Sprecher wahrgenommenen Sprachfluß ausschließlich auf der Basis von Pausenzeiten und Sprechzeiten zu operationalisieren, in seinen Anwendungen limitiert ist. Auch durch die Hinzunahme anderer direkt zugänglicher Parameter wie "Stummzeit pro Sekunde", "Gesamtpausendauer" oder "Gesamtlänge der Sprechabschnitte" erscheint es kaum möglich, die Vielfalt der beobachteten Veränderungen im Sprachfluß psychiatrischer Patienten vollumfänglich zu erfassen.

Mangels ausreichender a-priori Kenntnisse über Spezifität und Sensitivität von Sprachparametern im Zusammenhang mit affektiven Störungen haben wir insgesamt 16 skalare Größen an unserer Eichstichprobe hinsichtlich Reproduzierbarkeit, Abhängigkeit von experimentellen Bedingungen und Abhängigkeit von externen Faktoren überprüft. Im einzelnen waren dies: (1) *Mittlere Pausenlänge [msec]*, (2) *Anzahl Pausen [n]*, (3) *Mittlere Pausenlänge pro Sekunde [%]*, (4) *Mittlere Sprechabschnittslänge [msec]*, (5) *Mittlere Energie pro Sekunde [erg]*, (6) *Dynamik [erg]* definiert als Standardabweichung des Parameters Energie pro Sekunde, (7) *Mittlere Energie pro Silbe [erg]*, (8) *Variabilität der Energie pro Silbe [erg]* definiert als Standardabweichung des Parameters Energie pro Silbe, (9) *Gesamtdauer der Sprachaufnahme [sec]*, (10) *Gesamtlänge der Pausen [sec]*, (11) *Gesamtlänge der Sprechabschnitte [sec]*, (12) *Grundfrequenz F0* in Vierteltönen *[QT]* und in Hertz *[Hz]* (mittlere Sprechstimmlage), (13) *F0-Variabilität [QT]* definiert als Standardabweichung von F0, (14) *F0-Amplitude [mV]*, (15) F0-Variabilität definiert als *F0-6db-Bandbreite [QT]* und (16) *F0-Kontur [mV/QT]* definiert als Quotient aus F0-Amplitude und F0-6db Bandbreite.

Diese Parameter erfassen die oben beschriebenen Sprachcharakteristika zumindest in ihren wichtigsten Aspekten. Sie weisen in ihrer Gesamtheit aber auch beträchtliche Redundanzen auf, die bewußt in Kauf genommen worden sind, um die großen inter-individuellen Unterschiede in Sprechweise und Klangfarbe der Stimme möglichst umfassend zu berücksichtigen. *Mittlere Pausenlänge:* ist ein Maß für die Zeit, die im Mittel für "echte" Pausen ≥ 250 msec beim Sprechen eines vorgegebenen Textes aufgewendet wird. Dieser Parameter für sich alleine genommen erlaubt es nicht, zwischen einer langsamen, zögernden Sprechweise und einem sorgfältig ausgeführten Vortrag zu unterscheiden. Darüberhinaus können einige wenige überlange Pausen den Mittelwert massiv verändern, so daß die entsprechende Streuung mitberücksichtigt werden muss. *Anzahl Pausen:* gibt die Gesamtzahl der "echten" Pausen ≥ 250 msec, die beim Sprechen eines vorgegebenen Textes eingestreut werden. *Mittlere Pausenlänge pro Sekunde:* ist ein Maß für die Zeit, die im Mittel als "Stummzeit" beim Sprechen eines vorgegebenen Textes in jeder Sekunde anfällt. Der Parameter liefert Anhaltspunkte über die zeitliche Organisation des Sprechens und, - unter Berücksichtigung der entsprechenden Streuung -, die Gleichmässigkeit des Sprachflusses. *Mittlere Sprechabschnittslänge:* ist ein Maß für die Zeit, die im Mittel für die Artikulation der einzelnen Worte beim Sprechen eines vorgegebenen Textes aufgewendet wird. Der Parameter, für sich alleine genommen, erlaubt es nicht, zwischen einer langsamen, zögernden Sprechweise und einer sorgfältigen Artikulation zu unterscheiden.

Mittlere Energie pro Sekunde: ist ein Maß für die Energie, die im Mittel von der Schallquelle "Mund" beim Sprechen eines vorgegebenen Textes kontinuierlich abgestrahlt wird. Der Parameter mißt die mittlere Lautstärke und, - unter Berücksichtigung der entsprechenden Streuung -, ihre dynamische Variation. *Variabilität der Energie pro Sekunde:* ist ein Maß für die dynamische Veränderung der Lautstärke während des Sprechens eines vorgegebenen Textes. Der Parameter erfaßt die gesamte Skala von monotoner Ausdruckslosigkeit bis hin zu ausgeprägter Lebhaftigkeit. *Mittlere Energie pro Silbe:* ist ein Maß für die Energie, die im Mittel von der Schallquelle "Mund" bei der Artikulation der Worte eines vorgegebenen Textes abgestrahlt wird, Stummzeiten nicht gerechnet. In bestimmten Fällen ist es möglich, daß bei wiederholten Messungen am gleichen Individuum die mittlere Energie pro Sekunde abnimmt, die mittlere Energie pro Silbe aber zunimmt. Dies ist dann der Fall, wenn sich die Sprechweise von einem schnellen, keine Pausen machenden, wenig differenzierten Vorlesen zu einer bewußt gestalteten Präsentation ändert mit eingestreuten Pausen, deutlicher Artikulation und selektiver Betonung einzelner Worte innerhalb eines Satzes. *Variablität der Energie pro Silbe:* ist ein Maß für die dynamische Veränderung der Lautstärke bei der Artikulation der Worte eines vorgegebenen Textes. Der Parameter erfaßt insbesondere die selektive Betonung einzelner Silben oder Worte, sowie das Heben und Senken der Stimme beim Sprechen.

Gesamtdauer der Sprachaufnahme: mißt die Zeit, die benötigt wird, um einen vorgegebenen Text zu sprechen. Dieser Parameter hängt sowohl von der Sprechgeschwindigkeit - d.h. der Geschwindigkeit, mit der die einzelnen Worte artikuliert werden - wie auch von Zahl und Länge der eingestreuten Pausen ab. *Gesamtlänge der Pausen:* mißt die Zeit, die beim Sprechen eines vorgegebenen Textes für "echte" Pausen ≥ 250 msec verwendet wird[1]. Der Parameter alleine erlaubt es nicht, zwischen einer langsamen, zögernden Sprechweise und einem sorgfältig ausgeführten Vortrag zu unterscheiden. *Gesamtlänge der Sprechabschnitte:* mißt die Zeit, die beim Sprechen eines vorgegebenen Textes für die Artikulation der einzelnen Worte aufgewendet wird. Der Parameter alleine erlaubt es nicht, zwischen einer langsamen, zögernden Sprechweise und einer sorgfältigen Artikulation zu unterscheiden.

Grundfrequenz F0 (Mittlere Sprechstimmlage): mißt den phonischen Nullpunkt und allfällige, über längere Zeit persistierende Verschiebungen aus der Ruhelage, wie es zum Beispiel in Streßsituationen vorkommt (unter Streß verschiebt sich die mittlere Sprechstimmlage um typisch einen Halbton aus dem phonischen Nullpunkt gegen höhere Frequenzen hin. Bei der Auswertung dieses Parameters ist zu beachten, daß die mittlere Sprechstimmlage der Frauen im Mittel etwa eine Oktave über der der Männer liegt und daß inter-individuelle Vergleiche nur auf tonaler Basis (nicht aber auf Frequenzbasis) sinnvoll sind. *F0-Variabilität (Variabilität der Sprechstimmlage):* ist ein Maß für die Intonation beim Sprechen eines vorgegebenen Textes und erfaßt die gesamte Bandbreite der Klangvariationen einer menschlichen Stimme von monoton ausdrucksloser Präsentation bis zum ausgeprägt lebhaften Klangbild eines Vortrags. Vorsicht ist geboten bei der

---

[1] Die Berücksichtigung ausschließlich "echter" Pausen führt dazu, daß die Summe der beiden Parameter *Gesamtlänge der Pausen* und *Gesamtlänge der Sprechabschnitte* kleiner ist als die Gesamtdauer der Sprachaufnahme.

Auswertung dieses Parameters im Falle schizophrener Patienten, da man häufig beobachtet, daß solche Patienten einerseits jede Form von Intonation vermeiden, andererseits aber ihre Stimme durch häufiges Verschieben der Sprechstimmlage willentlich verändern.

F0-Amplitude (Amplitude der Grundfrequenz): mißt die Intensität (mittlere Lautstärke), mit der die mittlere Sprechstimmlage beim Sprechen eines vorgegebenen Textes ertönt. Bei konstanter Energie, die von der Schallquelle "Mund" abgestrahlt wird, bedeutet eine Zunahme der Grundfrequenzamplitude eine gleichzeitige Abnahme der Intensität der Obertöne, d.h. die Stimme klingt "spitzer" und hat einen weniger "vollen" Klang. Umgekehrt bedeutet die Abnahme der Grundfrequenzamplitude (bei konstanter Energie) eine Zunahme der Intensitäten der Obertöne, d.h. die Stimme klingt "voller" und weniger "spitz". Bei der Auswertung dieses Parameters ist zu beachten, daß die Grundfrequenz der Frauen im Mittel etwa eine Oktave über der der Männer liegt, und die Grundfrequenzamplitude der Frauen deshalb im Mittel etwa doppelt so groß ist wie die der Männer. Direkte Vergleiche zwischen Männern und Frauen sind deshalb problematisch. *F0-6db-Bandbreite (Variabilität der Grundfrequenz):* ist ein Maß für die Intonation beim Sprechen eines vorgegebenen Textes. Der Parameter ist definiert als das Tonintervall, das durch die Töne unterhalb und oberhalb der Grundfrequenz begrenzt ist, für welche die entsprechenden Amplituden auf die Hälfte der Grundfrequenzamplitude (d.h. um - 6db) abgefallen sind. Bei geringer Intonation ist dieses Tonintervall sehr klein (schmale und spitze Verteilung der Intensitäten um die Grundfrequenz). Mit zunehmender Intonation wird das Tonintervall größer (breitere und flachere Verteilung der Intensitäten um die Grundfrequenz). Dieser Parameter ist besser geeignet, die Intonation bei schizophrenen Patienten zu bestimmen, die beständig ihre Sprechstimmlage ändern, als der Parameter "Variabilität der Sprechstimmlage". *F0-Kontur (Kontur der Grundfrequenz):* bewertet die "Form" der Intensitätsverteilung der Töne in der Nachbarschaft der Grundfrequenz, die durch die 6db-Bandbreite gegeben ist: große Werte bedeuten eine schmale und spitze Verteilung (wenig Intonation und wenig Obertöne, d.h. monotoner und spitzer Klang), während kleine Werte eine breite und flache Verteilung bedeuten (viel Intonation und viele Obertöne, d.h. lebhafter und voller Klang). Bei der Auswertung dieses Parameters ist zu beachten, daß die Grundfrequenzamplitude der Frauen im Mittel etwa doppelt so groß ist wie die der Männer, direkte Vergleiche zwischen Männern und Frauen deshalb problematisch sind.

In unsere Untersuchungen zur Klangfarbe einer Stimme haben wir außerdem die charakteristischen Obertonreihen eines Sprechers mit ihren Frequenzen, Intensitäten und 6db-Bandbreiten einbezogen. Darüberhinaus wurden auf der Basis von Vierteloktavbändern die Verteilung der Intensitäten innerhalb des Amplitudenspektrums, sowie die entsprechenden Variabilitäten im zeitlichen Verlauf einer Sprachaufnahme ausgewertet (28 Vierteloktavbänder bei 7 Oktaven 64 - 8192 Hz).

2.3 Die Eichstichprobe

Unsere Eichstichprobe umfaßte 192 gesunde Versuchspersonen, stratifiziert nach

Geschlecht, Alter und Ausbildung. Das Design der Studie sah für jede Versuchsperson zwei im Abstand von 14 Tagen wiederholte Messungen mit jeweils vier verschiedenen Textproben vor, automatische Sprache, freie Rede im Dialekt, Vorlesen emotional neutralen Text und Vorlesen emotional stimulierenden Text, beides in der Hochsprache. Durch die Stratifizierung der Stichprobe in bezug auf Geschlecht, Alter und Schulbildung und durch die Verwendung sehr unterschiedlicher Texte konnten dann folgende Probleme untersucht werden:

- Erfassung der verschiedenen Aspekte der Klangfarbe einer Stimme oder des Sprechverhaltens mittels Sprachparametern.
- Verteilung der Sprachparameter in der Normalbevölkerung und Bestimmung der entsprechenden Normwerte.
- Abhängigkeit der Normwerte von Geschlecht, Alter und Schulbildung.
- Abhängigkeit der Normwerte von der Art des gesprochenen Textes.
- Stabilität der Sprachparameter über die Zeit unter konstanten experimentellen Bedingungen.
- Sensitivität der Sprachparameter in bezug auf Art und Inhalt des gesprochenen Textes.

Die so bestimmten Referenzwerte aus der Normalbevölkerung wurden dann in den Patientenstudien verwendet, um zwischen "natürlichen" Schwankungen und "signifikanten" Veränderungen zu unterscheiden.

Die Versuchspersonen im Alter zwischen 18 und 65 Jahren wurden mittels öffentlichen Aushangs oder Inseraten in Tageszeitungen eingeladen, zweimal zu einer festen Zeit zwischen acht und zehn Uhr morgens in unserem Sprachlabor vorzusprechen. Einzige Voraussetzung war deutsche Muttersprache, gleichzeitig sollte aber durch organisatorische Maßnahmen angestrebt werden, die vier vorgegebenen Altersgruppen A1: 18 - 27 Jahre, A2: 28 - 35 Jahre, A3: 36 - 50 Jahre und A4: 51 - 65 Jahre und die vier Ausbildungskategorien S1: Volksschule, S2: abgeschlossene Lehre, S3: Gymnasium und S4: Hochschulabschluß möglichst gleichmäßig mit Männern und Frauen zu besetzen. Die Ausfallrate aufgrund Nichterscheinens zum zweiten Aufnahmetermin war gering, wegen technischer Mängel in den Sprachaufnahmen konnten aber die Messungen von 5 Versuchspersonen nicht ausgewertet werden, so daß schließlich technisch einwandfreie und vollständige Sprachproben von insgesamt 187 Personen (85 Männer, 102 Frauen) als normative Datenbasis zur Verfügung standen. Die Verteilung dieser Versuchspersonen bezüglich Geschlecht, Alter und Schulbildung ist in Tabelle 2.1 zusammengestellt.

Leider ist die angestrebte gleichmäßige Besetzung der Ausbildungskategorien nicht ganz erreicht worden. Hierfür sind verschiedene Gründe verantwortlich: (1) Die in der Normalbevölkerung mit Abstand häufigste Ausbildung ist die "abgeschlossene Lehre", während "Volksschulabschluß" oder "Hochschulabschluß" viel seltener anzutreffen sind, (2) Alter und abgeschlossene Ausbildung sind nicht voneinander unabhängig, (3) in den höheren Altersklassen sind Frauen mit Hochschulabschluß deutlich unterrepräsentiert. Aus diesen Gründen wurden die Ausbildungskategorien S1/S2 und S3/S4 für die statistischen Vergleiche zusammengefaßt. In bezug auf die Altersverteilung ist unsere Stichprobe jedoch recht gleichmäßig besetzt.

	Alter 18-27	Alter 28-35	Alter 36-50	Alter 51-65	total
Männer	24	19	21	21	85
Frauen	32	22	27	21	102
total	56	41	48	42	187

	Volksschule	abgeschl. Lehre	Gymnasium	Hochschule	total
Männer	7	33	23	22	85
Frauen	14	58	24	6	102
total	21	91	47	28	187

Tab. 2.1: Zusammensetzung der Eichstichprobe in bezug auf Geschlecht, Alter und Schulbildung.

Am Tag der ersten Aufnahme wurden die Versuchspersonen von der Laborantin zunächst in einem zwanglosen Gespräch über die Zielsetzung der Studie und den formalen Ablauf informiert. Im Anschluß an dieses Gespräch wurde die Versuchsperson dann gebeten, den Befindlichkeitsbogen Bfs (v. Zerssen 1976) auszufüllen, der den momentanen emotionalen Zustand mißt. Unmittelbar nach dem Ausfüllen des Bfs-Bogens führte die Laborantin die Versuchsperson in das Aufnahmestudio[2], wo sie gebeten wurde, laut von 1 bis 20 zu zählen und anschließend in freier Rede und in normaler Umgangssprache (bzw. Dialekt) über sich selbst, über Ausbildung, Arbeit, Freizeit oder ähnliches zu berichten. Der ganze Vorgang dauerte etwa zwei Minuten und wurde zur Pegelkalibrierung benutzt. Darüberhinaus half dieses Vorgehen der Versuchsperson auch, sich an die Umgebung des Aufnahmestudios zu gewöhnen, sich mit der Aufnahmesituation vertraut zu machen und zu entspannen.

An die Pegelkalibrierung schlossen sich dann die eigentlichen Sprachaufnahmen an, die nach dem folgenden Schema abliefen:

- Zählen von 1 bis 20 in normaler Lautstärke;
- Bericht über die eigene Person von 2 - 3 Minuten Dauer in freier Rede und normaler Umgangssprache (Dialekt);

---

[2] Akustisch abgeschirmter Raum mit 60*db* Dämpfung; der Blickkontakt zwischen Laborantin und Versuchsperson war durch eine große Glasscheibe gewährleistet.

- Kurze Pause von maximal 0.5 Minuten;
- Vorlesen eines emotional neutralen Textes von 2 - 3 Minuten Länge aus J. Spyri's "Heidi", der durch einfachen Satzbau gekennzeichnet war (Hochsprache);
- Kurze Pause von maximal 0.5 Minuten;
- Vorlesen eines emotional stimulierenden Textes von 2 - 3 Minuten Länge aus H. Hesse's "Narziß und Goldmund", der sich zwar inhaltlich vom emotional neutralen Text stark unterschied, aber grammatikalisch keine besonderen Anforderungen stellte und keine Fremdworte enthielt (Hochsprache).

Es zeigte sich, daß nur etwa ein Drittel der Versuchspersonen in der Lage war, zwei Minuten lang frei zu sprechen. Um in diesem Punkt Hilfestellung zu leisten, haben wir ein "Konzeptblatt" entwickelt, das nach Name, Alter, Wohnort, Beruf, Sport, Freizeit, Ferien, besonderen Erlebnissen fragte und von den Versuchspersonen als Wegleitung benutzt werden konnte. Die Gesamtdauer der Sprachaufnahme betrug inklusive Pegelkalibrierung durchschnittlich 15 Minuten, woraus Zeitreihen mit einer Länge von 7 - 9 Minuten resultierten. Im Anschluß an die Aufnahmen wurde die Versuchsperson noch einmal gebeten, den Bfs-Bogen in seiner Parallelform Bfs' auszufüllen, so daß durch die Aufnahmesituation bedingte, systematische Verschiebungen in der Befindlichkeit der Versuchspersonen kontrolliert werden konnten. Das gleiche Prozedere wurde dann im Abstand von 14 Tagen wiederholt.

Alle Sprachsignale wurden online bei einer Abtastrate von 16384 Hz digitalisiert und auf Magnetband gespeichert (ca. 20 MByte pro Aufnahme). Die aufgezeichneten Zeitreihen wurden sowohl akustisch wie auch visuell überprüft und ggf. mit einem Artefaktcode versehen, der die automatische Ausblendung von Störgeräuschen ermöglichte. Die so bereinigten Zeitreihen bildeten dann den Ausgangspunkt für alle nachfolgenden Datenanalysen.

2.4 Grundfrequenz, mittlere Sprechstimmlage, Intonation

Die durch Segmentierung gewonnenen pausenfreien Zeitreihen haben wir zunächst in konsekutive Zeitabschnitte von 8 Sekunden Länge unterteilt und diese dann solange verkürzt, bis die Schätzung der mittleren Sprechstimmlage auf der Basis tonaler Spektralanalysen instabil wurde. Die so gefundene "optimale" Zeitintervall-Länge lag in der Größenordnung von 1 - 2 Sekunden, welche (1) eine automatische, reproduzierbare Schätzung der mittleren Sprechstimmlage in mehr als 95% der Fälle ermöglichte, (2) die zum Teil recht beträchtlichen intraindividuellen Streuungen, die auch bei identischen Sprachelementen auftreten, weitgehend neutralisierte, (3) die Erfassung der Grundfrequenzvariation auf einfache Weise ermöglichte, und (4) Verschiebungen der mittleren Sprechstimmlage, z.B. in Streßsituationen um einen Halbton nach oben, einer direkten Messung zugänglich macht.

Die anschließende Analyse der zweiten Altersgruppe unserer Eichstichprobe (90 Personen im Alter zwischen 36 und 65 Jahren) lieferte praktisch identische Werte. Das Verfahren versagte in lediglich 3% der Fälle, als aufgrund anatomischer

Eigenheiten des Rachenraumes Resonanzen im Abstand einer großen Terz, einer Quart oder Quint oberhalb oder unterhalb des Grundtones auftraten, und die durch den Algorithmus ermittelte mittlere Sprechstimmlage in Abhängigkeit von der aktuellen Ausprägung der Resonanz zwischen Grundton und Resonanzpunkt hin und her sprang. Ein weiteres Problem ergab sich aus dem Umstand, daß bei zwei der 187 untersuchten Personen die Grundfrequenzmaxima eine Höhe von weniger als 6*db* aufwiesen.

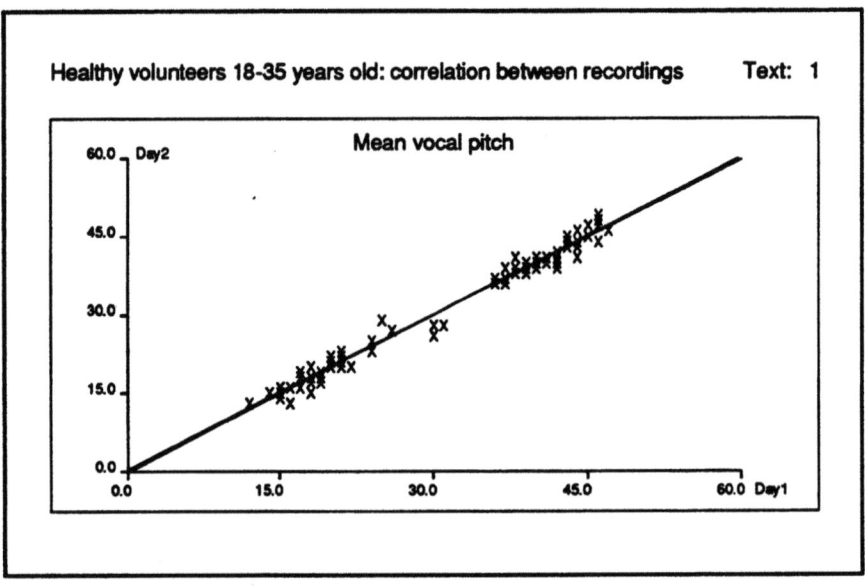

Abb. 2.2: Scatter-Diagramm zur Stabilität der mittleren Sprechstimmlage über die Zeit. Auf der x-Achse ist die mittlere Sprechstimmlage der ersten Messung ("day1") und auf der y-Achse diejenige der zweiten Messung 14 Tage später ("day2") aufgetragen. Auf beiden Achsen ist eine Viertelton-Skaleneinteilung gewählt mit 64 Hz als Nullpunkt. Die experimentelle Bedingung ist "Zählen", und der Stichprobenumfang ist N=97 (Altersgruppe 18 - 35 Jahre).

Unsere Ergebnisse[3] zeigten in Übereinstimmung mit allen bisherigen Untersuchungen, daß die mittlere Sprechstimmlage unter konstanten experimentellen Bedingungen äußerst stabil über die Zeit ist. In Abbildung 2.2 ist für jeden Probanden der Stichprobe die mittlere Sprechstimmlage aus der ersten Messung (x-Achse) gegen den aus der zweiten Messung 14 Tage später ermittelten Wert (y-Achse) aufgetragen, so daß jedem Probanden ein Punkt in der xy-Ebene entspricht. Alle Punkte diese "Scatter-Diagramms" liegen fast perfekt auf der

---

[3] Die hier gezeigten Scatter-Diagramme zeigen die Ergebnisse der Altersgruppe 18 - 35 Jahre (N=97), die als Lernstichprobe für die Optimierung der Grundfrequenzschätzung diente. Die Altersgruppe 36 - 65 Jahre (N=90) lieferte als Teststichprobe vergleichbare Ergebnisse.

Diagonalen $y = x$ und unterstreichen damit die gute Reproduzierbarkeit dieses Sprachparameters. Dies gilt gleichermaßen für alle untersuchten experimentellen Bedingungen. In Abbildung 2.2 erkennt man zwei deutlich getrennte Untergruppen von Probanden, deren Mittelwerte etwa 24 Vierteltöne (1 Oktave) auseinanderliegen. Es sind dies die Untergruppe der Männer (linke Punktwolke) und die der Frauen (rechte Punktwolke).

Unsere Ergebnisse zeigen auch, daß sich die mittlere Sprechstimmlage systematisch in Abhängigkeit vom gesprochenen Text verändert und beim Vorlesen im Vergleich zur freien Rede um durchschnittlich einen Halbton nach oben verschoben ist. Die mittlere Sprechstimmlage nimmt außerdem altersbedingt kontinuierlich ab (vgl. Tabelle 2.3). Sie liegt für Männer bei ungefähr 110 Hz, für Frauen sehr genau eine Oktave höher bei 212 Hz, wobei die Standardabweichung jeweils 4.5 Halbtöne beträgt. Weil sich bei Männern die Intensitäten im Spektrum über einen größeren Bereich verteilen, klingen Männerstimmen in der Regel "voller". Die Übergänge sind aber fließend.

	Männer		Frauen	
	Tag1	Tag2	Tag1	Tag2
	MW/Std.Abw	MW/Std.Abw	MW/Std.Abw	MW/Std.Abw
Zählen/Freie Rede	54/19	56/18	101/28	103/30
Neutraler Text	50/15	52/15	93/24	92/24
Stimulierender Text	47/14	49/13	87/23	88/25

Tab. 2.2: Stabilität der Grundfrequenz-Amplitude über die Zeit für wiederholte Messungen im Abstand von 14 Tagen. Die Grundfrequenz-Amplitude ist eng mit der Grundfrequenz korreliert und bei Frauen etwa doppelt so groß wie bei Männern. Die Grundfrequenz-Amplitude ist außerdem von der Art des gesprochenen Textes abhängig.

Ähnlich stabil wie die Grundfrequenz, wenn auch etwas weniger ausgeprägt, ist die Grundfrequenz-Amplitude über die Zeit. Zwischen beiden Größen "Grundfrequenz" und "Grundfrequenz-Amplitude" besteht eine enge Korrelation in dem Sinn, daß mit zunehmender Frequenz auch die Grundfrequenz-Amplitude zunimmt. Da die mittlere Sprechstimmlage der Frauen typisch eine Oktave über der der Männer liegt, ist die Grundfrequenz-Amplitude der Männer nur halb so groß wie die der Frauen (bei entsprechender Normierung). Die Grundfrequenz-Amplitude ist bei der experimentellen Bedingung "Zählen/freie Rede" signifikant größer als beim Vorlesen, wobei sie beim Vorlesen des emotional stimulierenden Textes noch einmal im Vergleich zum emotional neutralen Text abnimmt. Dieser Effekt scheint auf den ersten Blick bei Frauen etwas ausgeprägter zu sein als bei Männern, betrachtet man aber die relative Änderung in bezug auf die jeweilige effektive Ausprägung der Grundfrequenz-Amplitude, so findet man praktisch identische Verschiebungen (Tabelle 2.2).

Ganz anders liegen die Verhältnisse bei der Grundfrequenz-Variabilität (Intonation), gemessen als 6*db* Bandbreite im Amplitudenspektrum, welche viel weniger stabil über die Zeit ist als Grundfrequenz oder Grundfrequenz-Amplitude. Das Scatter-Diagramm der Grundfrequenz-Variabilität zwischen der ersten Messung und der im Abstand von 14 Tagen wiederholten zweiten Messung zeigt aus diesem Grund eine relativ breite Punktewolke (Abbildung 2.3), und der daraus abgeleitete Korrelationskoeffizient liegt mit 0.53 vergleichsweise niedrig. Dieses Ergebnis ist aber in guter Übereinstimmung mit früheren Resultaten (Gelfer 1989) und relativiert damit die Aussagekraft entsprechender Studien mit psychiatrischen Patienten (Nilsonne 1988). Die Art der tonalen Präsentation eines Textes ändert sich in der Tat selbst bei konstant gehaltenen experimentellen Bedingungen beträchtlich. Dabei sind wohl systematische Verschiebungen im *Mittelwert einer Stichprobe* erkennbar, im *Einzelfall* lassen sich diese aber nicht vorhersagen.

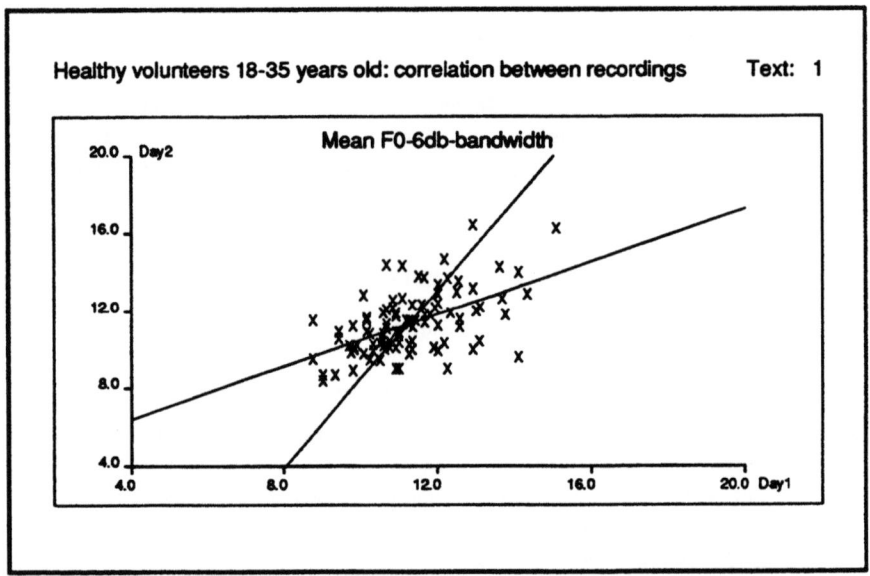

Abb. 2.3: Scatter-Diagramm zur Stabilität der 6*db* Grundfrequenz-Bandbreite über die Zeit. Auf der x-Achse ist die 6db Grundfrequenz-Bandbreite der ersten Messung ("day1") und auf der y-Achse diejenige der zweiten Messung 14 Tage später ("day2") aufgetragen. Auf beiden Achsen ist eine Viertelton Skaleneinteilung gewählt. Die experimentelle Bedingung ist "Vorlesen", und der Stichprobenumfang ist N=97 (Altersgruppe 18 - 35 Jahre).

Die Grundfrequenz-Variabilität beträgt typisch 3 Ganztöne beim Zählen oder in der freien Rede und ist bei Frauen geringfügig kleiner (1/4 Ton). Erwartungsgemäß nimmt die Grundfrequenz-Variabilität beim Vorlesen um einen Halbton zu (signifikante Zunahme auf dem 5%-Niveau). Vergleicht man die beiden experimentellen Bedingungen "Vorlesen emotional neutralen Text" und "Vorlesen emotional stimulierenden Text", so findet man nochmals eine leichte

Zunahme der Variabilität um 1/8 Ton im Falle des emotional stimulierenden Textes. Hierbei ist allerdings zu berücksichtigen, daß die Reihenfolge der Texte (Zählen, freie Rede, emotional neutraler Text, emotional stimulierender Text) oder die Länge der einzelnen Beiträge einen gewissen Einfluß haben könnten.

	\multicolumn{4}{c}{Männer}	\multicolumn{4}{c}{Frauen}
	N	F0-Freq	F0-Ampl	F0-Var	N	F0-Freq	F0-Ampl	F0-Var
18-25 Jahre	19	117.0	54.0	11.7	26	218.6	101.5	10.9
26-35 Jahre	30	115.3	54.6	11.5	32	212.9	101.2	10.9
36-45 Jahre	17	108.6	49.5	12.8	19	210.4	84.9	12.1
46-55 Jahre	13	106.5	51.6	12.9	18	209.4	76.9	12.4
56-65 Jahre	11	102.8	50.9	13.5	16	209.3	79.2	12.7

Tab. 2.3: Altersabhängigkeit von Grundfrequenz ("F0-Freq" in Hz), Grundfrequenz-Amplitude ("F0-Ampl" in mV) und Grundfrequenz-Variabilität ("F0-Var" in Vierteltönen). Die experimentelle Bedingung ist "Zählen".

Die Schulbildung hat offensichtlich keinen direkten Einfluß auf Grundfrequenz, Grundfrequenz-Amplitude oder Grundfrequenz-Variabilität. Es ist aber ein deutlicher Alterseffekt zu beobachten: In Tabelle 2.3 sind, bezogen auf 10-Jahres-Klassen, die entsprechenden Werte für Männer und Frauen getrennt angegeben. Man erkennt deutlich die altersabhängige Abnahme der Grundfrequenz zwischen 18 und 65 Jahren. Sie beträgt bei den Männern einen Ganzton, während sie bei den Frauen mit einem Halbton etwas geringer ausfällt. Mit der Abnahme der Grundfrequenz geht eine Zunahme der Grundfrequenz-Variabilität um einen Halbton einher. Beide Effekte, Abnahme der Grundfrequenz und Zunahme der Grundfrequenz-Variabilität, lassen sich zumindest teilweise durch ein stetes Nachlassen der natürlichen Spannkraft in der Muskulatur des Artikulationsapparates erklären. Auffallend ist die massive Abnahme der Grundfrequenz-Amplitude bei Frauen über 35 Jahren. Diese Abnahme, die kompensiert wird durch eine "breitere" Intensitätsverteilung im Spektrum, macht deutlich, daß sich bei Frauen im Gegensatz zu den Männern die Klangcharakteristik der Stimme mit zunehmendem Alter markant verändert, sie sprechen "weicher" und "voller".

2.5 Lautstärke und Lautstärkevariation

Untersuchungen zum typischen Sprechverhalten in der Normalbevölkerung hinsichtlich Lautstärke und Dynamik haben wir auf der Basis der beiden Sprachparameter "Energie pro Sekunde" (Leistung) und "Energie pro Silbe" sowie der entsprechenden Variabilitäten durchgeführt. Hierzu wurden zunächst aus den nicht-segmentierten Zeitreihen einer experimentellen Bedingung die Energiewerte pro Sekundensegment bestimmt. Daraus ergaben sich Verteilung, Mittelwert und Standardabweichung. Analog wurde dann mit den segmentierten Zeitreihen verfahren, wobei in sich geschlossene Sprachabschnitte von mindestens 26.4 msec Dauer als "Silbe" gewertet wurden. Die Unterschiede zwischen den beiden Sprachparametern erwiesen sich aber entgegen unseren Erwartungen als marginal[5].

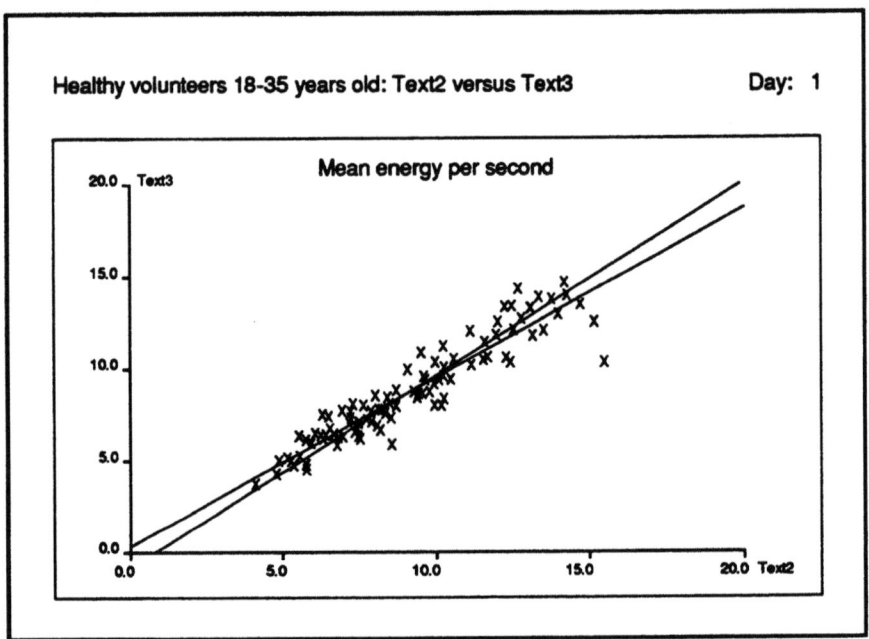

Abb. 2.4: Scatter-Diagramm zur Abhängigkeit des Sprachparameters "Energie pro Sekunde" von Form und Inhalt des gesprochenen Textes. Für jede Person ist auf der x-Achse der Wert der experimentellen Bedingung "Vorlesen emotional neutralen Text" und auf der y-Achse derjenige der experimentellen Bedingung "Vorlesen emotional stimulierenden Text" aufgetragen. Der Stichprobenumfang ist N=97 (Altersgruppe 18 - 35 Jahre). Man beachte die Bandbreite der inter-individuellen Unterschiede.

Lautstärke und Lautstärkevariaton sind erwartungsgemäß von Art, Form und Inhalt des gesprochenen Textes abhängig. Dies soll an den beiden folgenden Scatter-Diagrammen deutlich gemacht werden. Zu diesem Zweck wurden für jeden Probanden der Stichprobe der Energiewert "x" aus der Referenzmessung gegen den entsprechenden Wert "y" aus der Vergleichsmessung aufgetragen, d.h.

---

[5] Es handelt sich hierbei nicht notwendigerweise um Silben im eigentlichen Sinne. Dieser Ansatz wurde verwendet, um den Einfluß von Pausen in stockendem Sprachfluß zu eliminieren.

jedem Probanden entspricht ein Punkt in der xy-Ebene. Aus der Verteilung dieser Punkte kann man die inter-individuelle Bandbreite der Energiewerte direkt ablesen, während sich aus der Lage der Punkte in bezug auf die Diagonale $y = x$ die Reproduzierbarkeit der Energiewerte innerhalb der Stichprobe schätzen läßt, wenn Referenz- und Vergleichsmessung unter ähnlichen experimentellen Bedingungen erhoben wurden. Insbesondere ist der Winkel zwischen den beiden Regressionsgeraden $y = r(x)$ und $x = r(y)$ umgekehrt proportional zur Korrelation zwischen den beiden Messungen. Entstammen Referenz- und Vergleichsmessungen dagegen verschiedenen experimentellen Bedingungen, so resultieren im Falle systematischer Unterschiede zwischen den experimentellen Bedingungen systematische Verschiebungen der Punkte bezüglich der Diagonalen.

In Abbildung 2.4 sind die Energiewerte der experimentellen Bedingungen "Vorlesen emotional neutralen Text" und "Vorlesen emotional stimulierenden Text" gegeneinander aufgetragen. Man erkennt, daß bei großen inter-individuellen Unterschieden (der Wertebereich reicht von 5 - 15 erg) alle Punkte entlang der Diagonalen liegen. Tatsächlich ist die Ähnlichkeit zwischen den Energiewerten aus den beiden experimentellen Bedingungen, - gemessen durch Korrelationskoeffizienten -, mit 0.96 höher als der Wert, den man zwischen im Abstand von 14 Tagen unter identischen Bedingungen wiederholten Messungen findet.

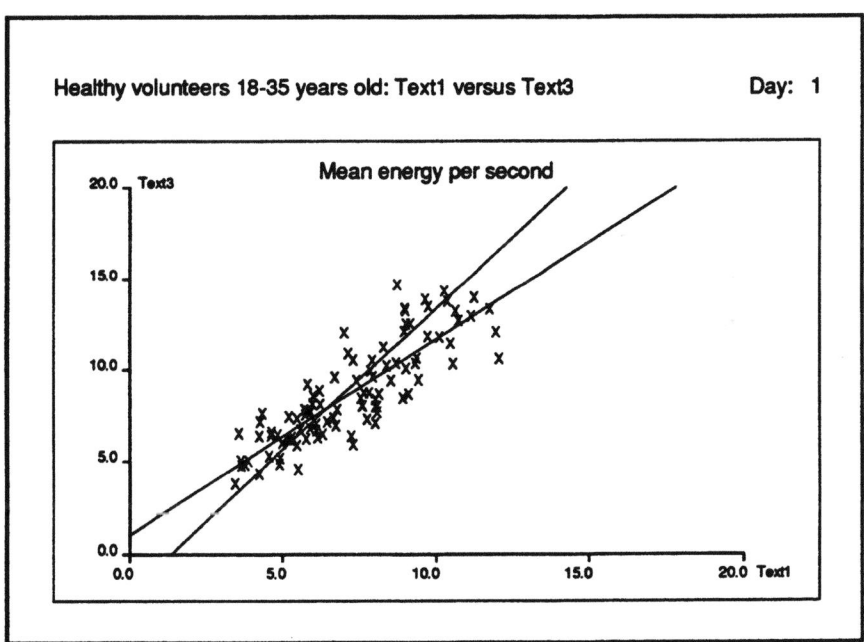

Abb. 2.5: Scatter-Diagramm zur Abhängigkeit des Sprachparameters "Energie pro Sekunde" von Form und Inhalt des gesprochenen Textes. Für jede Person ist auf der x-Achse der Wert der experimentellen Bedingung "Zählen/freie Rede" und auf der y-Achse derjenige der experimentellen Bedingung "Vorlesen emotional stimulierenden Text" aufgetragen. Der Stichprobenumfang ist N=97 (Altersgruppe 18 - 35 Jahre).

Anders ist die Situation beim Vergleich "Zählen/freie Rede" mit "Vorlesen emotional stimulierenden Text" (Abbildung 2.5). Hier liegen die Scatterpunkte nicht mehr entlang der Diagonalen, sondern entlang einer Regressionsgeraden, die eine Steigung >1 aufweist, wobei die Streuung um die Regressionsgerade für niedrige Energiewerte relativ klein ist, um dann mit zunehmender Energie zuzunehmen. Dieser Sachverhalt ist zum einen darauf zurückzuführen, daß unter der experimentellen Bedingung "Zählen/freie Rede" im Mittel etwas niedrigere Energiewerte gemessen werden als beim Vorlesen, und zum anderen, auf die bereits erwähnte positive Korrelation zwischen den individuellen Energie-Basiswerten und den mit einem Wechsel der experimentellen Bedingungen einhergehenden Veränderungen dieser Basiswerte.

Allerdings sind die beobachteten Energiedifferenzen nicht sehr groß und liegen z.B. beim Vergleich "Vorlesen emotional neutralen Text" mit "Vorlesen emotional stimulierenden Text" mit 8% vom Basiswert weit unter den 16%, die man bei Meßwiederholungen unter konstanten experimentellen Bedingungen findet. Auch die Energiedifferenzen von 18% vom jeweiligen Basiswert, die beim Wechsel der experimentellen Bedingungen von "Zählen/freie Rede" zu "Vorlesen emotional stimulierenden Text" auftreten, liegen nur geringfügig über den bei Meßwiederholungen unter konstanten Bedingungen beobachteten natürlichen Fluktuationen.

Was die Abhängigkeit der Sprachparameter Energie und Dynamik von Alter und Schulbildung betrifft, so haben wir in einem weiteren Schritt die vorgegebenen Alters- und Ausbildungskategorien (Tabelle 2.1) in bezug auf mögliche Lautstärkeunterschiede hin untersucht. Der statistische Vergleich der Untergruppen mittels Wilcoxon-Mann-Whitney U-Test, parametrischem t-Test und Varianzanalyse ergab aber keine Hinweise auf systematische Verschiebungen, was im Hinblick auf routinemässige Untersuchungen an in der Regel heterogen zusammengesetzten Patientenstichproben von erheblicher Bedeutung ist (Stassen und Bomben 1988).

Zusammenfassend läßt sich sagen: Die drei Sprachparameter "Energie/sec", "Energie/Silbe" und "Dynamik" sind bei wiederholten Messungen unter vergleichbaren experimentellen Bedingungen recht gut reproduzierbar. Sie sind außerdem genügend sensitiv, um größere Lautstärke- und Dynamik-Unterschiede zwischen den präsentierten Texten auf Stichprobenebene aufdecken zu können. Andererseits ist die Abhängigkeit dieser Parameter von der jeweiligen experimentellen Bedingung nicht übermäßig groß, insbesondere liegen bei "ähnlichen" Versuchsbedingungen (z.B. Vorlesen eines wie auch immer beschaffenen, nicht zu komplizierten Textes) die daraus resultierenden Parameterunterschiede deutlich unter den natürlichen Fluktuationen über die Zeit.

Für Studien mit Patienten bedeutet dies eine wesentliche Erleichterung, da beim Vorlesen kleinere Abweichungen vom vorgegebenen Text, wie sie in Untersuchungen mit psychiatrischen Patienten immer auftreten, mit Sicherheit vernachlässigbar sind. Umgekehrt dürfen bei Einzelfallanalysen zur Erfassung intra-individueller Veränderungen über die Zeit nur relative Energie-Änderungen >16% vom Basiswert als bedeutsam angesehen werden, da sich nur solche Änderungen von natürlichen Fluktuationen abgrenzen lassen. Für die anderen Sprachparameter, - und auch Psychopathologie Syndrome (vgl. Stassen et al. 1992) -, gelten ähnliche Schranken.

2.6 Sprachfluß

Die Definitionen der Sprachparameter "mittlere Pausenlänge" und "mittlere Sprechabschnittslänge" hängen von Schwellenwerten ab und scheinen deshalb in gewissem Maße willkürlich zu sein. Um so erstaunlicher ist es, daß Sprechpausen bei wiederholten Messungen unter konstanten experimentellen Bedingungen ab einem Schwellenwert von 150 msec in Mittelwert und Streuung genauso gut reproduzierbar sind wie die Energiewerte: die Korrelationen zwischen im Abstand von 14 Tagen wiederholten Messungen erreichten Werte von 0.71 - 0.73 beim Zählen/freie Rede und von 0.85 - 0.88 beim Vorlesen der beiden Texte. Die im Vergleich zum Zählen/freie Rede deutlich höhere Reproduzierbarkeit der mittleren Pausenlänge beim Vorlesen eines Textes macht den normativen Einfluß einer vorgegebenen syntaktischen Struktur deutlich. Die Ergebnisse für die mittlere Sprechabschnittslänge fielen erwartungsgemäß sehr ähnlich aus, und es ergaben sich Korrelationen von 0.73 - 0.91 zwischen im Abstand von 14 Tagen wiederholten Messungen.

Die mittlere Pausenlänge ist aber individuell sehr verschieden. Mit einem Schwellenwert von 150 msec beträgt sie im Falle schnell sprechender Personen etwa 350 msec, während langsam sprechende, sorgfältig artikulierende Personen auf Werte um 700 msec kommen (vgl. Duez 1982). Erwartungsgemäß sind Mittelwert und Streuung der Pausenlängen in fließend gesprochener Sprache eng miteinander korreliert, d.h. intra- und inter-individuelle Streuungen liegen bei etwa 60 - 70% der jeweiligen Mittelwerte. Gleiches gilt für die Sprechabschnittslänge. Alter, Geschlecht oder Schulbildung hatten auf keinen der untersuchten Parameter Einfluß.

2.7 Reproduzierbarkeit versus Sensitivität

Mit dem Verfahren der Varianzanalyse läßt sich die beobachtete Gesamtvarianz jedes einzelnen Sprachparameters aufspalten in (1) einen Anteil, der durch Fluktuationen über die Zeit bedingt ist, (2) einen Anteil, der durch Unterschiede zwischen den gesprochenen Texten zustande kommt, (3) einen Anteil der Interaktionen zwischen Zeit und Text widerspiegelt, und (4) einen Anteil, der durch die inter-individuellen Unterschiede zwischen den Versuchspersonen erklärt wird. Die getrennte Auswertung unserer beiden Altersgruppen G1 (N=97, 18 - 35 Jahre) und G2 (N=90, 36 - 65 Jahre) ergab im wesentlichen identische Ergebnisse für beide Stichproben. Es zeigte sich, daß der durch inter-individuelle Unterschiede erklärte Anteil der Gesamtvarianz in der Regel etwa 6 mal größer ist als der Anteil, der durch die Unterschiede zwischen den Texten zustande kommt. Der durch unterschiedliche Meßzeitpunkte erklärte Anteil der Gesamtvarianz ist noch einmal kleiner als der der Textunterschiede.

Trotz des klar dominierenden inter-individuellen Varianzanteils trennen die meisten untersuchten Sprachparameter recht gut zwischen den experimentellen Bedingungen (Form und Inhalt der gesprochenen Texte) bei beachtlicher Stabilität über die Zeit. Die Detailanalyse zeigte signifikante Mittelwertsunterschiede ($p < 0.05$) zwischen Zählen/freie Rede und Vorlesen, nicht aber zwischen "Vorlesen emotional neutralen Text" und "Vorlesen emotional stimulierenden

Text". Interaktionen zwischen Zeit und experimentellen Bedingungen traten keine auf (Tabelle 2.4).

	Zeit		Text		Zeit*Text	
	G1	G2	G1	G2	G1	G2
Mittlere Pausenlänge	0.673	**0.043**	**0.039**	**0.000**	0.066	0.186
Pausen pro Sekunde	**0.031**	**0.006**	**0.000**	**0.000**	0.756	0.215
Mittlere Sprechabschnittslänge	0.912	0.168	**0.000**	**0.018**	0.267	0.059
Energie pro Sekunde (Leistung)	0.061	0.215	**0.000**	**0.000**	0.690	0.183
Energie pro Silbe	0.057	0.236	**0.000**	**0.000**	0.646	0.184
Dynamik	0.080	0.075	**0.000**	**0.030**	0.541	0.257
Mittlere Sprechstimmlage F0/Männer	0.796	0.168	**0.000**	**0.000**	0.963	**0.039**
Mittlere Sprechstimmlage F0/Frauen	0.503	**0.049**	**0.009**	**0.004**	0.567	0.457
F0-Amplitude/Männer	0.057	0.164	**0.000**	**0.000**	0.941	0.682
F0-Amplitude/Frauen	0.474	0.177	**0.000**	**0.000**	0.297	**0.012**
F0-6db-Bandbreite	0.848	**0.001**	**0.000**	**0.000**	0.751	0.170
F0-Kontur	0.432	**0.012**	**0.000**	**0.000**	0.413	**0.036**

Tab. 2.4: Reproduzierbarkeit und Sensitivität von Sprachparametern in einem varianzanalytischen 2 x 3-Design mit 97 Beobachtungen pro Zelle bei den 18-35 jährigen "G1" und 90 Beobachtungen pro Zelle bei den 36-65 jährigen "G2". Zeit = Messwiederholungen im Abstand von 14 Tagen; Text = Zählen/freie Rede, emotional neutraler Text, emotional stimulierender Text. Signifikante Ergebnisse sind fett gedruckt.

Wegen der großen inter-individuellen Unterschiede sind Mittelwertsunterschiede auf Stichprobenebene naturgemäß wenig aussagekräftig. Unser Hauptinteresse gilt deshalb der Erfassung intra-individueller Veränderungen von Sprachparametern über die Zeit (z.B. im Verlaufe einer affektiven Erkrankung), welche größer sind als die entsprechenden natürlichen Fluktuationen des untersuchten Individuums. Mit Hilfe von Scatterdiagrammen und systematischen Korrelationsanalysen sind wir daher den folgenden Fragen nachgegangen: (1) Sind die bei wiederholten Messungen am gleichen Individuum gefundenen intra-individuellen Unterschiede abhängig vom jeweiligen Ausgangswert? (2) Wie groß sind die natürlichen Fluktuationen? (3) Tragen alle Individuen gleichermaßen zu den beobachteten Mittelwertsunterschieden zwischen den experimentellen Bedingungen bei?

Was die Reproduzierbarkeit der Sprachparameter betrifft, so lassen sich keine Mittelwertsunterschiede zwischen den im Abstand von 14 Tagen erfolgten Sprachaufnahmen nachweisen, und die entsprechenden Korrelationen sind für alle untersuchten Größen durchwegs hoch. Bei sehr kleinen Unterschieden zwischen den experimentellen Bedingungen ergeben sich die höchsten Korrelationswerte erwartungsgemäß beim Vorlesen eines Textes. Lediglich die mittlere Sprechstimmlage scheint sich beim Zählen/freie Rede etwas besser schätzen zu lassen (Tabelle 2.5).

	Text1		Text2		Text3	
	G1	G2	G1	G2	G1	G2
Mittlere Pausenlänge	0.73	0.71	0.86	0.88	0.85	0.86
Pausen pro Sekunde	0.76	0.79	0.84	0.90	0.83	0.88
Mittlere Sprechabschnittslänge	0.73	0.86	0.81	0.91	0.71	0.90
Energie pro Sekunde (Leistung)	0.72	0.81	0.72	0.81	0.67	0.81
Energie pro Silbe	0.72	0.82	0.75	0.81	0.69	0.83
Dynamik	0.66	0.76	0.68	0.81	0.64	0.82
Mittlere Sprechstimmlage F0/Männer	0.91	0.89	0.89	0.87	0.87	0.89
Mittlere Sprechstimmlage F0/Frauen	0.91	0.88	0.86	0.85	0.87	0.85
F0-Amplitude/Männer	0.83	0.91	0.81	0.89	0.74	0.90
F0-Amplitude/Frauen	0.73	0.84	0.74	0.79	0.78	0.84
F0-6db-Bandbreite	0.51	0.53	0.52	0.56	0.54	0.62
F0-Kontur	0.87	0.91	0.89	0.87	0.90	0.88

Tab. 2.5: Reproduzierbarkeit von Sprachparametern geschätzt durch Korrelationskoeffizienten (Spearman Rangkorrelation zwischen den im Abstand von 14 Tagen wiederholten Messungen; N=97 für Altersgruppe G1: 18-35 Jahre; N=90 für Altersgruppe G2: 36-65 Jahre). Text1 = Zählen, freie Rede; Text2 = emotional neutraler Text; Text3 = emotional stimulierender Text.

Was die Sensitivität von Lautstärke und Dynamik in bezug auf die Erfassung von Unterschieden zwischen den präsentierten Texten betrifft, so ergab die Detailanalyse signifikante Mittelwertsunterschiede ($p < 0.05$) zwischen Zählen/freie Rede und Vorlesen ("Text1/Text2" bzw. "Text1/Text3"), nicht aber zwischen den beiden vorgelesenen Texten ("Text2/Text3"). Dies gilt im wesentlichen auch für alle anderen untersuchten Sprachparameter. Allerdings sind die im Einzelfall beobachteten Unterschiede zwischen den experimentellen Bedingungen von den jeweiligen Ausgangswerten abhängig, was seinen Niederschlag in signifikanten Korrelationen ($p < 0.02$) findet. Für den Sprachparameter "Energie/sec" bedeutet dies, daß Personen mit niedrigen Ausgangswerten zu kleinen Unterschieden und Personen mit hohen Ausgangswerten zu großen Unterschieden zwischen den gesprochenen Texten tendieren.

2.8 Diskussion

Tonhöhe und Tonfall zählen zu den wichtigsten Ausdrucksmitteln der menschlichen Sprache. Zwar ist die Tonhöhenvariation beim Sprechen verhältnismäßig klein und Tonhöhenveränderungen tragen auch in den meisten Sprachen nicht zur Wortverständlichkeit bei, doch ist die Tonhöhe für die

Satzverständlichkeit, für die Erfassung des emotionalen Kontextes und für die Erkennbarkeit des Sprechers von entscheidender Bedeutung. Im Rahmen der Phonetik beschäftigt man sich deshalb sehr eingehend mit den spezifischen Charakteristiken der Tonhöhe und ihrem zeitlichen Verlauf, der Melodiekurve, um mögliche, in diesem Zusammenhang relevante Gesetzmäßigkeiten zu bestimmen.

Wichtig für Tonhöhenbestimmungen sind die typische Länge stimmhafter Abschnitte und deren Verteilung in fließend gesprochener Sprache. Ein stimmhafter Sprachabschnitt dauert zwischen 50 und 300 msec, und die Erfahrung zeigt, daß bei einer normal sprechenden Person die mittlere Sprechgeschwindigkeit 5 bis 6 Silben pro Sekunde nicht überschreitet. Nun unterscheiden sich aber Vokale in Grundton und Obertonreihen voneinander. Dies macht es für empirische Untersuchungen schwer, in fließend gesprochener Sprache die durch unterschiedliche Vokale rein technisch bedingten Tonhöhenschwankungen von der eigentlichen Melodiekurve zu trennen. Entsprechend spärlich sind Untersuchungen zur Satzmelodie in der Literatur.

Anders steht es mit Untersuchungen zur mittleren Sprechstimmlage, da diese in einer Satzmelodie als Ton am häufigsten auftritt und deshalb vergleichsweise einfach zu identifizieren ist. Arndt und Leithäuser (1968) bemerken hierzu: *unter mittlerer Sprechstimmlage verstehen wir jene mittlere Tonlage beim Sprechen, von der für jeweils kurze Zeit die Satzmelodie nach oben und unten abweicht, um immer wieder - besonders bei langen Vokalen - zur mittleren Sprechstimmlage zurückzukehren.* Gemäß diesen Autoren liegt die mittlere Sprechstimmlage 4 bis 6 Halbtöne über der unteren Stimmgrenze und nimmt von der Kindheit bis zum Alter stetig ab, um bei den Greisen über 70 Jahren neuerlich anzusteigen. Diese Abnahme der Grundfrequenz wird in der Literatur allerdings zum Teil kontrovers diskutiert: Im wesentlichen bestätigt von Hollien und Shipp (1972), Stoicheff (1981), Pegoraro-Krook (1988), aber in Frage gestellt von Ramig und Ringel (1983).

Körperliche Merkmale haben offensichtlich keinen Einfluß auf die mittlere Sprechstimmlage (Hollien und Jackson 1973), aber zirkadiane Rhythmen scheinen eine gewisse Rolle zu spielen, obwohl in diesem Punkt keine absolute Klarheit besteht (Garrett und Healey 1987, Gelfer 1989). Übereinstimmung besteht darin, daß die mittlere Sprechstimmlage beim Vorlesen höher ist als in freier Rede, um sich in besonderen Streßsituationen (z.B. Vortrag) noch einmal nach höheren Tönen hin zu verlagern, wie Rappaport (1958) aufgrund seiner Untersuchungen mit mehreren hundert Studenten eindrücklich berichtet. Bei Rauchern liegt die mittlere Sprechstimmlage signifikant tiefer als bei Nichtrauchern (Gilbert und Weismer 1974). Die Reproduzierbarkeit der mittleren Sprechstimmlage ist gut, nicht aber die der Grundfrequenz-Variabilität, wie eine neuere Studie zeigt (Pegoraro-Krook 1988).

Die Widersprüche zwischen einigen Arbeiten sind zu einem guten Teil wohl im experimentellen Design der Studien, in den Stichproben, in der praktischen Realisierung der Messungen und nicht zuletzt auch in den verwendeten Verfahren zur Bestimmung der mittleren Sprechstimmlage begründet. Angesichts der großen Bedeutung, die den entsprechenden Referenzwerten für unsere Studie mit psychiatrischen Patienten zukommt, haben wir mit Nachdruck an der Entwicklung eines Verfahrens gearbeitet, das allen Ansprüchen an Meßgenauigkeit und Reproduzierbarkeit der Messungen genügt. Dank dieses Verfahrens und einer unter kontrollierten experimentellen Bedingungen realisierten Eichstichprobe stehen nun Eichwerte in bezug auf Altersabhängigkeit und Geschlecht für die Parameter der mittleren Sprechstimmlage, der Grundfrequenz-Amplitude und der Grundfrequenz-Variabilität zur Verfügung.

Unsere Eichstichprobe ermöglichte aber auch die Bestimmung von Referenzwerten für die übrigen skalaren Sprachparameter wie Energie/Dynamik, Sprechpausendauer und Sprechabschnittslänge. Damit ist die Voraussetzung geschaffen, die wichtigsten Eigenschaften der Sprechweise eines Menschen oder typische Merkmale des Klanges einer Stimme zu quantifizieren und in Bezug zu einer Norm zu setzen. Dies alles darf selbstverständlich nicht darüber hinwegtäuschen, daß durch skalare Sprachparameter lediglich einige wenige Aspekte der Phänomene *Intonation*, *Lautstärke/Dynamik* oder *Sprachfluß* erfaßt werden. Die individuelle Vielfalt menschlicher Sprechweisen oder die feinen Unterschiede in den Klangfarben menschlicher Stimmen lassen sich auf diese Weise nur unzulänglich beschreiben. Komplexere methodische Ansätze sind hierfür unumgänglich, vor allem auch wenn es darum geht, den individuellen Verlauf affektiver Erkrankungen auf der Basis von Sprachmerkmalen zu beschreiben.

3. KLANGFARBE DER STIMME

3.1 Natürliche Obertonreihen

Die Klangfarbe einer menschlichen Stimme ("Timbre") kommt durch die Verteilung und Intensitäten der in ihr mitschwingenden Grund- und Obertöne zustande, oder physikalisch gesprochen, die Klangfarbe einer Stimme ist durch ihre charakteristische Obertonreihe bestimmt, d.h. durch die Lage, Intensität und Bandbreite der Maxima innerhalb ihres Amplitudenspektrums (vgl. Paragraph 1.6). Akustische Gesetzmäßigkeiten legen dabei die relative Lage der Maxima zueinander fest. Dies wird deutlich, wenn man Vokale einer tonalen Klanganalyse unterzieht: Vokale sind durch "natürliche" Obertonreihen gekennzeichnet, deren klangliche Eigenheiten auf unterschiedlichen Lagen des Grundtons, insbesondere aber auf unterschiedlichen Intensitätsmustern der auf dem Grundton aufbauenden Obertöne beruhen. Ein Sachverhalt, der für Männer- und Frauenstimmen gilt, unabhängig davon, daß Frauen im Mittel eine Oktave höher als Männer sprechen.

Der durch den phonischen Nullpunkt definierte Grundton wird von den Sprechern durch Verändern der Spannung an den Stimmbändern (unterstützt durch Unterkiefer, Zunge, Lippen) in weiten Grenzen verändert. Die Lage der Obertöne in bezug auf den sich stetig verändernden Grundton ist aber nicht willkürlich, sondern unterliegt den Gesetzmäßigkeiten der physikalischen Akustik. Tatsächlich haben Obertöne einen festen "tonalen" Abstand zum Grundton und verschieben sich gleichsinnig mit ihm, wie in den nachfolgenden Abbildungen 3.1a - 3.1e deutlich wird. In diesen Abbildungen sind die Spektren von Sprachaufzeichnungen eines männlichen Sprechers angegeben, der nacheinander länger ausgehaltene Vokale A, E, I, O und U gesprochen hatte.

Die resultierenden Amplitudenspektren sind im Frequenzbereich 64-8192 Hz mit äquidistanter Vierteltonauflösung (x-Achse) dargestellt, während für die Intensität (y-Achse) ein logarithmischer Maßstab gewählt wurde. Wegen der tonalen Darstellung erscheinen Oktaven (Frequenzverdopplung) auf der Frequenzachse gleichabständig, d.h. jeweils 24 Vierteltöne sind in jeder der 7 Oktaven 64-128 Hz, 128-256 Hz, ... 4096-8192 Hz enthalten. Beim Vokal A (Abb. 3.1a) liegt der Grundton bei etwa 102 Hz (GIS), der erste Oberton liegt eine Oktave höher, der zweite Oberton ist die Quinte über dem ersten Oberton, der nächste Oberton ist dann die zweite Oktave über dem Grundton (die Oktaven sind durch Strichmarkierungen gekennzeichnet). Als weitere Obertöne erkennt man, in dieser Reihenfolge, Quarte, Quinte und dritte Oktave.

Beim Vokal E (Abb. 3.1b) ist die Lage des Grundtones unverändert, nur die Intensität der Obertöne hat sich verändert. Man erkennt, daß im Vergleich zum Vokal A die Obertöne in der 4. und 5. Oktave (512-1024 Hz, 1024-2048 Hz) verschwunden sind. Stattdessen findet man eine verstärkte Aktivität in der 6. Oktave (2048-4096 Hz). Bei den Vokalen I (Abb. 3.1c), O (Abb. 3.1d) und U (Abb. 3.1e) ist der Grundton um mehrere Halbtöne zu höheren Frequenzen hin verschoben, wobei aber die Obertöne in bezug auf den Grundton gleichsinnig mitverschoben werden. Vokale sind also durch "natürliche" Obertonreihen gekennzeichnet, deren klangliche Eigenheiten durch unterschiedliche Intensitätsmuster in den Obertönen und in einigen Fällen durch Verschiebungen des Grundtons zustande kommen.

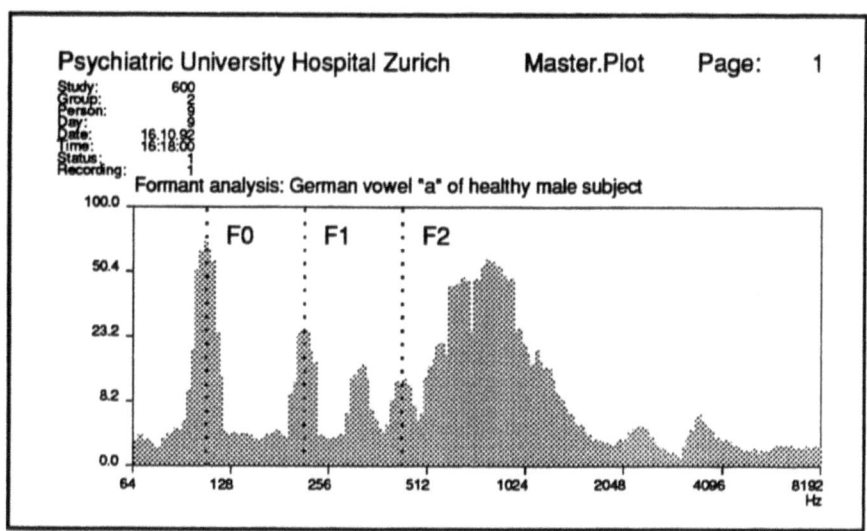

Abb. 3.1a: Amplitudenspektrum des Vokales A eines männlichen Sprechers. Auf der x-Achse sind die 7 Oktaven des Frequenzbereiches 64 - 8192 Hz bei äquidistanter Vierteltonauflösung aufgetragen, während für die Intensität (y-Achse) ein logarithmischer Maßstab gewählt wurde. Oktavabstände zum Grundton 102 Hz ("GIS") sind durch Strichmarkierungen gekennzeichnet.

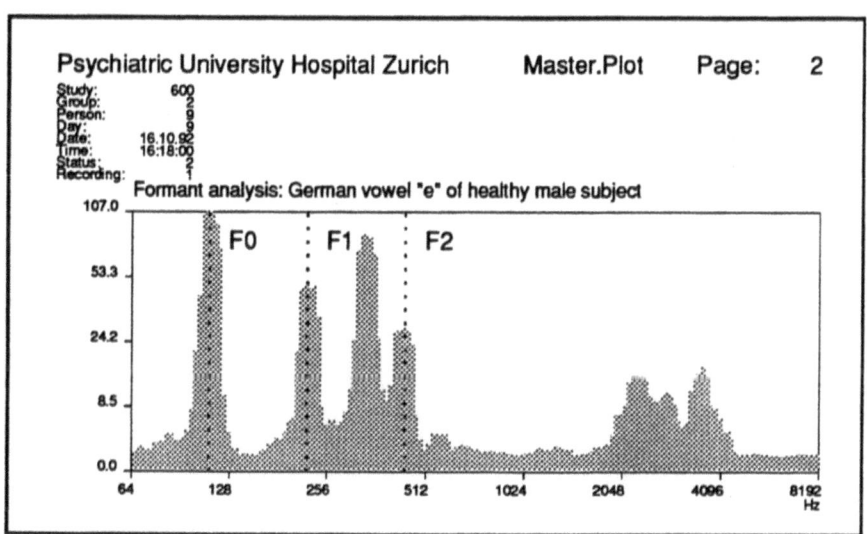

Abb. 3.1b: Amplitudenspektrum des Vokales E eines männlichen Sprechers. Auf der x-Achse sind die 7 Oktaven des Frequenzbereiches 64 - 8192 Hz bei äquidistanter Vierteltonauflösung aufgetragen, während für die Intensität (y-Achse) ein logarithmischer Maßstab gewählt wurde. Oktavabstände zum Grundton sind durch Strichmarkierungen gekennzeichnet.

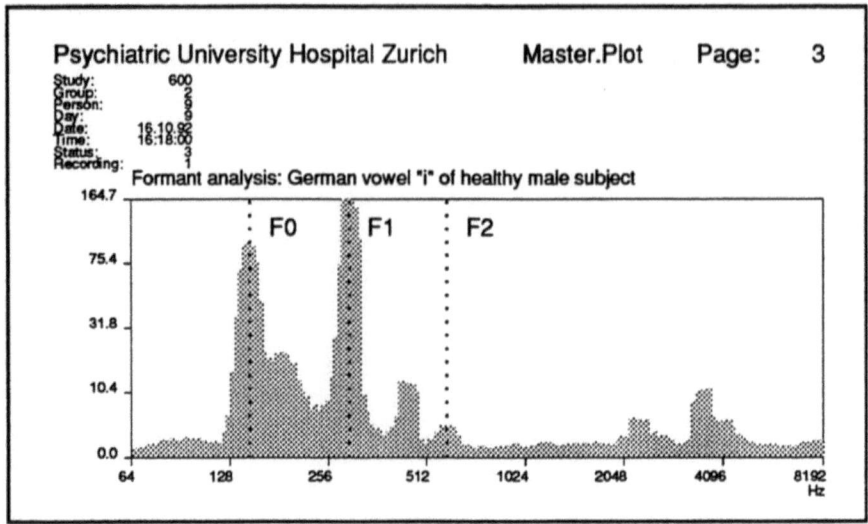

Abb. 3.1c: Amplitudenspektrum des Vokales I eines männlichen Sprechers. Auf der x-Achse sind die 7 Oktaven des Frequenzbereiches 64 - 8192 Hz bei äquidistanter Vierteltonauflösung aufgetragen, während für die Intensität (y-Achse) ein logarithmischer Maßstab gewählt wurde. Oktavabstände zum Grundton sind durch Strichmarkierungen gekennzeichnet.

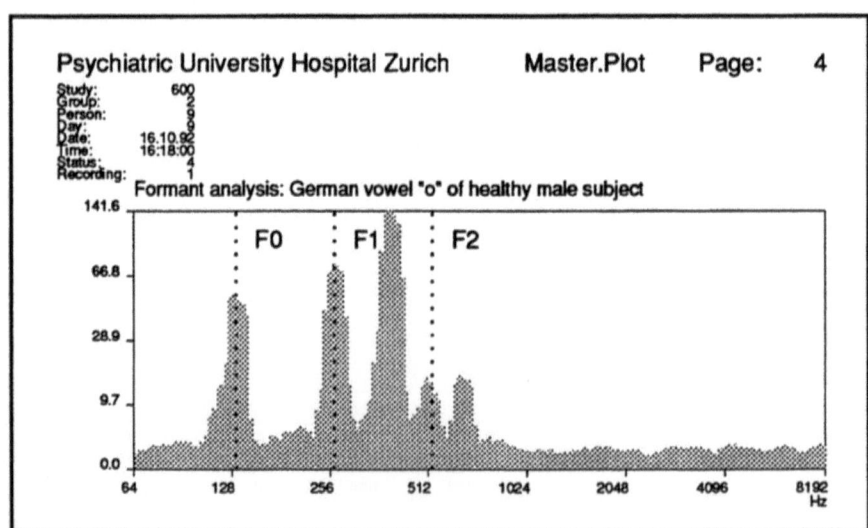

Abb. 3.1d: Amplitudenspektrum des Vokales O eines männlichen Sprechers. Auf der x-Achse sind die 7 Oktaven des Frequenzbereiches 64 - 8192 Hz bei äquidistanter Vierteltonauflösung aufgetragen, während für die Intensität (y-Achse) ein logarithmischer Maßstab gewählt wurde. Oktavabstände zum Grundton sind durch Strichmarkierungen gekennzeichnet.

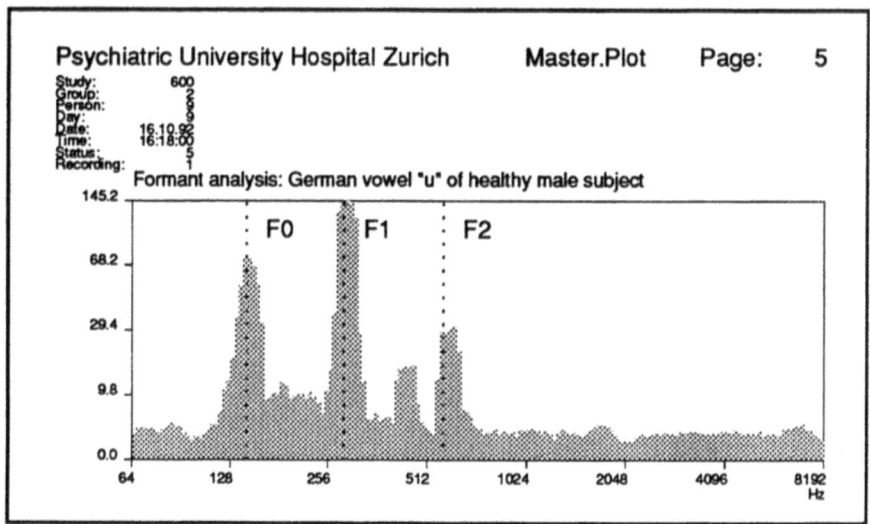

Abb. 3.1e: Amplitudenspektrum des Vokales U eines männlichen Sprechers. Auf der x-Achse sind die 7 Oktaven des Frequenzbereiches 64 - 8192 Hz bei äquidistanter Vierteltonauflösung aufgetragen, während für die Intensität (y-Achse) ein logarithmischer Maßstab gewählt wurde. Oktavabstände zum Grundton sind durch Strichmarkierungen gekennzeichnet.

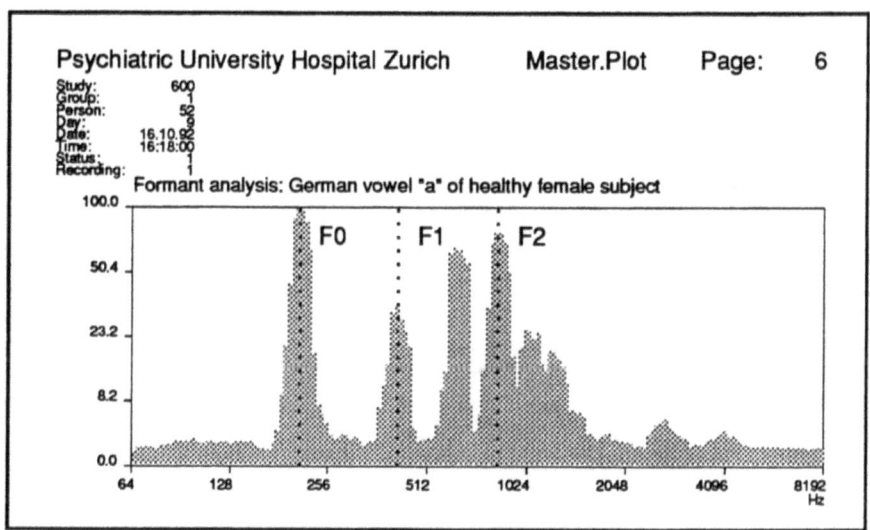

Abb. 3.2a: Amplitudenspektrum des Vokales A eines weiblichen Sprechers. Auf der x-Achse sind die 7 Oktaven des Frequenzbereiches 64 - 8192 Hz bei äquidistanter Vierteltonauflösung aufgetragen, während für die Intensität (y-Achse) ein logarithmischer Maßstab gewählt wurde. Oktavabstände zum Grundton 203 Hz ("gis") sind durch Strichmarkierungen gekennzeichnet.

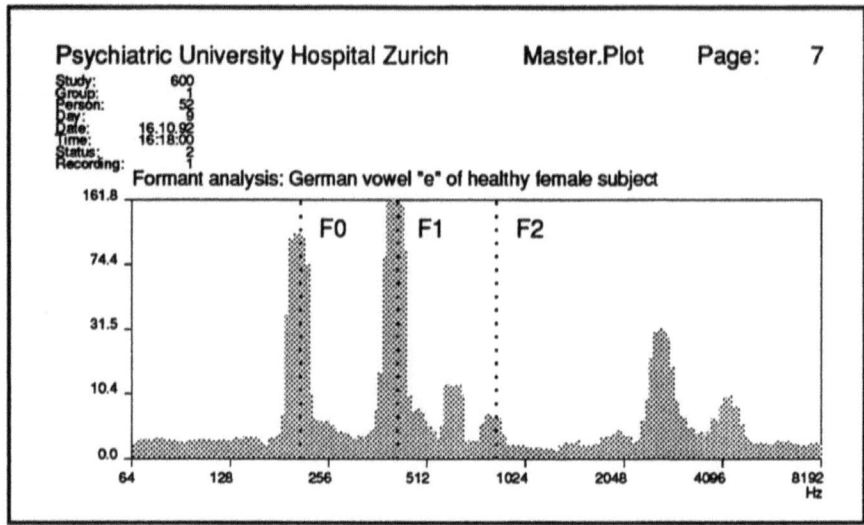

Abb. 3.2b: Amplitudenspektrum des Vokales E eines weiblichen Sprechers. Auf der x-Achse sind die 7 Oktaven des Frequenzbereiches 64 - 8192 Hz bei äquidistanter Vierteltonauflösung aufgetragen, während für die Intensität (y-Achse) ein logarithmischer Maßstab gewählt wurde. Oktavabstände zum Grundton sind durch Strichmarkierungen gekennzeichnet.

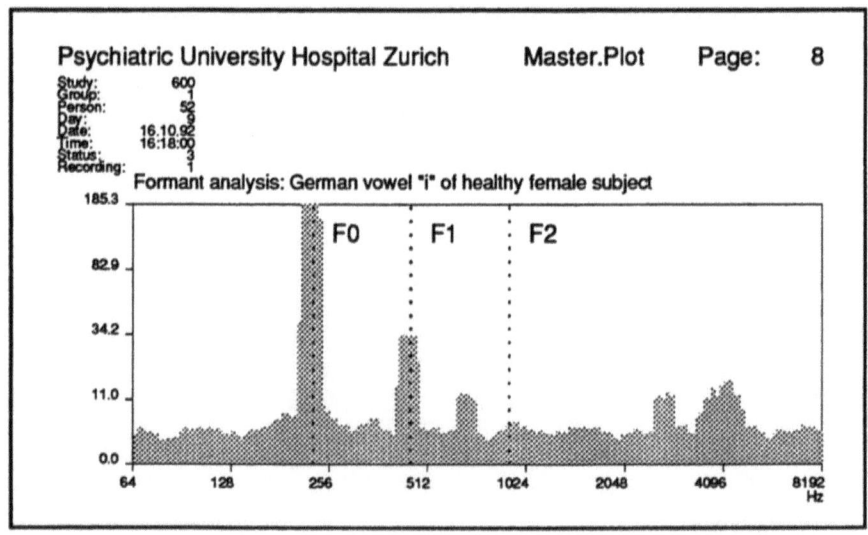

Abb. 3.2c: Amplitudenspektrum des Vokales I eines weiblichen Sprechers. Auf der x-Achse sind die 7 Oktaven des Frequenzbereiches 64 - 8192 Hz bei äquidistanter Vierteltonauflösung aufgetragen, während für die Intensität (y-Achse) ein logarithmischer Maßstab gewählt wurde. Oktavabstände zum Grundton sind durch Strichmarkierungen gekennzeichnet.

Klangfarbe der Stimme

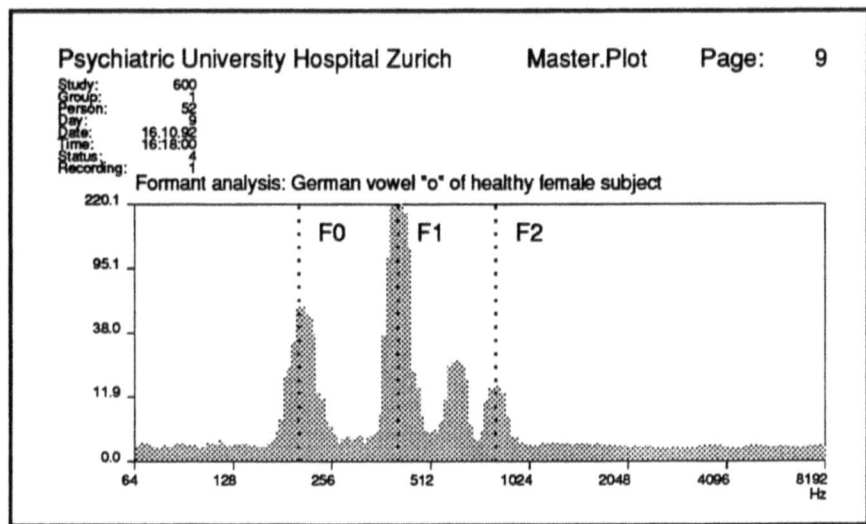

Abb. 3.2d: Amplitudenspektrum des Vokales O eines weiblichen Sprechers. Auf der x-Achse sind die 7 Oktaven des Frequenzbereiches 64 - 8192 Hz bei äquidistanter Vierteltonauflösung aufgetragen, während für die Intensität (y-Achse) ein logarithmischer Maßstab gewählt wurde. Oktavabstände zum Grundton sind durch Strichmarkierungen gekennzeichnet.

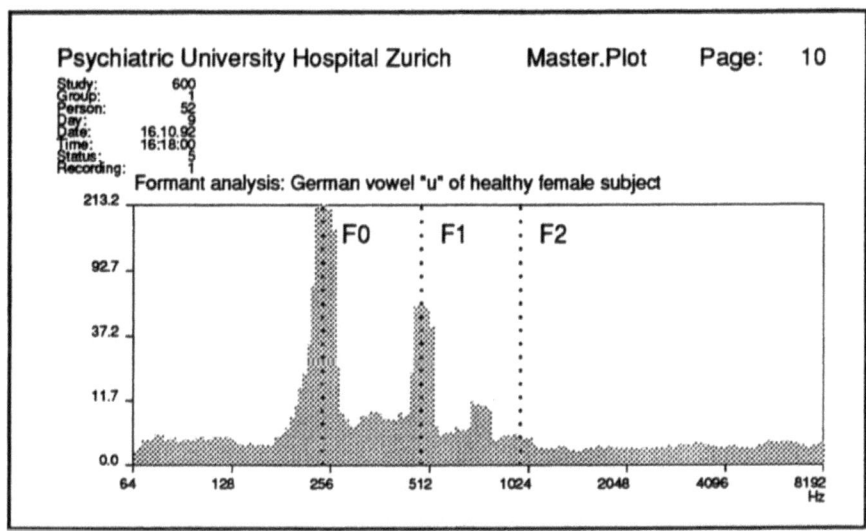

Abb. 3.2e: Amplitudenspektrum des Vokales U eines weiblichen Sprechers. Auf der x-Achse sind die 7 Oktaven des Frequenzbereiches 64 - 8192 Hz bei äquidistanter Vierteltonauflösung aufgetragen, während für die Intensität (y-Achse) ein logarithmischer Maßstab gewählt wurde. Oktavabstände zum Grundton sind durch Strichmarkierungen gekennzeichnet.

Bei einer Frauenstimme liegen die Verhältnisse ähnlich, wenn man einmal davon absieht, daß die mittlere Sprechstimmlage der Frau eine Oktave über der der Männer liegt. Die Abbildungen 3.2a - 3.2e zeigen zur Verdeutlichung die Amplitudenspektren der diesmal von einer Frau gesprochenen Vokale A, E, I, O und U. In diesen Amplitudenspektren erkennt man unschwer die gleichen natürlichen Obertonreihen wie bei der Männerstimme, lediglich um eine Oktave nach oben verschoben. Vergleicht man die Männerstimme mit der Frauenstimme, so lassen die recht verschiedenen Intensitätsmuster in den Obertönen (z.B. beim Vokal A) auf recht unterschiedliche Klangfarben schließen (Abb. 3.1a und 3.2a).

Im Falle fließend gesprochener Sprache mit einer für die jeweilige Muttersprache genügend repräsentativen Zusammensetzung in bezug auf Vokale, Diphthonge, Konsonanten, Frikative, Verschlußlaute usw. hat man es nicht mehr alleine mit charakteristischen *Klängen*, sondern auch mit charakteristischen *Geräuschen* zu tun, die durch Überlagerung die Klangfarbe einer Stimme erzeugen. Wie oben ausgeführt, liegen die Grundtöne der verschiedenen Vokale in der Regel mehrere Halbtöne auseinander und sind durch ihre natürlichen Obertonreihen begleitet. Bei den Geräuschen, die auf sich ständig ändernde Strömungsverhältnisse der Atemluft im Rachenraum und die begleitenden mechanischen Bewegungen des Artikulationsapparates zurückgehen, treten keine natürlichen Obertonreihen auf. Man findet vielmehr ein breites Spektrum von Partialtönen unterschiedlicher Intensität, die vor allem in den oberen vier Oktaven (1024-16384 Hz) angesiedelt sind. Trotzdem bleiben die akustischen Gesetzmäßigkeiten von Obertonreihen erhalten. So sind bei mehr als 80% der Männer die drei Hauptmaxima im Oktavabstand, und für einen ähnlichen Prozentsatz der Frauen sind die beiden ersten Maxima durch eine Oktave voneinander getrennt. Bemerkenswert ist allerdings, daß bei etwa 40% der Männer deutliche Nebenresonanzen im Terz-, Quart- oder Quintabstand zur Grundfrequenz auftreten.

Bei fließend gesprochener Sprache läßt sich aufgrund wechselnder Vokale ein sich beständig verlagernder Grundton beobachten, ein Effekt, der noch durch die vom Sprecher praktizierte Intonation verstärkt wird. Ein typischer männlicher oder weiblicher Sprecher überstreicht dabei in der experimentellen Situation "Zählen, freie Rede: Bericht über die eigene Person" ein Intervall von sechs Halbtönen. Beim Vorlesen eines Textes vergrößert sich die Variationsbreite des Grundtones infolge verstärkter Intonationsbemühungen um weitere 1 - 2 Halbtöne. Darüberhinaus ist anzunehmen, daß in bestimmten Redesituationen (z.B. erregte Diskussion, emotional geführtes Gespräch) die Variationsbreite des Grundtones noch viel größer sein kann, von professionellen Sprechsituationen wie Schauspiel oder Theater einmal ganz abgesehen.

Betrachtet man die Häufigkeitsverteilung des Grundtones eines Sprechers, so zeigt sich, daß das beobachtete Maximum beim phonischen Nullpunkt liegt ("Indifferenzlage"), der Tonhöhe also, bei der natürlich, ausdauernd und kräftig gesprochen werden kann[1]. In fließend gesprochener Sprache stellt sich somit ein

---

[1] Diese Tonhöhe wird von wenig geübten Sprechern in bestimmten Streßsituationen nicht genau getroffen. Nachlassende Lautstärke während eines Vortrages oder im Extremfall sogar Versagen der Stimme sind die Folge.

mittlerer Klang ein, der auf der mittleren Sprechstimmlage des phonischen Nullpunktes als Grundton aufbaut, die dazu passende natürliche Obertonreihe bei mittleren Intensitäten aufweist und von einem im höheren Frequenzbereich angesiedelten, breiten "Geräuschspektrum" geringerer Intensität überlagert ist. Dieser von einem spezifischen Geräuschspektrum überlagerte mittlere Klang einer Stimme ist individuell sehr verschieden und gewissen, für jeden Sprecher sehr charakteristischen Fluktuationen ("charakteristische Variabilität") unterworfen.

Genauere Untersuchungen zeigen, daß es gerade die charakteristische Variabilität des mittleren Klanges einer Stimme ist, die die Klangfarbe dieser Stimme ausmacht. Wir haben deshalb unser Modell der Klangfarbe einer Stimme auf dieser Größe aufgebaut. Das Modell erwies sich als ausgesprochen leistungsfähig: es ermöglicht nicht nur die reproduzierbare Erfassung der Klangcharakteristiken einer Stimme, sondern mißt auch deren Variabilität und ist ausreichend sensitiv, um die feinen Unterschiede in der Vielfalt der Klangfarben menschlicher Stimmen aufzulösen.

3.2 Spektralmuster

Im Rahmen unserer Untersuchungen der genetisch determinierten Komponente von Gehirnstromwellen (Elektroenzephalogramm, EEG) haben wir das Konzept des "Spektralmusters" entwickelt, um die dort in den spektralen Verteilungen auftretenden Kurzzeit-Fluktuationen zu erfassen (Stassen 1980; Stassen et al. 1982; Stassen 1985; Stassen et al. 1988). Im Falle der Gehirnstromwellen interessierten charakteristische Intensitätsvariationen im Amplitudenspektrum über einen Frequenzbereich von 6 Oktaven (1 - 64 Hz), wobei Einzelspektren von EEG-Zeitreihen im intra-individuellen Vergleich zwar recht ähnlich ausfielen, aber nicht genügend stabil über die Zeit waren, um die ausgeprägten inter-individuellen Unterschiede oder die hohen intra-paar Koinzidenzen monozygoter Zwillinge hinreichend gut zu erfassen. Mit Hilfe der Theorie der lokalen Spektren (Priestley 1981) fanden wir aber, daß die Intensitätsverteilungen der Einzelspektren nur in engen Grenzen variierten, und daß sich diese Variabilität aus 2 - 3 Minuten EEG-Zeitreihen für eine Stichprobe von 87 gesunden Versuchspersonen mit einer Sicherheit > 90% schätzen ließ. Bestimmte man für jede einzelne Spektrallinie die in konsekutiven Einzelspektren auftretenden minimalen und maximalen Intensitätswerte, so definierten diese Minimal- und Maximalwerte in der Spektralebene eine eng begrenzte Fläche, die wegen ihrer charakteristischen Gestalt als "EEG-Spektralmuster" bezeichnet wurden.

EEG-Spektralmuster erfaßten die feinen individuellen Charakteristika von Hirnstromwellen mit sehr guter Auflösung und hoher zeitlicher Stabilität, was sich daran ablesen ließ, daß von einer Stichprobe mit 87 gesunden Versuchspersonen insgesamt 80 (92%) anläßlich einer Wiederholungsmessung nach 14 Tagen anhand ihres EEG-Spektralmusters eindeutig identifiziert werden konnten. Das gleiche Resultat von 92% eindeutig identifizierten Personen ergab sich bei einer Nachuntersuchung nach 5 Jahren an 30 gesunden Personen. Eine Anwendung des Spektralmuster-Ansatzes auf Hirnstromwellen von fast 150 monozygoten und dizygoten Zwillingspaaren zeigte zudem, daß Hirnstromwellen in hohem Maße (> 75% der beobachteten Varianz) genetisch determiniert sind, was umgekehrt auch eine Validierung des Spektralmuster-Ansatzes bedeutete (Stassen et al. 1993). Aufgrund dieser Erfahrungen und der Ähnlichkeit der Problemstellung, haben wir den methodischen Ansatz dann modifiziert und auf das Problem der Darstellung von Klangfarben der menschlichen Stimme angewendet.

Zur Berechnung von Spektralmustern zerlegt man das Sprachsignal in konsekutive Zeitsegmente konstanter Länge[2]. Aus diesen Zeitsegmenten werden dann mittels Spektralanalysen "lokale" Spektren bestimmt, wobei die Segmentlänge von der Fragestellung abhängt: je kürzer das Zeitintervall gewählt wird, desto stärker folgen die resultierenden Spektren der tonalen Zusammensetzung jedes einzelnen Sprachelementes.

Sukzessive Klanganalysen mit gleitendem Zeitfenster von 20 msec Länge (max. 300 msec) sowie nachfolgende Integration und Gewichtung zur Nachbildung des Frequenzganges des menschlichen Gehöres erfassen deshalb die Klangcharakteristika der Grundelemente der menschlichen Sprache sehr gut (Vokale, Diphthonge, nasale/orale Konsonanten, Explosivlaute, Frikative oder stimmhafte/stimmlose Verschlußlaute) und lösen das Problem der automatischen Spracherkennung. Bei kurzen Zeitintervallen kommt somit die Abhängigkeit der spektralen Verteilung von der aktuellen Lautzusammensetzung voll zum Tragen. Setzt man eine in bezug auf Vokale und Konsonanten "typische" Zusammensetzung der fließend gesprochenen Sprache voraus, so führen andererseits genügend lange, konsekutive Zeitintervalle zu Amplitudenspektren, in denen die Maxima immer den gleichen phonischen Nullpunkt liefern.

Intensität und Variabilität der Spektrallinien eines lokalen Spektrums sind dabei eng miteinander korreliert: je größer die Ausprägung einer Spektrallinie in einem Amplitudenspektrum ist, desto größer ist auch ihre Variabilität. Dieser für inter-individuelle Vergleiche unerwünschte Effekt läßt sich jedoch durch eine logarithmische Transformation weitgehend kompensieren. Für eine Folge konsekutiver Amplitudenspektren erhält man dann in der spektralen Ebene durch minimale und maximale Intensitätswerte begrenzte Flächen ("Spektralmuster"), die im wesentlichen unabhängig von der mittleren Ausprägung der spektralen Verteilung sind. In den Abbildungen 3.3a und 3.3b sind für vier Personen (2 Männer, 2 Frauen) jeweils zwei übereinander angeordnete Spektralmuster dargestellt, die aus im Abstand von 14 Tagen wiederholten Sprachaufnahmen bestimmt wurden. Auf der x-Achse sind die sieben Oktaven des Frequenzbereiches 64 - 8192 Hz bei äquidistanter Viertelton-Auflösung aufgetragen, während für die Intensitäten (y-Achse) ein logarithmischer Maßstab gewählt wurde. Der Bereich auf der y-Achse, in welchem die Intensität jeder Spektrallinie variiert, ist schraffiert. Man erkennt zum einen, daß nach 14 Tagen selbst feine Eigenheiten der jeweiligen Form eines Spektralmusters gut reproduzierbar sind, und zum andern wird die Vielfalt der individuellen Formen von Spektralmustern deutlich.

---

[2] Die freien Parameter des Spektralmuster-Ansatzes (Länge und Anzahl konsekutiver Zeitsegmente) können durch Optimierung bestimmt werden (vgl. Paragraph 3.3).

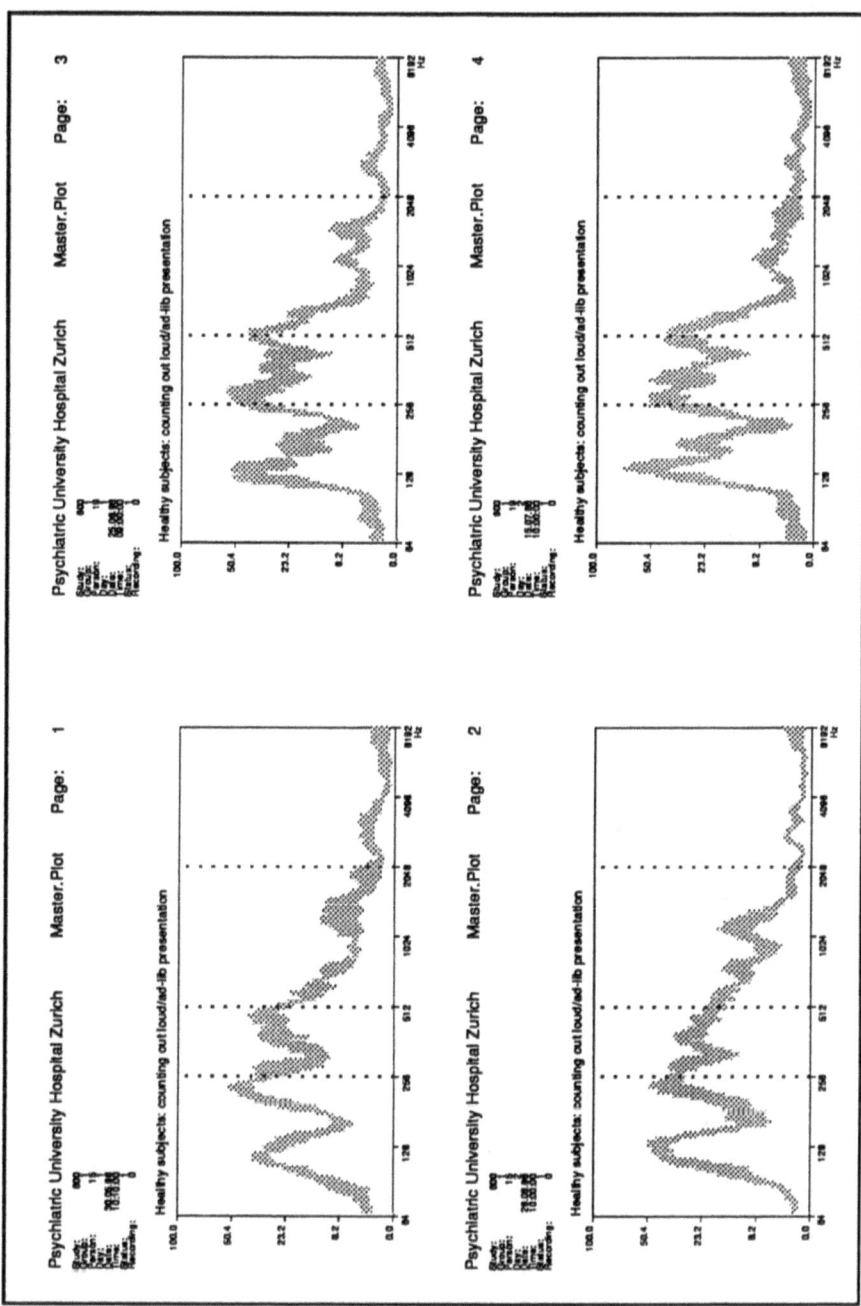

Abb. 3.3a: Spektralmuster zweier männlicher Sprecher. Die obere Hälfte zeigt jeweils das Spektralmuster der 1. Messung und die untere Hälfte das Spektralmuster der 2. Messung 14 Tage später. Die Intensitäten sind auf einer logarithmischen Skala (y-Achse) bei Vierteltonauflösung über 7 Oktaven (x-Achse) aufgetragen.

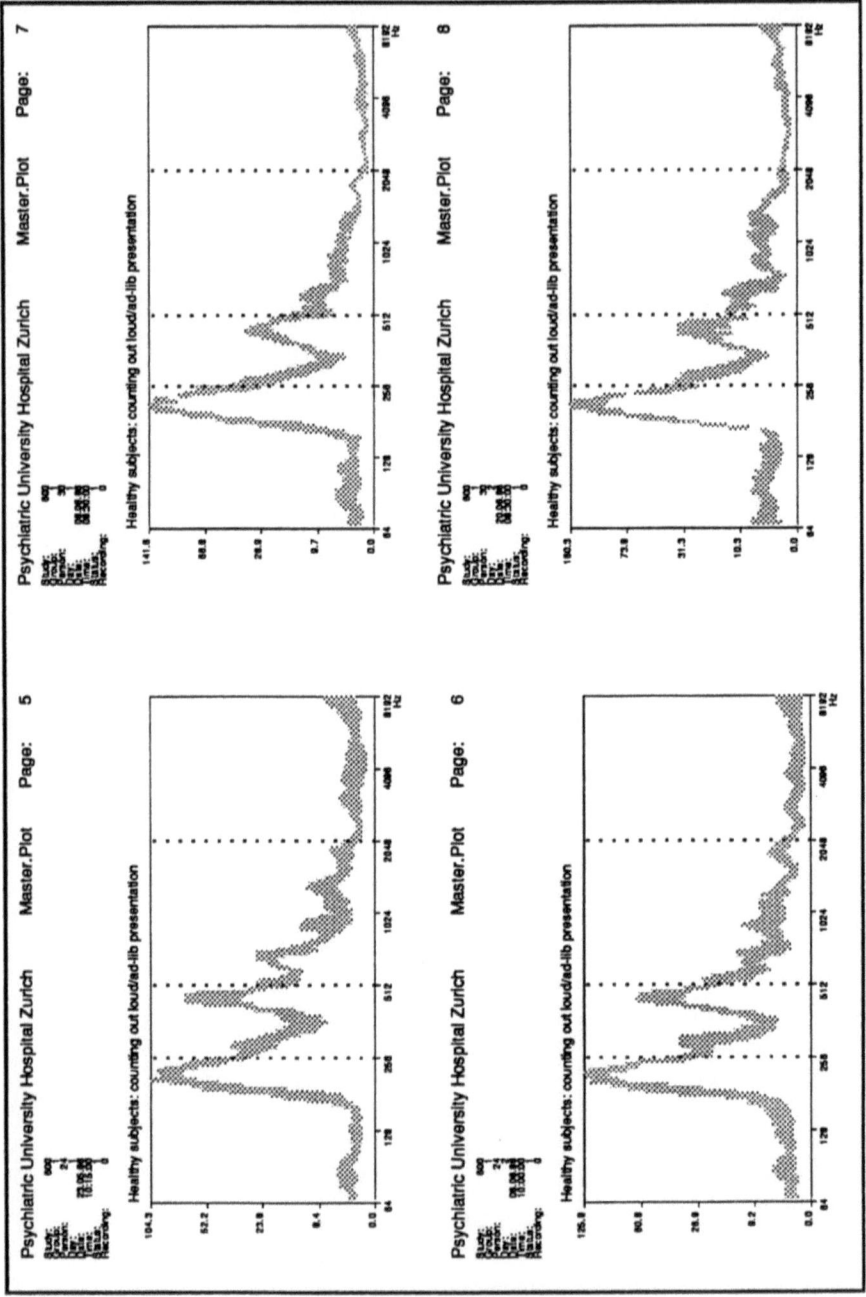

Abb. 3.3b: Spektralmuster zweier weiblicher Sprecher. Die obere Hälfte zeigt jeweils das Spektralmuster der 1. Messung und die untere Hälfte das Spektralmuster der 2. Messung 14 Tage später. Die Intensitäten sind auf einer logarithmischen Skala (y-Achse) bei Vierteltonauflösung über 7 Oktaven (x-Achse) aufgetragen.

Spektralmuster haben prinzipiell die gleichen Eigenschaften und Funktionen wie Merkmalsvektoren im Bereich der Mustererkennung (Pattern recognition). Wegen ihrer speziellen Konstruktion ist ein Vergleich zweier Spektralmuster mit Hilfe eines der gängigen Distanzmaße oder Ähnlichkeitsfunktionen nicht direkt möglich. Die "Flächen"-Natur der Spektralmuster legen aber die Verwendung von mengentheoretischen Ähnlichkeitsmaßen nahe. Im Rahmen unserer EEG-Studien (Untersuchungen der genetisch determinierten Komponente von Gehirnstromwellen) haben wir einen verallgemeinerten Jaccard-Koeffizienten (Levandowski und Winter 1971; Tversky 1977) für den Vergleich von Spektralmustern eingeführt, dessen Leistungsfähigkeit mehrfach unter Beweis gestellt wurde (vgl. Stassen 1985; Stassen et al. 1988).

Dieses Ähnlichkeitsmaß ließ sich ohne größere Probleme an unsere Aufgabenstellung anpassen. Seine Wirkungsweise ist intuitiv sofort faßbar, denn es mißt die Fläche in der spektralen Ebene, die den beiden zu vergleichenden Spektralmustern gemeinsam ist (mengen-theoretischer Durchschnitt), und setzt diese in Beziehung zur Gesamtfläche der beiden Spektralmuster (mengentheoretische Vereinigung). Unterschiede in der Bedeutung von Frequenzbändern werden in diesem Ähnlichkeitsmaß durch entsprechend gewählte Gewichte berücksichtigt.

Die spezifischen Eigenschaften des Ähnlichkeitsmaßes sind in den Abbildungen 3.4a und 3.4b für 168 gleichgewichtete Frequenzbänder im Vierteltonabstand zwischen 64 und 8192 Hz dargestellt. In diesen Abbildungen ist die Übereinstimmung zwischen den zu vergleichenden Spektralmustern als Funktion der Frequenz aufgetragen. Ein im wesentlichen konstanter Verlauf der Ähnlichkeitsfunktion über alle 168 Vierteltöne, der außerdem über einem vorgegebenen Schwellenwert liegt, läßt vermuten, daß die hier verglichenen Spektralmuster von der gleichen Person stammen (Abbildung 3.4a). Ist der Verlauf der Ähnlichkeitsfunktion unregelmäßig mit vielen Einbrüchen unter den vorgegebenen Schwellenwert, so ist anzunehmen, daß es sich hier um zwei verschiedene Sprecher handelt (Abbildung 3.4b).

Obwohl das hier vorgestellte Ähnlichkeitsmaß in der Regel völlig zufriedenstellend arbeitet, gibt es dennoch ein wichtiges Problem, das durch diesen methodischen Ansatz nicht abgedeckt ist: Werden Spektralmuster der gleichen Person verglichen, die auf Sprachsignalen aus unterschiedlichen experimentellen Bedingungen basieren, so können tonale Verschiebungen der mittleren Sprechstimmlage (Streß, Erkältung) um einen oder mehrere Vierteltöne die an sich gegebene Übereinstimmung zwischen den Spektralmustern beträchtlich reduzieren. Da die tonale Spektralanalyse eine gleichabständige Vierteltonauflösung über den gesamten Frequenzbereich von 64 - 8192 Hz liefert, genügt eine lineare Verschiebung (Transvektion) des Spektrums als Ganzes, um die hier angesprochenen tonalen Verschiebungen zu kompensieren[3].

---

[3] In unserer normativen Studie zeigte es sich, daß die Berücksichtigung von Verschiebungen um ± 2 Vierteltöne ausreichend ist.

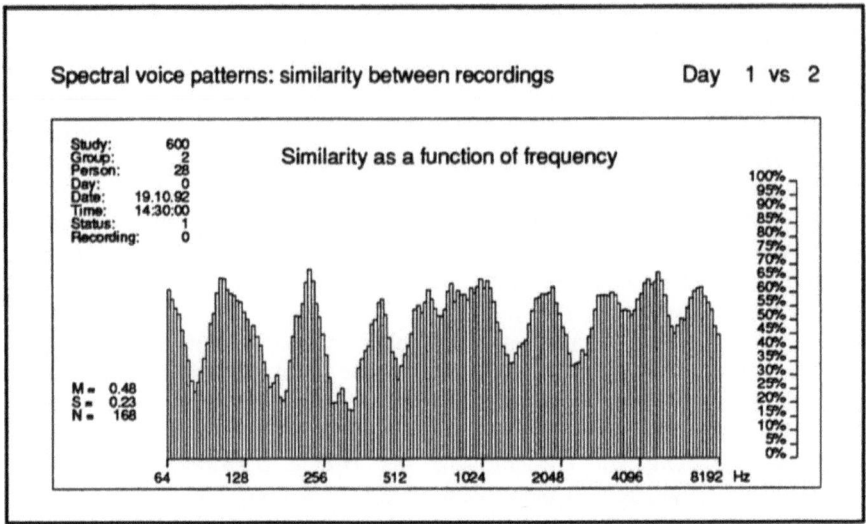

Abb. 3.4a: Ähnlichkeit (y-Achse) zwischen Spektralmustern als Funktion der Frequenz mit Vierteltonauflösung über 7 Oktaven im Frequenzbereich zwischen 64 und 8192 Hz (x-Achse). Verglichen wurden Spektralmuster der gleichen Person, die aus im Abstand von 14 Tagen wiederholten Messungen bestimmt wurden. Die experimentelle Bedingung ist "Zählen".

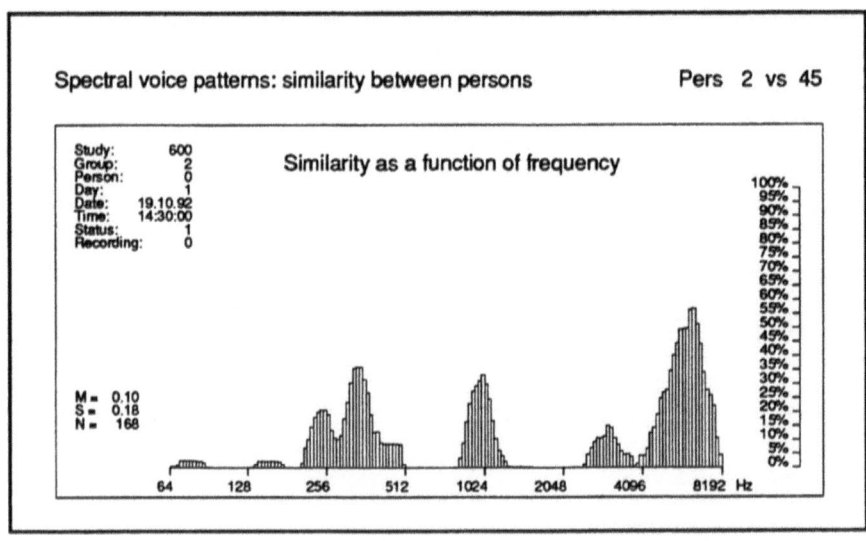

Abb. 3.4b: Ähnlichkeit (y-Achse) zwischen Spektralmustern als Funktion der Frequenz mit Vierteltonauflösung über 7 Oktaven im Frequenzbereich zwischen 64 und 8192 Hz (x-Achse). Verglichen wurden die Spektralmuster zweier verschiedener Personen unter der gleichen experimentellen Bedingung ("Zählen").

Die Verwendung von Spektralmustern zur Erfassung der Klangfarbe menschlicher Stimmen und für die Durchführung intra- und inter-individueller Vergleiche von Klangfarben setzt voraus:

- Eine optimale, d.h. genügend lange Aufnahmezeit, die eine reliable Schätzung von Spektralmustern erlaubt.
- Eine optimale Unterteilung der Zeitreihen in konsekutive Zeitsegmente konstanter Länge, die einerseits lang genug sind, um die charakteristische Obertonverteilung zu erfassen, andererseits aber so kurz sind, daß die charakteristische Variabilität jeder einzelnen Spektrallinie geschätzt werden kann.
- Eine optimale Unterteilung der spektralen Ebene in Frequenzbänder, die dann entsprechend ihrer relativen Bedeutung gewichtet werden können.

Die freien Parameter des methodischen Ansatzes, nämlich (1) minimal erforderliche Registrierungszeit, (2) Anzahl und Länge konsekutiver Zeitabschnitte, in welche die gesamte Registrierung unterteilt wird und (3) Anzahl und Lage der Frequenzbänder in der spektralen Ebene sowie deren Gewichte haben wir durch iterative Optimierung bestimmt. Als Zielfunktion der Optimierung diente dabei die Gesamtzahl der Personen aus unserer normativen Stichprobe, die nach 14 Tagen anhand ihrer Spektralmuster eineindeutig identifiziert werden konnten.

3.3 Die ausgeprägte Individualität der menschlichen Stimme

Unsere Eichstichprobe umfaßte 187 Personen: 43 Männer und 54 Frauen im Alter zwischen 18 und 35 Jahren (Altersgruppe I) sowie 42 Männer und 48 Frauen im Alter zwischen 36 und 65 Jahren (Altersgruppe II). Das Optimierungsverfahren zur Bestimmung der freien Parameter des Spektralmuster-Modells ging von der Altersgruppe I als Lernstichprobe aus und verwendete Altersgruppe II als unabhängige Teststichprobe, so daß ein "Testing on the training data" ausgeschlossen war. Die Optimierung umfaßte die folgenden Schritte:

- Für die Lernstichprobe wurde durch systematische Variation der freien Parameter die intra-individuelle Ähnlichkeit zwischen Spektralmustern maximiert (N=97 Vergleiche zwischen den im Abstand von 14 Tagen durchgeführten Messungen).
- Gleichzeitig wurden die inter-individuellen Ähnlichkeiten zwischen den Spektralmustern der Lernstichprobe minimiert (bei N=97 gibt es N*(N-1)/2=4656 inter-individuelle Vergleiche pro Registrierung).
- Als Optimierungskriterium diente der Überschneidungsbereich zwischen der Verteilung der intra-individuellen Ähnlichkeitskoeffizienten und der Verteilung der inter-individuellen Ähnlichkeitskoeffizienten.
- Das Verfahren brach ab, als der Überschneidungsbereich nicht weiter verkleinert werden konnte.
- Die gefundene optimale Parameterkonfiguration wurde anschließend auf die 90 Personen der Altersgruppe II angewendet, um die Reproduzierbarkeit der durch iterative Optimierung gefundenen Parameter zu überprüfen.

Während der Optimierung wurden zunächst nur die freien Parameter der Spektralmuster innerhalb geeigneter Grenzen systematisch variiert (Tabelle 3.1), während die Parameter der Ähnlichkeitsfunktion fest auf das Frequenzband 64 - 8192 Hz eingestellt blieben.

Parameter	Variation
Abschnittslänge	0.5 - 8 sec
Anzahl konsekutiver Abschnitte	2 - 8
Anzahl Frequenzbänder	1 - 2
Bandbreite	ganzzahlige Vielfache einer Oktave
Lage der Frequenzbänder	Ganzton-Schritte
Gewichte der Frequenzbänder	konstant

Tab. 3.1: Variation der Eichparameter während der Optimierung.

Das Optimierungsverfahren auf der Basis von Altersgruppe I ergab klare und reproduzierbare Maxima, die sich für Altersgruppe II als gleichermaßen gültig erwiesen. Für fließend gesprochene Sprache fanden wir somit die folgende Parameterkonfiguration:

- Ein je nach Sprecher zwischen 30 und 45 Sekunden langes Sprachsignal ist erforderlich, um nach der Elimination von Pausen und Artefakten reine Sprechabschnitte von insgesamt 16 Sekunden Dauer zu erhalten. Diese Sprechabschnitte erlauben dann eine reliable Schätzung von Spektralmustern.
- Eine Unterteilung des bereinigten Sprachsignals in konsekutive Abschnitte von 4 Sekunden Länge ist am besten geeignet, die im Sprachsignal enthaltene Obertonverteilung genügend sicher zu bestimmen.
- Eine Folge von vier konsekutiven Abschnitten ist optimal, um die charakteristische Variabilität für jede der 168 spektralen Komponenten im Frequenzbereich 64 bis 8192 Hz (7 Oktaven) reproduzierbar zu erfassen.

Die hier aufgeführte Parameterkonfiguration ist gleichermaßen gültig für alle drei von uns untersuchten Sprecharten (Zählen/freie Rede, Vorlesen emotional neutralen Text, Vorlesen emotional stimulierenden Text), und es ist zu vermuten, daß diese Angaben für die meisten gesprochenen Texte zutreffen, vorausgesetzt die experimentelle Situation ist geeignet, genügend repräsentative Obertonverteilungen zu produzieren.

Die Unterteilung der spektralen Ebene in Frequenzbänder ist von Bedeutung für die Leistungsfähigkeit und das Auflösungsvermögen der mengentheoretischen Ähnlichkeitsfunktion. Angesichts der nahezu unbegrenzten Möglichkeiten, Anzahl, Lage, Breite oder Gewicht von Frequenzbändern zu definieren, haben wir uns auf den Spezialfall der Bisektion der spektralen Ebene beschränkt und nur für diesen Fall nach einer optimalen Lösung gesucht. Als Kriterium diente, wie schon bei der

Klangfarbe der Stimme

Konstruktion der Spektralmuster, die Wiedererkennungsrate von Sprechern nach 14 Tagen, wobei die Klassifikationsfehler erster und zweiter Art "falsch-negativ, d.h. zu unrecht nicht erkannt" und "falsch-positiv, d.h. zu unrecht erkannt" als Maß verwendet wurden. Das Ergebnis der Bisektions-Optimierung ist in Tabelle 3.2 zusammengefaßt.

Bisektion der spektralen Ebene	Erkennungsrate rückwärts	Erkennungsrate vorwärts	Bisektion der spektralen Ebene	Erkennungsrate rückwärts	Erkennungsrate vorwärts
64/330/8192 Hz	74.4%	75.6%	64/1540/8192 Hz	87.2%	84.6%
64/440/8192 Hz	76.9%	79.5%	64/1760/8192 Hz	88.5%	83.3%
64/550/8192 Hz	79.5%	75.6%	64/2200/8192 Hz	89.7%	82.1%
64/660/8192 Hz	82.1%	79.5%	64/2640/8192 Hz	86.7%	80.0%
64/770/8192 Hz	87.2%	75.6%	64/3080/8192 Hz	85.6%	81.1%
64/880/8192 Hz	84.6%	79.5%	64/3520/8192 Hz	84.4%	77.8%
64/1100/8192 Hz	88.5%	84.6%	64/4400/8192 Hz	73.3%	73.3%
64/1320/8192 Hz	87.2%	85.9%	64/5280/8192 Hz	73.3%	66.7%

Tab. 3.2: Wiedererkennungsrate von Personen für 2 gleich gewichtete Frequenzbänder, die zu einer Bisektion der spektralen Ebene führen (fester Text, 2 im Abstand von 14 Tagen wiederholte Messungen).

Man sieht, daß "Vorwärts"-Erkennung" und "Rückwärts"-Erkennung nicht notwendigerweise identische Wiedererkennungsraten liefern. "Vorwärts" bedeutet in diesem Zusammenhang: Das Spektralmuster der ersten Messung diente als Referenz, um die gesuchte Person in der Menge der N=97 Spektralmuster der zweiten Messung 14 Tage *später* zu identifizieren, während im "Rückwärts"-Design die zweite Messung als Referenz verwendet wurde, um die richtige Person in der Menge der N=97 Sprecher der ersten Messung 14 Tage *vorher* zu finden.

Es stellte sich heraus, daß eine Unterteilung der spektralen Ebene in die beiden gleichgewichteten Frequenzbänder B_1 = 64 - 1320 Hz und B_2 = 1320 - 8192 Hz die Rate eineindeutig identifizierter Personen im Vergleich zum ungeteilten spektralen Bereich 64 - 8192 Hz von 77% auf 85% verbesserte. Eine feinere Unterteilung der spektralen Ebene könnte sicherlich eine weitere, wenn auch marginale Verbesserung in der Wiedererkennungsrate bringen. Für unsere Problemstellung *der reliablen Erfassung der Klangfarbe einer menschlichen Stimme* ist die erreichte Genauigkeit aber völlig ausreichend.

Für Altersgruppe I fanden wir in Verbindung mit einem vorgegebenen Schwellenwert insgesamt 5/97 (5.2%) falsch-negative und 257/9312 (2.8%) falsch-positive Klassifikationen. Die Resultate der Altersgruppe II sind praktisch identisch (Tabelle 3.3). Die Klassifikationsfehler vermitteln allerdings ein etwas zu optimistisches Bild. Tatsächlich ist die Zahl der eineindeutig[4] identifizierten Personen geringfügig schlechter. Unter Verwendung aller drei Texte wurden 90/97 (92.8%) Personen eineindeutig identifiziert, 1/97 (1.0%) der Personen waren fraglich und 6/97 (6.2%) konnten nicht wiedererkannt werden.

Auf der Basis von nur einem Text (beliebiger, aber fester Text aus den drei verfügbaren Texten) verringerte sich die Zahl der eineindeutig identifizierten Personen auf etwa 85%. Im Falle einer text-unabhängigen Sprechererkennung sank die Rate der eineindeutig wiedererkannten Personen sogar auf 71%, was allerdings nicht weiter verwunderlich ist, ging unser Optimierungsalgorithmus doch von einem *festen* Text aus. Die aus der Optimierung resultierende "optimale" Sprachsignallänge von 8 sek (Pausen nicht gerechnet) ist zwar in dem Sinne text-unabhängig, daß sie für jeden der 3 untersuchten Texte gilt, nicht jedoch für Vergleiche zwischen den Texten. Eine "echte" text-unabhängige Sprechererkennung wird sich wahrscheinlich nur erreichen lassen, wenn der gesprochene Text es erlaubt, die individuellen Chrakteristika eines Sprechers mit 8 sek Sprachsignal hinreichend gut zu erfassen, oder aber man müßte wesentlich längere Sprachproben berücksichtigen.

	Altersgruppe I (N=97) Alter zwischen 18 und 35 Jahren		Altersgruppe II (N=90) Alter zwischen 36 und 65 Jahren	
3 Texte gleichzeitig benutzt	eindeutig	92.8%	eindeutig	92.2%
	fraglich	1.0%	fraglich	3.3%
	nicht erkannt	6.2%	nicht erkannt	4.4%
nur 1 Text	eindeutig rückwärts	89.7%	eindeutig rückwärts	87.2%
	eindeutig vorwärts	85.6%	eindeutig vorwärts	85.9%
Klassifikations- fehler	falsch negativ	5.2%	falsch negativ	4.4%
	falsch positiv	2.8%	falsch positiv	2.9%

Tab. 3.3: Reproduzierbarkeit der Ergebnisse: Wiedererkennungsraten für 2 unabhängig voneinander, aber mit den gleichen Parametersätzen ausgewertete Stichproben.

Alle Resultate erwiesen sich als sehr stabil, reproduzierbar und unabhängig von der jeweiligen Altersgruppe. Auch schienen die Klassifikationsfehler weitgehend unabhängig von der Stichprobengröße zu sein: Eine Reduktion der Stichprobengröße nach dem Zufall auf 60 und 40 Personen führte zu keiner signifikanten Erhöhung der Wiedererkennungsrate. Im Anschluß an die Opti-

---

[4] Eineindeutig bedeutet hier, daß der Wiedererkennungs-Algorithmus genau einen Kandidaten lieferte (den richtigen), während fraglich heißt, daß der richtige Kandidat und mindestens ein weiterer Kandidat präsentiert wurden.

mierungsphase haben wir auch systematische intra- und inter-individuelle Vergleiche zwischen Spektralmustern durchgeführt, um abzuschätzen, um wieviel die gemessene Variabilität zwischen den Sprechern größer ist als die Variabilität innerhalb eines Sprechers. Die Verteilungen der entsprechenden Ähnlichkeitskoeffizienten sind, getrennt für die Altersgruppen I und II, in den Abbildungen 3.5a und 3.5b angegeben.

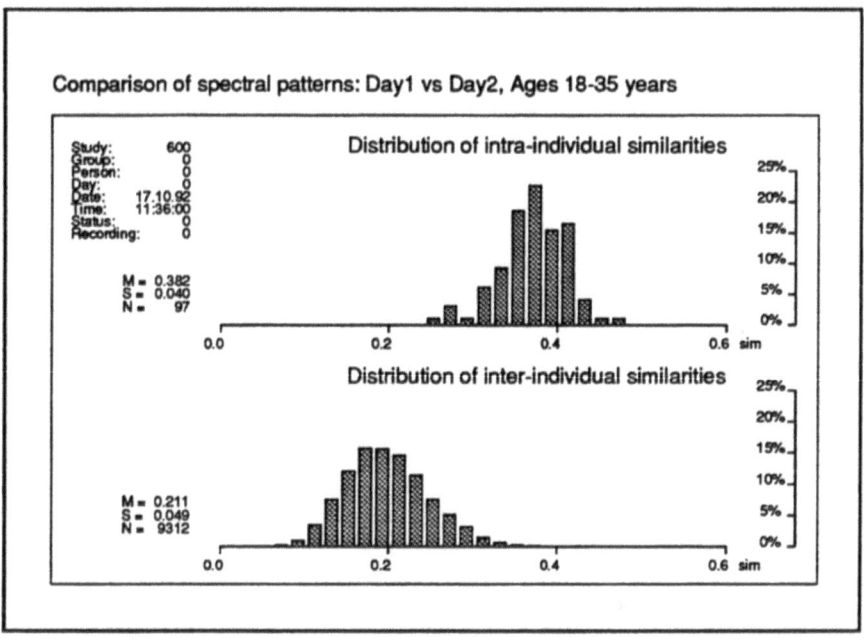

Abb. 3.5a: Trennschärfe zwischen den Verteilungen der intra-individuellen (oben) und inter-individuellen (unten) Ähnlichkeiten von Spektralmustern. Die Verteilungen basieren auf 97 Personen (Altersgruppe I) und 2 im Abstand von 14 Tagen wiederholten Messungen.

Was bedeuten diese Ergebnisse nun in bezug auf unsere Untersuchungen zur Klangfarbe menschlicher Stimme? In erster Linie geben sie Auskunft über die Leistungsfähigkeit der verwendeten Merkmalsvektoren, den Spektralmustern. Aufgrund ihrer speziellen Konstruktion verknüpfen Spektralmuster den *statischen* Eindruck des Klanges einer Stimme mit dem *dynamischen* Geschehen der Klang*variation*. Die Tatsache, daß über 90% der Personen unserer Stichprobe - unabhängig von Alter, Geschlecht und Schulbildung- anhand ihrer Spektralmuster anläßlich einer Wiederholungsmessung nach 14 Tagen identifiziert werden konnten, vermittelt einen Eindruck von der Sensitivität des methodischen Ansatzes, der es erlaubt, feine Unterschiede in der Vielfalt der Klangfarben menschlicher Stimmen zu erfassen. Darüberhinaus läßt die hervorragende Reproduzierbarkeit der Spektralmuster bei wiederholten Messungen am gleichen Individuum eine gute zeitliche Stabilität des Timbres einer Stimme vermuten.

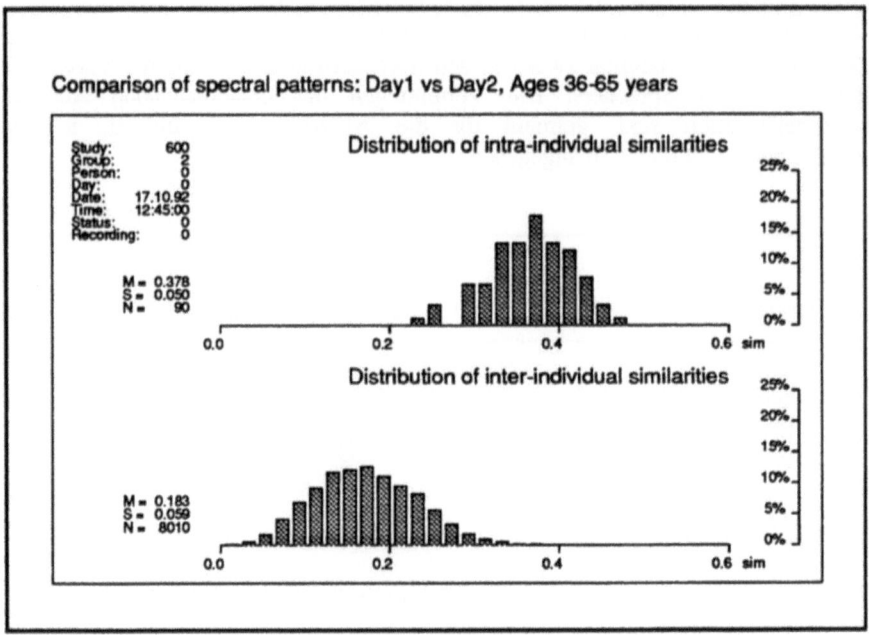

Abb. 3.5b: Trennschärfe zwischen den Verteilungen der intra-individuellen (oben) und inter-individuellen (unten) Ähnlichkeiten von Spektralmustern. Die Verteilungen basieren auf 90 Personen (Altersgruppe II) und 2 im Abstand von 14 Tagen wiederholten Messungen.

3.4 Diskussion

Obwohl eine computerisierte Wiedererkennung von Personen anhand ihrer Stimme nicht zu den eigentlichen Fragestellungen unserer Untersuchungen gehört, ist es doch interessant, die Leistungsfähigkeit von Merkmalsvektoren, die ausschließlich die Klangfarbe einer Stimme erfassen, mit den "üblichen" Verfahren der automatischen Sprechererkennung zu vergleichen.

Aus methodischen Gründen unterscheidet man in der Literatur zwischen dem *allgemeinen Problem der Identifizierung* eines Sprechers und dem *speziellen Fall der Verifizierung* eines Sprechers anhand seiner Stimme. Bei der Identifizierung müssen bei einer vorgegebenen Population von N Sprechern insgesamt N+1 Entscheidungen getroffen werden: Die unbekannte Stimme gehört einem der N Sprecher oder sie gehört keinem von ihnen. Die Fehlerwahrscheinlichkeit nimmt folglich mit der Populationsgröße zu. Das Problem der Verifizierung eines Sprechers ist dagegen von der Populationsgröße unabhängig, da immer nur eine ja/nein Entscheidung erforderlich ist: Die fragliche Stimme gehört, wie behauptet, der angegebenen Person oder nicht.

Diese Fragestellung ist einfacher gelagert als das allgemeine Problem der Sprecheridentifizierung. Entsprechend zahlreich sind die Publikationen zu diesem Thema (Das und Mohn 1971; Doddington 1971; Lummis 1973; Atal 1974;

Rosenberg und Sambur 1975; Doddington 1976; Rosenberg 1976; McGonegal et al. 1979; Furui 1981; Rosenberg und Shipley 1981; De George und Feix 1986; Naik und Doddington 1986; Velius 1988; Bernasconi 1988; Naik et al. 1989). Die meisten Verfahren arbeiten mit einem festen, vom Sprecher vorzutragenden Text, man findet aber auch Systeme, die ohne Einschränkungen bezüglich des gesprochenen Textes auskommen.

Im Falle des festen Textes sind präzise und reliable Vergleiche zwischen der als Referenz gespeicherten Textprobe und dem aktuell präsentierten Text möglich, da der identische phonetische Aufbau der Sprachabschnitte eine perfekte Synchronisation im Zeitbereich zuläßt. Anders ist es bei Ansätzen, die ohne festen Text auskommen: Hier werden in der Regel statistische Kennwerte eines Sprechers in bezug auf Sprechweise oder Frequenzlage der Stimme herangezogen, was aufwendige "Lernphasen" erfordert und das Verfahren fehleranfälliger macht.

Die Leistungsfähigkeit jedes Sprecherverifizierungsverfahrens hängt naturgemäß sehr stark von den Merkmalen ab, die zur Beschreibung der sprecher-spezifischen Eigenschaften einer Stimme herangezogen werden. Der ursprünglich verfolgte methodische Ansatz, genau die Merkmale zu verwenden, die für das menschliche Gehör bei der Unterscheidung zwischen Sprechern wichtig sind, ließ sich jedoch nicht realisieren. Der Hauptgrund hierfür liegt in der Komplexität der entsprechenden akustischen Korrelate und in der Schwierigkeit, die Perzeptibilität des menschlichen Gehöres in einem Modell nachzubilden und zu quantifizieren.

Heutige Verfahren basieren deshalb auf einfachen skalaren Parametern wie *Sprechstimmlage, spektraler Verteilung, Formantenfrequenzen* oder *Energieprofilen*, die direkt meßbar sind und zu Merkmalsvektoren zusammengefaßt werden können. Das Auflösungsvermögen solcher Merkmalsvektoren hinsichtlich der Erfassung interindividueller Unterschiede bei gleichzeitiger Tolerierung typischer intra-individueller Variabilitäten läßt sich dann durch spezielle Transformationen an die jeweiligen Erfordernisse anpassen (Naik et al. 1989).

Bei der praktischen Durchführung der Sprecherverifizierung vergleicht man die aus dem aktuellen Sprachsignal extrahierten Merkmalsvektoren mit der in einer früheren Lernphase erarbeiteten prototypischen Referenz ("Template matching"). Wegen den zum Teil beträchtlichen intra-individuellen Schwankungen in der Sprechgeschwindigkeit ist dies aber nicht direkt möglich, so daß komplizierte Verfahren zur Normalisierung des Sprachsignals im Zeitbereich erforderlich sind. Eine Alternative zu diesem Vorgehen bietet sich in Form probabilistischer Markov-Modelle an (Rabiner 1989).

Die Leistungsfähigkeit eines von Texas Instruments entwickelten, mit einem festen Text arbeitenden Sprecherverifizierungs-Systems wurde kürzlich an einer in bezug auf Dialekt und Schulbildung recht heterogenen Stichprobe von 100 Männern und 100 Frauen getestet. Die Grundlage des Tests bildeten jeweils vierzig, über einen Zeitraum von vier Monaten verteilte Messungen (Naik 1990). Die nach einer angemessenen Lernphase erreichten "falsch-negativen" und "falsch-positiven" Fehlerraten lagen beide unter 1%, wobei 92.5% der Männerstimmen und 89.3% der Frauenstimmen im ersten Versuch korrekt verifiziert wurden. Mit der Anzahl weiterer Versuche stieg der Prozentsatz korrekt verifizierter Sprecher dann weiter an. Es wird allerdings darauf hingewiesen, daß ein gewisser Anteil von Personen existiert (< 10%), bei denen die automatische

Sprecherverifizierung trotz intensiver Lernphasen nicht zufriedenstellend arbeitet. Solche Personen werden in der Literatur auch als "Geißen" bezeichnet, dies im Gegensatz zu Sprechern mit unproblematischen Stimmen, den "Schafen".

Was die praktische Anwendbarkeit der automatischen Sprecherverifizierung betrifft, so ist diese naturgemäß begrenzt, da die für Sicherheitssysteme geforderte Reliabilität unter realen Bedingungen schwer zu erreichen und eine mißbräuchliche Umgehung derartiger Sicherheitseinrichtungen mittels Tonband auf relativ einfache Weise möglich ist. Zukünftige Anwendungen werden wohl im Bereich telefonischer Identitätsprüfungen liegen, zum Beispiel nach der Eingabe eines persönlichen Nummerncodes (Naik 1990).

Mit dem Problem der automatischen *Sprecheridentifizierung* haben sich bereits vor mehr als 25 Jahren Hargreaves und Starkweather (1963) befaßt[5]. An ihrer Studie nahmen 12 College-Studentinnen im Alter zwischen 20 und 25 Jahren teil, deren Stimmen unter vergleichbaren experimentellen Bedingungen dreimal im Abstand von einer Woche mit Hilfe eines Spektrum-Analysers analysiert wurden. Der Spektrum-Analyser verarbeitete Zeitintervalle von 2 sek Länge bei Doppelton-Auflösung über fünf Oktaven und einer unteren Grenzfrequenz von 100 Hz. Während der Sprachaufnahmen berichteten die Studentinnen in freier Rede über ein Buch, das sie kurz zuvor gelesen hatten. Der Prozentsatz der korrekt identifizierten Personen lag, über die ganze Stichprobe genommen, um 90%, schwankte aber bei den einzelnen intra-individuellen Vergleichen recht beträchtlich, wobei Fehlerraten bis zu 50% auftraten.

In den folgenden Jahren wurden eine ganze Reihe verbesserter Verfahren vorgeschlagen, einschließlich semi-automatischer Ansätze, die insbesondere auch visuelle Auswertungen von Sonogrammen einschlossen (Pruzansky und Mathews 1964; Bricker et al. 1971; Furui 1972; Atal 1974; Broderick et al. 1975; Sambur 1976; Bunge 1977; Hunt et al. 1977; Markel et al. 1977; Basztura und Jurkiewicz 1978; Grenier 1978; Dante et al. 1979; Hollien et al. 1982; Johnson et al. 1984; Everett 1985; Higgings und Wohlford 1986; Oglesby und Mason 1988). Wichtige Impulse kamen vor allem auch von der Kriminologie, da die Sprecheridentifizierung bei Telefontätern vielfach das einzig verfügbare Beweismittel darstellt (Krause 1976).

Viele Autoren der siebziger Jahre berichteten über unrealistisch hohe Wiedererkennungsraten, die in manchen Arbeiten bei über 99% lagen. Die Stichproben waren allerdings sehr klein und umfaßten selten mehr als 9 bis 12 Personen, meist sogar Arbeitskollegen des Autors. Von einer genügend repräsentativen Zusammensetzung der Stichproben in bezug auf Alter, Geschlecht oder Schulbildung konnte also keine Rede sein. Darüber hinaus wurden Lern- und Testproben durchwegs der gleichen Sprachaufnahme entnommen. Es ist deshalb nicht weiter verwunderlich, daß Bunge (1977) beispielsweise mit einer Stichprobe von 41 Männern und 9 Frauen auf eine Wiedererkennungsrate von 99% kam, wenn man berücksichtigt, daß die verwendeten 20 Trainingsproben und 30 Testproben Bestandteil der gleichen vier Minuten langen Sprachaufnahmen waren.

---

[5] Die Autoren interessierten sich in diesem Zusammenhang auch für psychiatrische Fragestellungen (Hargreaves et al. 1965: "Voice quality changes in depression").

Um zu realistischeren Schätzungen der Wiedererkennungsrate zu kommen, haben Wohlfort et al. (1980) vier gängige Verfahren der automatischen Sprechererkennung an einer Stichprobe von 17 Männern und 10 im Abstand von einer Woche wiederholten Messungen getestet. Einzig die Verfahren von Sambur und Markel erreichten auf der Basis von zehnminuten Modellen befriedigende Erkennungsraten zwischen 93% und 95%, die beiden anderen Methoden wiesen Fehlerraten von mehr als 20% auf.

In zwei neueren Übersichtsartikeln findet sich eine ausführliche Darstellung der gesamten Problematik der automatischen Sprechererkennung (Doddington 1985; O'Shaugnessy 1986). Die Autoren geben eine umfassende Zusammenstellung gängiger methodischer Ansätze sowie eine Einschätzung des aktuellen Standes der Forschung auf diesem Gebiet. Die seither publizierten Arbeiten (Federico et al. 1987; Wilbur und Taylor 1988; Sethuraman und Gowdy 1989; Xu et al. 1989; Jacques und Rastatter 1990; Ruiz et al. 1990) haben keine prinzipiell neuen Erkenntnisse gebracht, so daß die Schlußfolgerungen von Doddington und O'Shaugnessy nach wie vor Gültigkeit besitzen.

Bemerkenswert in der Arbeit von Doddington ist vor allem eine Computersimulation der Klassifikationsfehler, die bei Verfahren der automatischen Sprechererkennung und bei Verfahren der automatischen Sprecherverifizierung zu erwarten sind. In einem abgeschlossenen Design[6] hat man im Falle der automatischen Sprechererkennung ja eine direkte Abhängigkeit der Klassifikationsfehler von der Populationsgröße N, während die Klassifikationsfehler im Falle der Sprecherverifizierung von der Populationsgröße unabhängig sind. Dieser Sachverhalt bestätigt sich in der Computersimulation eindrücklich: Selbst unter günstigen Voraussetzungen (normal-verteilte Merkmalsvektoren, Kovarianzmatrizen haben Diagonalgestalt) wächst die Fehlerrate in automatischen Sprechererkennungs-Verfahren dramatisch mit zunehmender Populationsgröße. In dem angeführten Beispiel erreicht sie mit vier Merkmalen vorgegebener Trennschärfe bereits bei einer Populationsgröße von N=100 Sprechern die 35%-Marke. Für akzeptable Fehlerraten sind also entweder spezifischere Merkmale erforderlich, um die beobachteten intra-individuellen Variabilitäten klein im Vergleich zu den entsprechenden inter-individuellen Variabilitäten zu halten, oder die Anzahl der für die Sprecheridentifizierung verwendeten Merkmale muß hinreichend groß sein.

Die Auswahl geeigneter Merkmale und deren Operationalisierung stellen ein schwieriges Problem dar, denn die menschliche Sprache vermittelt in erster Linie linguistische Inhalte und erst in zweiter Linie non-verbale Merkmale wie Lautstärke, Sprachfluß oder Timbre. Diese sekundären Informationen, die auch Auskunft über Alter, Geschlecht oder Gesundheit geben, sind als "Rauschen" den linguistischen Inhalten überlagert und bewirken, sozusagen als unvermeidbares Nebenprodukt der Artikulation, bisweilen sogar eine Störung des eigentlichen Inhaltes eines Sprachsignals.

Untersuchungen zur Frage der sprecherunterscheidenden Charakteristiken haben gezeigt (z.B. Voiers 1964), daß menschliche Zuhörer Sprecher nicht nur

---

[6] In einem offenen Design, wenn also nicht bekannt ist, daß der gesuchte Sprecher zur untersuchten Population gehört, sind es N+1 Entscheidungen.

anhand des Klanges einer Stimme, sondern auch aufgrund von Dialekt, Sprachstil, bestimmten Manierismen oder einer besonderen Art des Lachens identifizieren. Diese letzteren Merkmale sind aber kaum zu objektivieren und scheiden deshalb für automatische Sprachanalysen grundsätzlich aus.

Unter den direkt meßbaren akustischen Parametern erwiesen sich vor allem die Parameter des Spektralbereichs als für die automatische Sprechererkennung entscheidend, also mittlere Sprechstimmlage, Lage und Ausprägung der Formanten sowie Amplitudenspektren von Vokalen und Nasalen. Die Bedeutung spektraler Parameter wird auch durch die Tatsache unterstrichen, daß bei der visuellen Auswertung von Sonogrammen beachtliche Leistungen erreicht wurden. So berichtet Tosi (1972) von Untersuchungen an 250 Studenten, die von 29 speziell trainierten Experten anhand ihrer Stimme mit Fehlerraten von 13% falsch-negativen Klassifikationen und 6% falsch-positiven Zuordnungen identifiziert werden konnten.

Andererseits sind spektrale Merkmale aber auch beträchtlichen intra-individuellen Schwankungen unterworfen, wie man an den Spektogrammen von Wortwiederholungen des gleichen Sprechers unschwer erkennt. Ein subjektiv als "ähnlich" empfundener Klang bedeutet also nicht notwendigerweise eine hohe Übereinstimmung der entsprechenden Spektren im Frequenzbereich (Doddington 1985). Diesem Sachverhalt wurde in dem von uns verwendeten methodischen Ansatz zur Erfassung der Klangfarbe einer Stimme dadurch Rechnung getragen, daß die intra-individuellen Variabilitäten in den spektralen Verteilungen fester Bestandteil der Merkmalsvektoren sind. Mehr noch, diese intra-individuellen Variabilitäten wurden iterativ in bezug auf Spezifität und Reproduzierbarkeit optimiert.

So interessant ein direkter Vergleich der Leistungsfähigkeit unseres Verfahrens, das nur die Klangfarbe einer Stimme berücksichtigt, mit anderen, gezielt auf die automatische Sprechererkennung hin entwickelten Methoden wäre, die in der Literatur vorgeschlagenen Verfahren wurden fast immer nur an kleinen, kaum repräsentativen Stichproben von typisch 9 bis 12 Personen überprüft. Darüber hinaus sind Lern- und Teststichprobe in den wenigsten Fällen sauber getrennt, und größere zeitliche Abstände zwischen Messungen bilden die Ausnahme.

Eine solche Ausnahme stellen die Studien von Soong et al. (1985) und von Rosenberg und Soong (1986) dar, die beide auf der gleichen Stichprobe von 50 Männern und 50 Frauen basierten. Jeder dieser 100 Sprecher hatte während fünf Aufnahmen, die über einen Zeitraum von zwei Monaten verteilt waren, insgesamt 200 einstellige Zahlen "isoliert" aufzusagen, also vier Wiederholungen jeder Zahl pro Messung. Die ersten 100 Zahlen wurden als Lernstichprobe verwendet, um die auf Linear Predictive Coding (LPC-Technik) basierenden Merkmalsvektoren zu bestimmen, während die restlichen 100 Zahlen als Teststichprobe dienten.

Die Autoren untersuchten in ihren Studien insbesondere auch die Abhängigkeit der Wiedererkennungsraten (1) von der Anzahl gespeicherter Referenzmuster pro Sprecher, (2) von der Länge der aktuellen Testprobe, (3) von der Auswahl der isoliert gesprochenen einstelligen Zahlen und (4) vom Abstand zwischen den Messungen. Bei einer festen Länge der Testproben von 10 isoliert gesprochenen Zahlen sank die Fehlerrate von 34% auf 1.5%, wenn die Anzahl der verfügbaren Referenzmuster von 2 auf 64 erhöht wurde. Umgekehrt ergab sich bei 64 fest vorgegebenen Referenzmustern pro Person eine Abnahme der Fehlerrate von 24%

auf 1.5%, wenn man die Länge der Testproben von 1 auf 10 isoliert gesprochene Zahlen vergrößerte.

Erwartungsgemäß fanden sich zum Teil beträchtliche Unterschiede zwischen den Zahlen in bezug auf ihre inter-individuelle Trennschärfe: bei 64 Referenzmustern und jeweils 10 Wiederholungen pro Zahl schnitten die Zahlen "0", "2", "5", "7" und "9" mit Fehlerraten von 2 - 5% besser ab, als die Zahlen "1", "3", "4", "6" und "8", wo die Fehlerraten 5 - 9% erreichten. Die maximale inter-individuelle Trennschärfe ergab sich für Testproben mit 10 verschiedenen Zahlen.

Etwas unklar bleibt in diesen Studien allerdings die Abhängigkeit der Wiedererkennungsraten vom zeitlichen Abstand zwischen den Messungen. Die Autoren verwendeten nämlich die 1. Hälfte der dritten Messung als Lernstichprobe und die 2. Hälfte dieser Messung als Teststichprobe. Die angegebene Fehlerrate von 1.5% bezieht sich nun gerade auf die 3. Messung, deren erster Teil zur Berechnung der Referenzmuster herangezogen wurde. Die Wiedererkennungsrate verschlechterte sich bei echtem zeitlichem Abstand "signifikant", wie die Autoren bemerken. Quantitative Angaben über die Fehlerraten finden sich aber keine.

Die mit unserem methodischen Ansatz erreichten Wiedererkennungsraten beziehen sich auf eine große heterogene Stichprobe mit fast 200 Sprechern, die in bezug auf Geschlecht, Alter und Schulbildung stratifiziert wurde. Der zeitliche Abstand zwischen den Meßwiederholungen betrug 14 Tage. Damit ist eine sehr genaue und reproduzierbare Erfassung der Klangfarbe einer menschlichen Stimme möglich[7], und es scheinen gute Voraussetzungen geschaffen, Veränderungen in der Klangfarbe der Stimme affektiv erkrankter Patienten im Verlauf einer psychiatrischen Behandlung zu untersuchen.

---

[7] Das Verfahren extrahiert sozusagen aus dem "Gesamtklang" den zeitlich stabilen "Kern" und führt damit implizit zu einer Zerlegung der Gesamtinformation in eine *statische* Komponente, die die längerfristigen Klangcharakteristika des Sprechers erfassen und eine *dynamische* Komponente, die kurzfristige Reaktionen auf externe Stimuli oder Interaktionen mit der aktuellen Umgebung widerspiegeln.

4. PERSÖNLICHKEIT UND SPRACHE

4.1 Die vier Temperamente

Die klassische Persönlichkeitstheorie, die den Leistungsbereich (Intelligenz, Kreativität) ausklammert und bis auf Hippokrates (460-377 v. Chr.) zurückgeht, kennt zur Charakterisierung des spezifischen *"Wesens"* eines Menschen die vier Temperamente *"Sanguiniker"*, *"Phlegmatiker"*, *"Choleriker"* und *"Melancholiker"*. Diese Temperamente beschreiben prototypisch die überwiegende Affektlage eines Menschen, die Stärke seiner Gemütsbewegungen sowie die Geschwindigkeit, mit der seine Gemütsbewegungen wechseln. Die moderne differentielle Psychologie und die darauf basierende Persönlichkeitsforschung haben den klassischen kategorialen Ansatz der Temperamente durch ein dimensionales Modell ersetzt und verstehen seit Cattell (1943), Eysenck (1947) und Guilford (1959) unter *"Persönlichkeit"* die einzigartige Struktur von Persönlichkeitszügen ("Traits") eines Individuums, hinsichtlich derer eine Person von anderen Personen unterscheidbar ist. Als "Trait" wird in diesem Zusammenhang jedes geeignet operationalisierbare Persönlichkeitsmerkmal bezeichnet, das eine hinreichend große inter-individuelle Variabilität aufweist und intra-individuell hinreichend konstant über die Zeit ist, d.h. seine intra-individuelle Varianz wird als sehr viel kleiner als die entsprechende inter-individuelle Varianz vorausgesetzt.

Adoptionsstudien (Loehlin et al. 1985, 1987) sowie Studien mit getrennt aufgewachsenen eineiigen Zwillingen (Lykken und Bouchard 1983; Tellegen et al. 1988) haben gezeigt, daß die menschliche Persönlichkeit zu einem gewichtigen Teil genetisch bestimmt ist, die Quantifizierung des genetischen Anteils jedoch mit großen Unsicherheiten behaftet ist. Hinweise auf biologische Grundlagen der Persönlichkeit lassen sich auch aus einer Vielzahl empirischer Untersuchungen zu Zusammenhängen zwischen biologischen Größen und psychologischen Variablen ablesen. Zu den untersuchten biologischen Größen zählten in erster Linie physiologische Parameter, es gibt aber auch Studien, die sich mit Beziehungen zwischen Persönlichkeit und Sprachstil, bzw. zwischen Persönlichkeit und Sprechverhalten befaßten (Hunt und Lin 1967; Addington 1968; Ramsey 1966; Markel et al. 1972; Brown et al. 1975; Giles und Powesland 1975; Scherer 1979; Pakosz 1982). Tatsächlich entspricht es einer täglichen Erfahrung, daß man aus Sprechverhalten und Klang einer Stimme auf wichtige Aspekte der Persönlichkeit des Sprechers schließen kann, ohne explizit darüber zu sprechen. So ist es beispielsweise ohne weiteres möglich, im Verlaufe eines Telefongesprächs festzustellen, ob der Gesprächspartner eine eher zurückhaltende Person ist oder gerne lacht und fröhlich ist, ob der Gesprächspartner spontan agiert, impulsiv ist, zu Aggressionen neigt, seine Geduld schnell verliert, seine Gefühle nicht immer unter Kontrolle hat, zu emotionaler Überempfindlichkeit tendiert oder Schwierigkeiten hat, nach einer emotionalen Erfahrung zur Ausgangslage zurückzukehren.

Der Erfolg von Persönlichkeitseinschätzungen auf der Basis von sprachlichen Äußerungen ist darauf zurückzuführen, daß wir unter "Temperament" ja gerade die "überwiegende Affektlage" eines Menschen verstehen, das heißt, das Resultat des Zusammenspiels elementarer Prozesse, welche für die basalen Zustandsgrößen eines Organismus, wie *Lebenswille, Lebensfreude, Neugier, Energie, Antrieb* oder *Aggressionsbereitschaft*, verantwortlich sind. Affekte werden andererseits durch

Emotionen kommuniziert, welche wiederum die Sprachproduktion in ihrem kognitiven Aspekt, die zeitliche Gliederung des Sprachflusses, die Satzmelodie oder den Klang einzelner Silben nachhaltig beeinflussen können.

Unsere Untersuchungen zu Sprechverhalten und Klangfarbe der Stimme gesunder Erwachsener haben gezeigt, daß die meisten automatisch extrahierbaren Sprachparameter eine große intra-individuelle Stabilität bei großen inter-individuellen Unterschieden aufweisen, sie mithin tatsächlich "Trait"-Charakter besitzen. Sogar eine computerisierte Identifikation von Personen gelang mit hoher Reliabilität auf der Basis dieser Größen. Stimuliert durch diese Ergebnisse sind wir im Rahmen einer Pilotstudie der Frage nachgegangen, inwieweit sich psychometrische Persönlichkeitskonstrukte wie *Extraversion, Introversion* oder *Emotionale Labilität* mittels objektiver Sprachanalysen validieren lassen. Im einzelnen haben wir folgende Fragen zu beantworten versucht:

- welche Persönlichkeitszüge sind mit Sprechverhalten und Klangfarbe der Stimme eng verknüpft, d.h. welche durch psychometrische Verfahren definierten Persönlichkeitsdimensionen zeigen signifikante Korrelationen mit Sprachparametern?
- wieviel der inter-individuellen Unterschiede im Persönlichkeitsbereich kann auf Unterschiede in Sprechverhalten und Klangfarbe der Stimme zurückgeführt werden, d.h. welcher Anteil der beobachteten Varianz psychometrischer Konstrukte wird durch Sprachparameter erklärt?

4.2 Psychometrische Ansätze im Persönlichkeitsbereich

Im Vergleich zu psychodynamischen, verhaltenstheoretischen oder kognitiven Modellen nehmen psychometrische Ansätze eine Sonderstellung in der empirischen Persönlichkeitsforschung ein, denn hier wird versucht, ein umfassendes Konzept zu entwickeln, das es erlaubt, die Persönlichkeit jedes Individuums mittels geeigneter Beschreibungsdimensionen in allen ihren Aspekten zu erfassen, sowie Strukturen und wechselseitige Beziehungen zwischen den Beschreibungsdimensionen aufzuzeigen. Ausgehend vom "Trait"-Konzept werden Beschreibungsdimensionen dabei so bestimmt, daß sich die Unterschiede zwischen Individuen in den interessierenden Aspekten hinreichend genau und reproduzierbar abbilden. Persönlichkeitstypen (z.B. Temperamente) ergeben sich dann als Abschnitte der Beschreibungsdimensionen.

Psychometrische Ansätze in ihrer heutigen Form gehen im wesentlichen auf die Autoren Cattell, Eysenck und Guilford zurück, die versucht haben, Systeme geeigneter Beschreibungsdimensionen im Persönlichkeitsbereich auf faktoren-analytischem Wege zu gewinnen. Die Methode der Faktorenanalyse[1] wurde von den Autoren eingesetzt, um die in einer großen Zahl von Elementarmerkmalen enthaltene Information auf eine möglichst geringe Zahl von hypothetischen

---

[1] Eine alternative Methode ist die metrische oder nicht-metrische Multidimensionale Skalierung (MDS).

"Dimensionen", "Faktoren" oder "Traits im faktorenanalytischen Sinne" zurückzuführen. Die Interpretation der so gewonnenen Dimensionen erfolgte dann auf der Basis der Elementarmerkmale, die sie definieren.

Zur Erfassung der Ausprägung der Elementarmerkmale des Persönlichkeitsbereiches eignen sich grundsätzlich alle Informationen aus Lebensläufen, Verhaltensbeobachtungen, psychologischen Tests oder physiologischen Messungen. Speziell entwickelte psychologische Tests in Form von Selbstbeurteilungen (Fragebögen, Self-Reports) haben sich jedoch ganz eindeutig durchgesetzt, da auf diese Weise jegliche Interaktion des Befragten mit dem Untersuchungsleiter entfällt und somit eine weitgehende Standardisierung der Testsituation erzielt werden kann. Darüberhinaus bieten Selbstbeurteilungsbögen die Möglichkeit, durch spezielle Fragen das individuelle Ausmaß einiger verfälschender Antwortetendenzen wie *irreguläre Bearbeitung, mangelnde Kooperation, soziale Erwünschtheit* oder *extreme Offenheit* standardisiert einzuschätzen.

Für empirische Studien sind Selbstbeurteilungsbögen das Mittel der Wahl, liefern sie doch in sehr kurzer Zeit sehr viel Information, erlauben einen direkten Zugang zu Merkmalen der Persönlichkeit und sind objektiv in Durchführung, Auswertung und Interpretation. Entsprechend haben beispielsweise das "Minnesota Multiphasic Inventory MMPI" (Hathaway und McKinley 1951), das "Freiburger Persönlichkeitsinventar FPI" (Fahrenberg und Selg 1970), das "Personality Factors Inventory PFI" (Cattell und Kline 1977) oder der "Guilford Zimmerman Temperament Survey GZTS" (Guilford et al. 1976) weite Verbreitung gefunden. Die aus diesen Instrumenten abgeleiteten Beschreibungsdimensionen erwiesen sich auf der Typ-Ebene (Faktoren 2. Ordnung) als durchwegs gut reproduzierbar mit guter Vergleichbarkeit zwischen den Instrumenten, während sich die Faktorenstruktur auf der Trait-Ebene als wesentlich schlechter reproduzierbar herausstellte. Ein weitgehend ungelöstes Problem ist nach wie vor die *Validität* der Beschreibungsdimensionen: zum einen, inwieweit im konkreten Falle die in einem Selbstbeurteilungsbogen gegebenen Antworten mit der Verhaltensweise in der Realität übereinstimmen, und zum andern, inwieweit die Beschreibungsdimensionen im Persönlichkeitsbereich tatsächlich das erfassen, was sie zu erfassen vorgeben.

4.3 Methoden

Unsere Stichprobe erfaßte 50 gesunde Versuchspersonen (26 Männer, 24 Frauen) mit einem Altersmittel von 28.0 Jahren (Standardabweichung 4.3 Jahre, Altersbereich 19-35 Jahre). Diese Versuchspersonen waren Teil der Eichstichprobe, so daß das Design dieser Studie in bezug auf die Sprachaufnahmen identisch war mit demjenigen unserer normativen Studie, d.h. zwei im Abstand von 14 Tagen wiederholten Messungen mit vier verschiedenen Textproben zu einer festen Zeit zwischen acht und zehn Uhr morgens in unserem Sprachlabor. Zusätzlich wurden alle Versuchspersonen gebeten, den Fragebogen des Freiburger Persönlichkeitsinventars FPI mit 212 Items, sowie den Zürcher Gesundheitsfragebogen ZGF mit 80 Items aus den Bereichen *Konsumgewohnheiten, somatische Krankheiten, psychosomatische Beschwerden* und *psychische*

Beeinträchtigungen eine Woche vor der ersten Sprachaufnahme auszufüllen. Aus dem FPI Fragebogen wurden dann für jede Versuchsperson die individuellen Ausprägungen in den Beschreibungsdimensionen *Nervosität, Aggressivität, Depressivität, Erregbarkeit, Geselligkeit, Gelassenheit, Dominanzstreben, Gehemmtheit* und *Offenheit* auf der Trait-Ebene sowie in den übergeordneten Dimensionen *Extraversion, Emotionale Labilität* und *Maskulinität* auf der Typ-Ebene bestimmt. Aus dem ZGF resultierten noch Summenscores für regelmäßigen Tabak-, Alkohol- oder Drogenkonsum, psychosomatische Beschwerden, somatische Krankheiten und psychische Beeinträchtigungen.

Alle Sprachsignale wurden gemäß unserem Standardverfahren zunächst visuell kontrolliert und, wo nötig, mit einem Artefaktcode zur Ausblendung gestörter Abschnitte versehen. Die eigentliche Sprachanalyse lieferte dann die Sprachparameter (1) mittlere Pausenlänge, (2) Anzahl Pausen, (3) mittlere Pausenlänge pro Sekunde, (4) mittlere Sprechabschnittslänge, (5) mittlere Energie pro Sekunde, (6) Variabilität der Energie pro Sekunde, (7) mittlere Energie pro Silbe, (8) Variabilität der Energie pro Silbe, (9) Gesamtdauer der Sprachaufnahme, (10) Gesamtlänge der Pausen, (11) Gesamtlänge der Sprechabschnitte, (12) mittlere Sprechstimmlage, (13) Variabilität der Sprechstimmlage, (14) Amplitude der Fundamentalfrequenz, (15) 6 db-Bandbreite der Fundamentalfrequenz und (16) Kontur der Fundamentalfrequenz.

Auf der Basis dieser Größen haben wir zunächst mit systematischen Korrelationsanalysen mögliche Zusammenhänge zwischen den Beschreibungsdimensionen des Persönlichkeitsbereichs und Sprachparametern untersucht, wobei nur solche Beziehungen als relevant angesehen wurden, die zu beiden Meßzeitpunkten ein Signifikanzniveau von mindestens $p \leq 0.05$ erreichten. Anschließend verwendeten wir das Verfahren der multiplen Regressionsanalyse, um festzustellen, mit welchem Gewicht die angeführten Sprachparameter jeweils zu den individuellen Ausprägungen auf den Beschreibungsdimensionen des Persönlichkeitsbereichs beitrugen und wieviel der beobachteten Varianz sie insgesamt erklärten. Auch hier wurden die Analysen für die beiden im Abstand von 14 Tagen wiederholten Messungen getrennt durchgeführt und nur solche Beiträge von Sprachparametern als relevant angesehen, die zu beiden Meßzeitpunkten ein Signifikanzniveau von mindestens $p \leq 0.05$ erreichten. Auf diese Weise ließ sich die Reproduzierbarkeit der Ergebnisse zumindest im Ansatz kontrollieren.

4.4 Resultate

Statistisch gesehen unterschied sich unsere Stichprobe hinsichtlich der Ausprägungen[2] der FPI-Persönlichkeitsdimensionen nicht von den entsprechenden Normwerten, die Mittelwerte lagen aber durchwegs 2 Punkte (1/5 Standardabweichung) tiefer als die Normmittelwerte, d.h. die Versuchspersonen unserer Stichprobe zeigten weniger Nervosität, Aggressivität, Depressivität usw.

---

[2] Aufgrund der FPI-Eichstichprobe standardisierte Werte mit Mittelwerten von 50 und Standardabweichungen von 10 (vgl. Fahrenberg und Selg 1970).

als die Personen der FPI-Eichstichprobe. Die einzige Ausnahme machte die Dimension "Geselligkeit", in welcher der Mittelwert unserer Stichprobe um 2 Punkte über dem der Eichstichprobe lag. Die Verteilungen der Ausprägungen unserer Stichprobe in den FPI-Persönlichkeitsdimensionen erwiesen sich als symmetrisch zum Mittelwert und angenähert normalverteilt, was auch dadurch zum Ausdruck kam, daß 2/3 der Versuchspersonen unserer Stichprobe in allen Dimensionen Werte innerhalb einer Standardabweichung um den Normmittelwert hatten. Die einzige Ausnahme fand sich auf der Typ-Ebene in bezug auf die FPI-Dimension "Emotionale Labilität", in welcher 1/3 der Versuchspersonen Werte aufwiesen, die mehr als eine Standardabweichung unter dem Normmittelwert lagen.

Die in unserer Stichprobe mittels t-Test gefundenen Geschlechtsunterschiede betrafen die drei FPI-Dimensionen "Nervosität" ($p < 0.001$; Frauen nervöser als Männer), "Maskulinität" ($p < 0.001$; Männer schätzten sich auch "männlich" ein), "Offenheit" ($p < 0.06$; Männer offener als Frauen), sowie den ZGF-Score "Psychosomatische Beschwerden" ($p < 0.06$; Männer weniger Beschwerden als Frauen). Alle diese Unterschiede sind aus der Literatur wohlbekannt, so daß man davon ausgehen kann, daß sich unsere Stichprobe in ihrer Zusammensetzung nicht von einer zufällig gezogenen Normalstichprobe unterschied. Interessanterweise gab es in dem von uns untersuchten Altersbereich 19-35 Jahre keine signifikanten Alterseffekte, wenn man von einer Tendenz ($p < 0.08$) zu geringerer Erregbarkeit mit zunehmendem Alter absieht.

Wie erwartet ergaben die Korrelationsanalysen eine Reihe signifikanter Zusammenhänge (Spearman Rangkorrelation) zwischen FPI-Persönlichkeitsdimensionen und Sprachparametern. Diese korrelativen Zusammenhänge erwiesen sich als nahezu unabhängig von der Art des gesprochenen Textes, lediglich die absolute Größe der Korrelationskoeffizienten variierte etwas, d.h. sie war am kleinsten bei automatischer Sprache (Zählen) und am größten beim Vorlesen des emotional stimulierenden Textes. Um Vergleichbarkeit mit den Patientenstichproben zu erreichen (hier wurde der emotional stimulierende Text nicht eingesetzt), basieren die im folgenden präsentierten Korrelationskoeffizienten auf dem Vorlesen des emotional neutralen Textes.

Im Zusammenhang mit erhöhten Nervositätswerten fanden wir beispielsweise eine Abnahme der mittleren Pausendauer, eine Verschiebung der mittleren Sprechstimmlage nach höheren Frequenzen, sowie eine Zunahme der Amplitude und der Kontur der Fundamentalfrequenz. Mit anderen Worten, die Sprechweise einer nervösen Person hatte etwas hektisches an sich, verbunden mit einem Klang der Stimme, der angestrengt und "eng" wirkte, da die Zunahme der Fundamentalfrequenzamplitude gleichzeitig die Abnahme der Intensitäten der höheren Harmonischen (Obertöne) bedeutete. Im Falle der FPI-Dimension "Maskulinität" dagegen verschob sich mit zunehmender Maskulinität die mittlere Sprechstimmlage nach tieferen Frequenzen, die Intonation nahm zu, und der Klang der Stimme wirkte "voller", da die Abnahme der Fundamentalfrequenzamplitude gleichzeitig eine Zunahme der Intensitäten der höheren Harmonischen (Obertöne) bedeutete. Neben diesen beiden FPI-Dimensionen, deren Verknüpfung mit Sprachparametern intuitiv sehr überzeugte, vermittelten die übrigen signifikanten Korrelationen ein weit weniger klares Bild mit einer eher beschränkten Aussagekraft, die Dimension "Offenheit" vielleicht ausgenommen (Tabelle 4.1).

	P	U	V1	V2	V3	V4	V5	V6	V7
Nervosität	-0.267				-0.344	0.337	0.342		0.292
Aggressivität		0.310			-0.302				
Depressivität	-0.339				-0.371				
Erregbarkeit	-0.335			0.251					
Gelassenheit				-0.423					
Dominanzstreben			-0.302						
Offenheit							-0.280	-0.317	-0.338
Extraversion				-0.427					
Emotionale Labilität	-0.377				-0.453				
Maskulinität						-0.390	-0.338	0.280	-0.332
Psychosomatik	-0.375				-0.285				
Psychische Störungen	-0.394				-0.363				

Tab. 4.1: Signifikante Korrelationen (Spearman Rangkorrelation) zwischen den FPI-Beschreibungsdimensionen des Persönlichkeitsbereichs und Sprachparametern: P=Gesamtpausenlänge, U=Gesamtsprachabschnittslänge, V1=mittlere Pausenlänge, V2=mittlere Energie pro Sekunde, V3=mittlere Pausenlänge pro Sekunde, V4=mittlere Sprechstimmlage, V5=Amplitude der Fundamentalfrequenz, V6=6db-Bandbreite der Fundamentalfrequenz, V7=Kontur der Fundamentalfrequenz. Die Stichprobengröße ist N=50 und die experimentelle Bedingung "Vorlesen emotional neutralen Text".

In einem weiteren Schritt haben wir dann multiple Regressionsanalysen mit den FPI-Dimensionen als abhängigen Variablen durchgeführt, um abzuschätzen, inwieweit diese Größen durch Sprachparameter als unabhängigen Variablen "erklärt" werden können. Auf der Trait-Ebene ergaben sich zwei signifikante Lösungen mit 32.6% erklärter Varianz im Falle der "Nervosität" und 24.8% erklärter Varianz im Falle der "Depressivität". Die größten Beiträge lieferten dabei die Sprachparameter mittlere Pausenlänge, mittlere Energie pro Sekunde, Variabilität der Energie pro Sekunde (Dynamik), mittlere Sprechstimmlage, Amplitude und 6db-Bandbreite der Fundamentalfrequenz. Auf der Typ-Ebene fanden wir 29.7% erklärte Varianz im Falle der "Extraversion" (größte Beiträge: mittlere Pausenlänge, mittlere Energie pro Sekunde, Variabilität der Energie pro Sekunde) und 18.7% erklärte Varianz im Falle der "Emotionalen Labilität" (größte Beiträge: Amplitude, 6db-Bandbreite und Kontur der Fundamentalfrequenz).

Versuchsweise haben wir schließlich noch multiple Regressionsanalysen mit den Sprachparametern als abhängigen Variablen gerechnet, um abzuschätzen, inwieweit Persönlichkeitsdimensionen als unabhängige Variablen die Ausprägungen der Sprachparameter "erklären" können. Dieser Ansatz führte auf der Trait-Ebene zu keinen signifikanten Lösungen. Im Gegensatz dazu wurden auf der Typ-Ebene immerhin 21.1% der Varianz des Sprachparameters "mittlere Pausenlänge" durch die Dimensionen "Extraversion" (negatives Vorzeichen) und

"Emotionale Labilität" (negatives Vorzeichen), 15.4% der Varianz des Sprachparameters "mittlere Sprechstimmlage" durch die Dimensionen "Extraversion" (positives Vorzeichen) und "Maskulinität" (negatives Vorzeichen) und 13.6% der Varianz des Sprachparameters "Kontur der Fundamentalfrequenz" durch die Dimensionen "Emotionale Labilität" (negatives Vorzeichen) und "Maskulinität" (negatives Vorzeichen) erklärt.

Nicht unerwartet ergaben sich signifikante Zusammenhänge zwischen ZGF Summenscores und Sprachparametern nur für die Bereiche "psychosomatische Beschwerden" und "psychische Beeinträchtigungen", nicht aber in bezug auf Tabak-, Alkohol- oder Drogenkonsum. Dabei muß man allerdings berücksichtigen, daß in unserer Stichprobe zwar 25.7% der Versuchspersonen regelmässigen Tabak-, 50.0% der Versuchspersonen regelmässigen Alkohol- und 6.9% der Versuchspersonen regelmässigen Drogenkonsum angaben (65.1% Nichtraucher, 23.8% Nichttrinker, 84.1% keine Drogen), der Konsum sich jedoch in der Mehrzahl der Fälle in "mittleren" Bereichen bewegte. Im Gegensatz dazu fanden wir ein wesentlich differenzierteres Bild mit einer großen Bandbreite interindividueller Unterschiede hinsichtlich psychosomatischer Beschwerden oder psychischer Beeinträchtigungen, so daß der ZGF wahrscheinlich zu wenig sensitiv war, um typische Veränderungen in Sprechverhalten und Klangfarbe der Stimme bei regelmäßigem Tabak- oder Alkoholkonsum zu erfassen.

4.5 Diskussion

Es steht außer Frage, daß die Ergebnisse unserer Pilotstudie nur vorläufigen Charakter haben. Trotzdem überrascht es, wie plausibel und reproduzierbar die von uns gefundenen Zusammenhänge zwischen den mittels *Fragebogen* gewonnenen Persönlichkeitsdimensionen und den durch *objektive Messungen* erhaltenen Sprachmerkmalen tatsächlich sind, wobei natürlich offenbleibt, ob Sprachmerkmale eine Konsequenz des Temperaments sind oder ob Sprachmerkmale eine biologische, genetisch determinierte Basis von Persönlichkeitsmerkmalen darstellen. Eine Validierung psychometrischer Persönlichkeitskonstrukte auf der Trait- wie auch auf der Typ-Ebene mittels objektiver Sprachparameter erscheint somit zumindest für einige Dimensionen, wie z.B. Nervosität oder Depressivität, Extraversion oder Emotionale Labilität, durchaus möglich. Dies könnte auf der Basis einer Studie von "Exremfällen" geschehen, d.h. Gruppen von Personen, die sich in den Beschreibungsdimensionen des Persönlichkeitsbereichs klar voneinander trennen lassen, würden mit Hilfe von Sprachparametern reklassifiziert, so daß sich an der Zahl der auf diese Weise korrekt klassifizierten Versuchspersonen die externe Validität der psychometrischen Konstrukte ablesen läßt. Multivariate Diskriminanzanalysen bieten sich für solche Überprüfungen an, benötigen aber unabhängige Lern- und Teststichproben, um reproduzierbare Diskriminanzfunktionen zu konstruieren (vgl. Paragraph 6.4). Voraussetzungen, die im Rahmen dieser Pilotstudie nicht gegeben waren.

Vom Standpunkt der Psychiatrie ist eine weitere Frage von besonderem Interesse. In unserer Stichprobe ergaben sich in bezug auf die FPI-Persönlichkeitsdimension "Depressivität" Ausprägungen in einem Bereich von ± 2 Standardabweichungen vom Normmittelwert. Nun ist zwar aus der Literatur bekannt, daß die prämorbide Persönlichkeit (insbesondere Werte aus einer Selbstbeurteilungsskala) ein schlechter Prädiktor, - auf jeden Fall aber keine notwendige oder hinreichende Voraussetzung -, für den Ausbruch einer depressiven Erkrankung ist. Offen in diesem Zusammenhang ist jedoch, ob dem begrifflichen Dualismus "Depressivität - Depression"[3] verschiedene Abschnitte eines Kontinuums oder qualitativ verschiedene Phänomene zugrunde liegen. Sprachanalysen können in dieser Frage selbstverständlich keine definitive Klärung bringen, es wäre im Sinne einer Hypothesenbildung trotzdem interessant zu wissen, ob man bezüglich Sprechverhalten und Klangfarbe der Stimme zwischen Personen mit sehr hohen Depressivitätswerten und depressiven Patienten unterscheiden kann. Leider ist diese Frage nicht leicht zu untersuchen, da der Anteil der Personen mit sehr hohen Depressionswerten (≥ 2 Standardabweichungen über Normwert) in der Normalbevölkerung vergleichsweise gering ist und in unserer Studie mit 3 Fällen nicht einmal 10% ausmachte.

Zusammenfassend läßt sich sagen, daß unsere Studie trotz ihres Pilot-Charakters mehrere wichtige Resultate gebracht hat: (1) Sprechverhalten und Klangfarbe der Stimme hängen, objektiv meßbar, vom Temperament des Sprechers ab; (2) psychometrische Persönlichkeitsdimensionen korrelieren mit Sprachparametern, die automatisch aus fließend gesprochener Sprache extrahiert werden können; (3) Sprachparameter erklären einen Anteil von 20-30% der Varianz einzelner Persönlichkeitsdimensionen und scheinen sich zur externen Validierung psychometrischer Konstrukte zu eignen. Angesichts dieser empirischen Befunde kann man davon ausgehen, daß Sprachanalysen eine wertvolle Ergänzung zu psychometrischen Ansätzen im Persönlichkeitsbereich darstellen, vorausgesetzt es gelingt, die noch bestehenden Probleme hinsichtlich der Sensitivität und Reproduzierbarkeit psychometrischer Persönlichkeitskonstrukte auf der Trait-Ebene zu lösen. Darüberhinaus könnten Sprachanalysen unter Umständen einen objektiven Zugang zu Prädispositionen der prämorbiden Persönlichkeit affektiv erkrankter Patienten ermöglichen und damit neue Perspektiven für Untersuchungen im Zusammenhang mit dem Fragenkomplex "Depressivität - Depression" eröffnen. Sicher sind weitere, systematische Untersuchungen des Sprechverhaltens und der Klangfarbe der Stimme von Sprechern der Normalbevölkerung erforderlich, um die große Zahl der noch offenen Fragen zu beantworten. Untergruppen, die aufgrund psychometrischer Gesichtspunkte ausgewählt werden, erscheinen dabei besonders vielversprechend.

---

[3] Depressivität als Charakterzug -- Depression als klinisch-psychopathologisches Syndrom.

5. STUDIEN MIT PSYCHIATRISCHEN PATIENTEN

5.1 Sprachaufnahmen

Will man Veränderungen im Sprechverhalten und in der Klangfarbe der Stimme bei Patienten im Verlauf einer psychiatrischen Behandlung systematisch erfassen, zum Beispiel als Indikatoren für das Ansprechen eines Patienten auf die gewählte Therapieform, so stellen sich prinzipielle Fragen:

- Wie den Patienten zum Sprechen bringen: Soll der behandelnde Arzt ein Gespräch mit dem Patienten führen, wobei dann nur die Beiträge des Patienten ausgewertet werden, oder soll der Patient ohne äußere "Führung" sprechen, z.B. Zahlen aufsagen oder einen Text vorlesen?
- Wie sind Inhalt und Form der Texte zu wählen, die der Patient sprechen soll?
- Wie läßt sich der Einfluß von Tagesschwankungen kompensieren?
- Wie lassen sich vegetative oder neurologische Nebenwirkungen von Medikamenten kontrollieren?
- Wo sollen die Sprachaufnahmen stattfinden: In der vertrauten Umgebung des Patienten oder in einem Sprachlabor, das reproduzierbare experimentelle Bedingungen zuläßt?
- Laufen Veränderungen im Sprechverhalten und in der Klangfarbe der Stimme *parallel* zu Veränderungen im psychopathologischen Zustandsbild des Patienten?

Darüberhinaus müssen Verfahren zur Analyse von sprachlichen Äußerungen psychiatrischer Patienten selbstverständlich auch praktikabel sein, d.h. (1) sie müssen routinemäßig von einer Laborantin durchgeführt werden können, (2) sie müssen bei möglichst allen in Frage kommenden Patienten anwendbar sein, (3) sie müssen von den Patienten auch bei wiederholten Anwendungen noch akzeptiert werden, (4) sie müssen mit vertretbaren Kosten verbunden sein und (5) sie dürfen nicht zu zeitaufwendig sein.

Die Frage, ob es für eine Grupppe von Patienten Mittelwertsunterschiede in gewissen Sprachparametern zwischen Aufnahme in die Klinik und Entlassung gibt, ist für psychiatrische Anwendungen von eher geringer Bedeutung. Von besonderem Interesse ist vielmehr die Erfassung intra-individueller Veränderungen im Verlauf psychiatrischer Erkrankungen, so daß pro Patient eine ganze Reihe wiederholter Messungen erhoben werden müssen. Wir haben uns deshalb gegen Sprachaufnahmen im Rahmen routinemäßiger psychiatrischer Explorationen und für die Präsentation eines standardisierten Textes ohne Mitwirkung des behandelnden Arztes entschieden.

Ausschlaggebend für diese Entscheidung war vor allem, daß auf diese Weise Einflüsse vermieden werden können, die auf *die Person des Interviewers*, auf *Interaktionen zwischen Interviewer und Patient* oder *auf Form und Inhalt des Interviews* zurückzuführen sind, was gerade im Hinblick auf Verlaufsuntersuchungen von großer Bedeutung ist. Ins Gewicht fielen außerdem auch die bessere Realisierbarkeit und der deutlich geringere Aufwand. Die Nachteile dieses experimentellen Designs liegen darin, daß bei der Präsentation eines standardisierten Textes die individuelle Vielfalt unterschiedlicher Sprechweisen eingeschränkt wird. Allenfalls geringe einschränkende Auswirkungen hat das gewählte experimentelle Design hingegen in bezug auf die Klangfarbe einer Stimme. Wägt man alle hier angeführten Vor- und Nachteile gegeneinander ab, so spricht bei Verlaufsstudien die Mehrheit der Argumente für eine kontrollierbare und reproduzierbare experimentelle Anordnung.

Was Form und Inhalt des standardisierten Textes angeht, so haben wir uns für automatische Sprache (in Form lauten Zählens) in Kombination mit dem Vorlesen des in der Eichstichprobe verwendeten emotional neutralen Textes entschieden. Einflüsse von Tagesschwankungen ließen sich dadurch vermeiden, daß alle Aufnahmen zu einer festen Zeit zwischen acht und zehn Uhr vormittags angesetzt waren. Für die Aufnahmen selbst wurde ein akustisch abgeschirmter Raum gewählt, der nicht nur die Reproduzierbarkeit der experimentellen Bedingungen weiter erhöhte, sondern auch technisch einwandfreie Sprechaufnahmen gewährleistete.

Aufgrund der Erfahrungen mit den gesunden Versuchspersonen unserer Eichstichprobe führte die Laborantin auch mit den Patienten zunächst ein kurzes Gespräch, um ihnen zu helfen, sich an die Umgebung des Sprachlabors und an die Testsituation zu gewöhnen. Das anschließende Probesprechen sollte dann die "Angst" vor dem Mikrophon nehmen und diente gleichzeitig der individuellen Pegelkalibrierung, wobei der Mikrophonabstand jeweils 45 cm betrug.

Wir haben schon früher ausgeführt, daß Sprechverhalten und Klang einer Stimme natürlichen Schwankungen unterworfen sind, wobei die intra-individuellen Variabilitäten beträchtlich sein können. Es ist deshalb nur möglich, Veränderungen zu erfassen, die größer als die entsprechende intra-individuelle Grundvariabilität in der Normalbevölkerung ausfallen. Außerdem ist es wegen der großen inter-individuellen Unterschiede nicht möglich, für einen einzelnen Patienten, der ein bestimmtes Sprechverhalten oder einen bestimmten Klang der Stimme zeigt, anzugeben, wie bei Besserung des psychopathologischen Zustandsbildes die zu erwartenden "Normalwerte" aussehen werden. In unseren Untersuchungen wurde jeder Patient deshalb als seine eigene Referenz verwendet, und von Interesse waren nur solche intra-individuellen Veränderungen, die signifikant über den "natürlichen", durch die normative Studie geschätzten Fluktuationen lagen.

5.2 Psychopathologie

Will man biologische Meßgrößen, wie sie beispielsweise aus Sprachuntersuchungen resultieren, in Beziehung zu psychopathologischem Geschehen setzen, so bedeutet dies, daß eine Verbindung herzustellen ist zwischen der Welt des physikalisch Meßbaren und der Welt der als Arbeitshypothese hauptsächlich der Verständigung dienenden Systematik der Psychiatrie, von der der Neurologe und Psychiater W. Scheid (1983) einmal sagte: *Wie auch immer die Systematik der Psychiatrie gesehen wird, sie kann grundsätzlich nicht den Wahrheitsbeweis antreten, wie ihn die empirischen Wissenschaften kennen.* Tatsächlich besteht das zentrale Problem psychiatrischer Forschung in der *phänotypischen Heterogenität* der Störungen und in dem fast völligen Fehlen eindeutiger Ursachen, so daß über die Ätiologie der meisten psychiatrischen Krankheiten Unklarheit besteht, und die Identifikation "natürlicher" Krankheitseinheiten in bezug auf Manifestation,

Verlauf und Ausgang nachhaltig erschwert ist.

Die Psychopathologie hat sich angesichts dieser ungelösten Probleme in den vergangenen Jahrzehnten bemüht, die vielfältigen Erscheinungsformen psychiatrischer Krankheiten zu objektivieren und zu operationalisieren. Das hat dazu geführt, daß heute einheitliche diagnostische Kriterien zur Verfügung stehen, die es erlauben, psychopathologische Untergruppen mit hohen Interrater-Reliabilitäten zu bestimmen. Damit sind Studien an psychiatrischen Patienten vergleichbarer und reproduzierbarer geworden. Andererseits bedeutet *Reliabilität* nicht notwendigerweise *Validität*, und psychiatrische Diagnosen sind nach wie vor hauptsächlich phänomenologischer Natur ohne wesentliche Aussage, was beispielsweise das Ansprechen eines Patienten auf eine bestimmte Therapie betrifft oder den Zeitpunkt des Wirkungseintritts bei antidepressiver Medikation oder die Prognose im Einzelfall. Ohne spezifische diagnostische Marker und ohne bessere Kenntnis der fundamentalen Zusammenhänge zwischen Ursachen, Entwicklung und Verlauf psychiatrischer Krankheiten wird es deshalb kaum möglich sein, eine umfassende Systematik psychiatrischer Krankheiten zu entwickeln, die eine biologische Validität besitzt.

Angesichts der beschränkten Aussagekraft psychiatrischer Diagnosen liegt unseren Studien deshalb ein syndromaler Ansatz zugrunde (Stassen et al. 1988), der den großen Informationsverlust vermeidet, der typisch ist für die reinen *ja/nein*-Entscheidungen diagnostischer Klassifikationen, und der es zudem erlaubt, die phänotypische Heterogenität und den Schweregrad affektiver oder schizophrener Erkrankungen weit besser abzubilden, als dies mit gängigen diagnostischen Systemen möglich ist. Auf die ICD-Diagnostik haben wir nur dann zurückgegriffen, wenn es darum ging, klinisch klar umschriebene psychopathologische Zustandsbilder anzugeben, ohne jedoch zu erwarten, daß sich die beobachteten Abweichungen in Sprechverhalten und Klangfarbe der Stimme auf der Basis dieser Systematik erklären ließen.

5.3 Pilotstudie mit affektiv erkrankten Patienten

In einer ersten Vorstudie mit 6 Patienten haben wir zunächst die praktische Durchführbarkeit von Sprachaufnahmen bei schweren affektiven Störungen überprüft. Da die mit der Vorstudie gewonnenen praktischen Erfahrungen recht positiv waren, haben wir eine Pilotstudie mit 25 depressiven, hospitalisierten Patienten angeschlossen, um die allgemeine Anwendbarkeit und Zweckmäßigkeit des Verfahrens zu testen. In Anbetracht dieser Zielsetzung wurde versucht, Untergruppen mit jeweils mindestens 5 Patienten nach den folgenden Kriterien in die Studie einzubeziehen: (1) Ersthospitalisationen, (2) Langzeitpatienten mit einer Hospitalisationsdauer von mehr als sechs Monaten, (3) Patienten, die innerhalb der ersten zwei Wochen ihrer Hospitalisation in die Studie eintraten, (4) Patienten, die mindestens einen Monat hospitalisiert waren, bevor sie in die Studie eintraten, (5) Patienten mit schwerer psychopathologischer Symptomatik, (6) Patienten mit leichter psychopathologischer Symptomatik und (7) Patienten mit ausgeprägter gehemmt-depressiver Symptomatik. Überschneidungen zwischen den Untergruppen waren zugelassen.

Die Stichprobe umfaßte 15 männliche Patienten (Altersmittelwert 43.4 Jahre,

Standardabweichung 13.0 Jahre) und 10 weibliche Patienten (Altersmittelwert 48.7 Jahre, Standardabweichung 13.1 Jahre), die in der Psychiatrischen Universitätsklinik Zürich mit den folgenden Diagnosen hospitalisiert waren: 16 affektive Psychosen (ICD 9: 296.1, 296.3), 3 schizoaffektive Psychosen in depressiver Phase (ICD 9: 295.7), 1 neurotische Depression (ICD 9: 300.4), 2 depressive Syndrome bei Alkoholabhängigkeit (ICD 9: 303) und 3 reaktive Depressionen (ICD 9: 309.0, 309.1). Diese Patienten wurden über einen Zeitraum von zwei Wochen jeden Montag, Mittwoch und Freitag zwischen acht und zehn Uhr vormittags vom behandelnden Arzt auf der Basis der Instrumente AMDP und HAMD[1] hinsichtlich ihres psychopathologischen Zustandesbildes, somatischer Beschwerden und medikamentenbedingter Nebenwirkungen (globale Sedierung, vegetative und neurologische Symptome) untersucht. Unmittelbar im Anschluß an die psychiatrische Exploration, die etwa 45 Minuten dauerte, erfolgten dann die Sprachaufnahmen in unserem akustisch abgeschirmten Sprachlabor.

- Zählen von 1 bis 30 in normaler Lautstärke;
- Vorlesen des emotional neutralen Textes von 2 - 3 Minuten Länge;
- Erneutes Zählen von 1 bis 30 in normaler Lautstärke.

Alle Sprachsignale wurden digital mit einer Abtastrate von 16384 Hz aufgezeichnet, visuell überprüft und, wo erforderlich, mit einem Artefaktcode versehen, der eine automatische Ausblendung von Störgeräuschen ermöglichte. In die Datenanalyse gingen dann die folgenden, an der normativen Stichprobe überprüften Sprachparameter ein: (1) mittlere Pausenlänge, (2) Anzahl Pausen, (3) mittlere Pausenlänge pro Sekunde, (4) mittlere Sprechabschnittslänge, (5) mittlere Energie pro Sekunde, (6) Variabilität der Energie pro Sekunde, (7) mittlere Energie pro Silbe, (8) Variabilität der Energie pro Silbe, (9) Gesamtdauer der Sprachaufnahme, (10) Gesamtlänge der Pausen, (11) Gesamtlänge der Sprechabschnitte, (12) mittlere Sprechstimmlage, (13) Variabilität der Sprechstimmlage, (14) Amplitude der Fundamentalfrequenz, (15) 6-db Bandbreite der Fundamentalfrequenz und (16) Kontur der Fundamentalfrequenz.

Aus den psychopathologischen Instrumenten resultierten (1) das apathische Syndrom, (2) das somatisch-depressive Syndrom, (3) das gehemmt-depressive Syndrom, (4) das manisch-depressive Syndrom sowie (5) der HAMD-17 Depressionsscore. Darüberhinaus wurden auch die Nebenwirkungsitems des AMDP-Systems in die Auswertungen einbezogen. Obwohl die heterogene Stichprobenzusammensetzung unserer Pilotstudie keine "echten" Verlaufsuntersuchungen zuließ (die Mehrzahl der Patienten hatte einen eher chronifizierenden Verlauf), haben wir versuchsweise die Syndromwerte und Sprachparameter aus den 6 Messungen jedes einzelnen Patienten zu 6-dimensionalen "Verlaufsvektoren" zusammengefaßt und systematische Korrelationen zwischen "Psychopathologieverläufen" und "Sprachverläufen" gerechnet.

---

[1] AMDP: Das Dokumentationssystem der Arbeitsgemeinschaft für Methodik und Dokumentation in der Psychiatrie (Angst et al. 1969); HAMD: a rating scale for depression (Hamilton 1960); s. Anhang.

5.4 Resultate

Die Patienten nahmen durchwegs gerne an der Studie teil und erlebten die insgesamt 6 Sprachaufnahmen meist als willkommene Abwechslung des Klinikalltages. Aus diesem Grunde gab es auch sehr wenig vorzeitige Abbrüche. Die gewählte Aufnahmeprozedur erwies sich als praktikabel und durch eine Laborantin bewältigbar, da selbst schwerkranke Patienten mit der Testsituation im Sprachlabor zurechtkamen. Weder Anwendbarkeit noch Effizienz des Verfahrens hingen in irgendeiner Form von den nach klinischen Gesichtspunkten definierten Untergruppen ab.

Ein anderes wichtiges Ergebnis dieser Studie betraf das Problem, *was ein Patient überhaupt sprechen soll*. Aufgrund einer sorgfältigen Abwägung aller Vor- und Nachteile gegeneinander waren wir zum Schluß gekommen, daß bei Verlaufsstudien die Mehrzahl der Argumente für eine kontrollierte experimentelle Anordnung auf der Basis standardisierter Texte spricht. Was aber Form und Inhalt des standardisierten Textes betrifft, so konnte bei Beginn unserer Untersuchungen noch keine Entscheidung getroffen werden. Demzufolge sah unser experimentelles Design eine Kombination automatischer Sprache (in Form lauten Zählens) mit lautem Vorlesen eines emotional neutralen Textes vor. Die Unterschiede zwischen den beiden methodischen Ansätzen sind in den Resultaten dieser Pilotstudie deutlich zu Tage getreten:

- Automatische Sprache zeigt eine größere Variabilität und eine engere Korrelation mit psychopathologischen Größen im Querschnitt, dies aber offensichtlich auf Kosten von Konsistenz und Reproduzierbarkeit im Längsschnitt.
- Demgegenüber sind beim Vorlesen eines Textes bessere Möglichkeiten zur Intonation gegeben, was zu einer größeren Vielfalt an Oberton-Intensitätsmustern und zu "volleren" Stimmen führt. Die aus dem Vorlesen eines Textes abgeleiteten Sprachparameter sind außerdem im Vergleich zu denjenigen der automatischen Sprache stabiler über die Zeit, aber auch "träger" und deshalb vielleicht weniger sensitiv für stimmliche Veränderungen im Verlauf affektiver Erkrankungen.

Was mögliche Zusammenhänge zwischen Psychopathologie und Sprachparameter betrifft, so ergab unsere Pilotstudie signifikante Korrelationen (1) in 60% der Fälle zwischen dem apathischen Syndrom und Energie/Dynamik, (2) in 50% der Fälle zwischen dem gehemmt-depressiven Syndrom und Energie/Dynamik, (3) in 45% der Fälle zwischen dem apathischen Syndrom und der mittleren Sprechstimmlage und (4) in 71% der Patienten mit niedrigem Psychopathologie-Gesamtscore zwischen dem somatisch-depressiven Syndrom und der mittleren Sprechpausenlänge. Für alle anderen der insgesamt 16 untersuchten Sprachparameter ergab sich nur für relativ kleine Untergruppen von Patienten ein enger Zusammenhang mit psychopathologischen Größen. Signifikante Zusammenhänge mit den Nebenwirkungsitems fanden sich keine (Stassen et al. 1991).

6. STIMMVERÄNDERUNGEN IN DER DEPRESSION

6.1 Bisherige Untersuchungen

Vor 25 Jahren veröffentlichten Hargreaves und Starkweather ihre wegweisende Studie über Stimmveränderungen in der Depression und berichteten über den Versuch, Veränderungen im affektiven Zustand von hospitalisierten psychiatrischen Patienten mittels Stimmanalysen zu erfassen (Hargreaves und Starkweather 1964). Zu diesem Zweck führten die Autoren mehrmals pro Woche psychiatrische Interviews mit acht Patienten über die gesamte Zeit ihrer Hospitalisation durch. Während dieser Interviews wurden Sprachaufnahmen aufgezeichnet, aus denen die Autoren dann Langzeitspektren mit einer spektralen Auflösung von Drittoktavbändern bestimmten. Diese Spektren bildeten zusammen mit zwei Psychopathologie-Skalen die Grundlage für multiple Regressionen, die für einige Patienten befriedigende bis gute Voraussagen ermöglichten.

Design und Realisierung dieser Studie beruhten auf den Erfahrungen der Autoren auf dem Gebiet der automatischen Sprechererkennung (Hargreaves und Starkweather 1963). Leider wurde dieser methodische Ansatz mit wiederholten Messungen über die gesamte Hospitalisationszeit von späteren Forschern nicht aufgegriffen. Nachfolgende Untersuchungen konzentrierten sich vielmehr auf die Frage, ob sich Unterschiede im Sprechverhalten von affektiv erkrankten Patienten zwischen Klinikeintritt und Besserung mit Hilfe einfacher Sprachparameter nachweisen lassen. Im Mittelpunkt des Interesses standen vor allem die Parameter *Sprechpausenzeit*[1] und *mittlere Sprechstimmlage*[1], welche aufgrund der klinischen Erfahrung als besonders vielversprechend angesehen wurden.

Es überrascht deshalb nicht, daß eine beträchtliche Anzahl von Studien existiert, die sich in den vergangenen Jahren mit den Charakteristiken der Sprechpausenzeit und der mittleren Sprechstimmlage bei depressiven Patienten befaßten (Alpert 1983; Avery and Silverman 1984; Blackburn 1975; Bouhuys and Mulder-Hajonides 1984; Bouhuys and Alberts 1984; Godfrey and Knight 1984; Greden et al. 1981; Hardy et al. 1984; Helfrich et al. 1984; Hinchcliffe et al. 1971; Hollien and Darby 1979; Johnson et al. 1986; Klos and Ellgring 1984; Newman and Mather 1938; Nilsonne 1987; Nilsonne 1988; Nilsonne et al. 1988; Pope et al. 1970; Renfordt 1989; Rice et al. 1969; Roessler and Lester 1976; Saxman and Burk 1968; Szabadi et al. 1976; Szabadi and Bradshaw 1980; Teasdale et al. 1980; Tolkmitt et al. 1982; Weintraub and Aronson 1967).

Die Resultate dieser Studien sind aber in entscheidenden Punkten eher enttäuschend und zum Teil widersprüchlich: "*Zwar legen die Studien nahe, daß die Depression von spezifischen Veränderungen im Sprechverhalten begleitet wird, aber Quervergleiche zwischen den vorliegenden Forschungsergebnissen sind wegen der Verwendung unterschiedlicher diagnostischer Kriterien und unterschiedlicher methodischer Ansätze nicht möglich. Darüber hinaus sind die Ergebnisse nicht gerade dramatisch und unterstreichen, daß präzise Messungen*

---

[1] Sowie daraus abgeleitete Größen.

und hinreichend sensitive Rating-Skalen erforderlich sind, um Unterschiede zwischen Sprechmustern aufzudecken und diese von Unterschieden zwischen den Meßinstrumenten abgrenzen zu können" (Darby et al. 1984). Die Autoren selbst sahen ihre Ergebnisse als vorläufig und verbesserungsbedürftig an. Andreasen und Mitarbeiter z.B. relativierten die Resultate ihrer Studie über Sprachveränderungen im Zusammenhang mit Affektverflachung bei Negativ-Schizophrenen wie folgt: *"Diese Studie ist bestenfalls ein Pilotprojekt, d.h. eine vorläufige Untersuchung, die methodisch verbessert und einem Retest unterworfen werden muß. Darüberhinaus existieren verschiedene Problembereiche, die zwar nicht die prinzipiellen Resultate tangieren, die aber in zukünftigen Studien adäquat gelöst werden müssen"* (Andreasen et al. 1981).

Neuere Studien, die sich mit Veränderungen der Sprechpausenzeit bei depressiven Erkrankungen beschäftigen, ergaben, wie Nilsonne ausführt, nicht den erwarteten Durchbruch: *"Die Messung der Pausenzeiten in der gesprochenen Sprache ist ein komplexes Unterfangen, und die Beziehung zwischen dem Sprachparameter 'Pausenlänge' und der psychopathologischen Größe 'Verlangsamung' bedarf weiterer Abklärung"*. Die Autorin fährt später fort: *"Die verschiedenen Parameter, die die Variabilität der Fundamentalfrequenz erfassen, hatten bei den depressiven Patienten niedrigere Werte als bei den Kontrollpersonen. Diese Parameter könnten also benutzt werden, um zwischen depressiven und nicht-depressiven Gruppen zu unterscheiden"* (Nilsonne 1988).

Der Hauptgrund für diese, alles in allem doch eher enttäuschenden Ergebnisse einer großen Zahl von Studien liegt wohl darin, daß die zu untersuchenden Prozesse sehr vielschichtig sind und von äußeren Faktoren beeinflußt werden (z.B. Tagesschwankungen oder durch Nebenwirkungen von Psychopharmaka verursachte motorische Beeinträchtigungen). Die derzeitigen Kenntnisse über intervenierende oder der Spracherzeugung überlagerte Prozesse sind noch ungenügend, und diesbezügliche Untersuchungen lieferten nur vorläufige oder z.T. sogar inkonsistente Ergebnisse.

Greden und Carroll führten in diesem Zusammenhang aus: *"Die Veränderungen zwischen morgens und abends gehen bei endogen-depressiven Patienten in die entgegengesetzte Richtung, wenn man Vergleiche zu gesunden Probanden oder zu Personen nach überwundener Depression anstellt"* (Greden und Carroll 1980). Hoffmann und Mitarbeiter hingegen berichteten, daß *"Tagesschwankungen in bezug auf Sprechpausenlängen wohl bei normalen Kontrollpersonen gefunden wurden, nicht aber bei depressiven Patienten, weder bei den verlangsamten noch bei den nicht verlangsamten Personen"* (Hoffmann et al. 1985). Ähnlich unbefriedigend ist die Situation im Bereich der psychomotorischen Störungen, da die erwartete enge Korrelation zu den Parametern, die den Sprachfluß erfassen, nicht nachgewiesen werden konnte: *"Man muß zu dem Schluß kommen, daß die Größe 'Sprechpausenzeit' etwas anderes mißt als die gängigen psychomotorischen Tests"* (Szabadi und Bradshaw 1983). Offensichtlich ist es nötig, zunächst solche Faktoren zu identifizieren, die für die großen inter-individuellen Unterschiede verantwortlich sind (Popescu et al. 1991).

In unserer Studie mit depressiven Patienten haben wir den methodischen Ansatz von Hargreaves und Starkweather aufgegriffen, mit dem Ziel, den *Verlauf* affektiver Erkrankungen auf der Basis direkt meßbarer Sprachparameter zu beschreiben. Mit anderen Worten: wir wollten versuchen, Aussagen im *Einzelfall* zu machen, denn die in der Literatur vielfach behandelte Frage, ob es für bestimmte Gruppen von Patienten *Mittelwertsunterschiede* in Sprachparametern zwischen *Aufnahme in die Klinik und Entlassung* gibt, ist angesichts der ungeheuren Vielfalt individueller Verläufe für psychiatrische Anwendungen von eher untergeordneter Bedeutung.

Unser Interesse konzentrierte sich also in erster Linie auf die Erfassung intra-individueller Veränderungen von Sprachmerkmalen, die im Verlauf depressiver Erkrankungen eng mit Veränderungen psychopathologischer Merkmale korreliert sind. Darüberhinaus galt unser Interesse aber auch der Frage, ob sich der Schweregrad der depressiven Symptomatik durch Sprachparameter einschätzen läßt und ob depressive Patienten aufgrund von Sprechverhalten und Klangfarbe der Stimme genügend sicher von gesunden Kontrollpersonen getrennt werden können. Im einzelnen haben wir durch unsere Studie versucht, die folgenden Fragen zu beantworten:

- Wie verändern sich Sprechverhalten und Klangfarbe der Stimme im Verlauf depressiver Erkrankungen?
- Läßt sich das Abklingen der depressiven Symptomatik durch Sprachparameter erfassen, d.h. existieren signifikante und über die Beobachtungszeit konsistente Korrelationen zwischen psychopathologischen Syndromen und Sprachparametern für die Stichprobe als Ganzes? Im Einzelfall?
- Sind Sprechverhalten und Klangfarbe der Stimme bei depressiven Patienten zum Zeitpunkt des Austritts aus der Klinik wieder völlig normalisiert?
- Unterscheiden sich depressive Patienten von gesunden Kontrollpersonen hinsichtlich Sprechverhalten und Klangfarbe der Stimme, d.h. lassen sich akustische Variablen zu einem einzigen, multivariaten Klassifikator zusammenfassen, der es erlaubt, Patienten zum Zeitpunkt des Eintritts in die Studie von gesunden Kontrollpersonen zu trennen?
- Können akustische Variablen dazu verwendet werden, den Schweregrad der depressiven Symptomatik einzuschätzen, d.h. lassen sich akustische Variablen mit ihren unterschiedlichen Gewichten zu einer einzigen, multivariaten Bewertungsfunktion zusammenfassen?
- Läßt sich ein praktikables Verfahren entwickeln, das Sprechverhalten und Klangfarbe der Stimme bei depressiven Patienten hinreichend gut erfaßt und das in der klinischen Routine für Verlaufsbeobachtungen eingesetzt werden kann?

6.2 Patientenstichprobe

In den vergangenen Jahrzehnten sind psychopathologische Klassifikationssysteme sehr erfolgreich standardisiert worden, was sich in entsprechend guten Interrater-Reliabilitäten widerspiegelt. Allerdings konnte mit dieser Standardisierung die Validität der Klassifikationssysteme nicht entscheidend verbessert werden. So geben zum Beispiel die verschiedenen Subdiagnosen affektiver Erkrankungen kaum Hinweise auf das Ansprechen eines Patienten auf eine bestimmte Therapie, auf den Verlauf der Krankheit oder auf den Zeitpunkt des

Eintrittes einer Besserung (z.B. Woggon 1992; Möller et al. 1993). Tatsächlich scheinen Wirkungseintritt und zeitlicher Verlauf der Besserung unter Placebo oder antidepressiver Medikation weitgehend unabhängigen "biologischen" Gesetzmäßigkeiten zu unterliegen, wie dies kürzlich durch zwei große Meta-Analysen gezeigt wurde (Stassen et al. 1993a, 1993b). Unsere Untersuchungen zu Verlauf und Remission affektiver Erkrankungen basieren deshalb nicht auf klinischen Diagnosen sondern auf sogenannten "Syndrommustern", die es ermöglichen, den Schweregrad der akuten Symptomatik sowie Veränderungen des Ausgangszustandes besser einzuschätzen (vergl. Paragraph 5.2). Die Patienten der vorliegenden Studie wurden somit in bezug auf den Schweregrad akuter depressiver Syndrome ausgewählt, und ICD-9 Diagnosen sind in erster Linie zu Dokumentationszwecken aufgeführt.

Die Stichprobe umfaßte 43 hospitalisierte, depressive Patienten (20 Männer, 23 Frauen) mit einem Altersmittelwert von 48.3 Jahren und einer Standardabweichung von 15 Jahren. Von diesen Patienten hatten 33 die Diagnose einer affektiven Psychose (ICD-9: 296.1/296.3), 5 die Diagnose einer schizoaffektiven Psychose in depressiver Phase (ICD-9: 295.7), 2 die Diagnose eines depressiven Zustandes (ICD-9: 311), 2 die Diagnose einer neurotischen Depression (ICD-9: 300.4) und 1 die Diagnose einer langandauernden reaktiven Depression (ICD-9: 309.1). Die mittlere Krankheitsdauer betrug 12.8 Jahre bei einer Standardabweichung von 9.8 Jahren. Der Eintritt in die Studie erfolgte in 75% der Fälle innerhalb der ersten Hospitalisationswoche. Alle Patienten wurden mit Antidepressiva behandelt, 20 Patienten erhielten zusätzlich Benzodiazepine und 14 Patienten Neuroleptika. Hypnotika wurden außerdem in 13 Fällen gegeben, Lithium in 8 Fällen und Carbamazepin in 2 Fällen.

Wie in unserer Pilotstudie wurden diese Patienten über einen Zeitraum von 2 Wochen jeden Montag, Mittwoch und Freitag zwischen acht und zehn Uhr vormittags vom behandelnden Arzt hinsichtlich ihres psychopathologischen Zustandsbildes, somatischer Beschwerden und medikamentenbedingter Nebenwirkungen (globale Sedierung, vegetative und neurologische Symptome) untersucht. Diese psychiatrische Exploration dauerte etwa 45 Minuten und wurde mittels der Instrumente AMDP (Angst et al. 1969), HAMD (Hamilton 1960), sowie einer kurzen schriftlichen Zusammenfassung des Befundes dokumentiert. Unmittelbar im Anschluß an die psychiatrische Exploration erfolgten die Sprachaufnahmen in einem akustisch abgeschirmten Sprachlabor gemäß unseren Standards: Zählen von 1 bis 40 in normaler Lautstärke, Vorlesen des emotional neutralen Textes von 2 - 3 Minuten Länge, erneutes Zählen von 1 bis 40 in normaler Lautstärke.

Zusätzlich zu den 6 Untersuchungen innerhalb der ersten 2 Wochen gab es noch eine weitere Untersuchung bei Austritt aus der Klinik (psychiatrische Exploration, Sprachaufnahmen), so daß nicht nur der Verlauf der Besserung in dem kritischen Zeitraum der ersten 14 Tage[2] sondern auch der Grad der Remission am

---

[2] Umfangreiche Meta-Analysen ergaben, daß etwa 75% aller depressiven Patienten eine signifikante Abnahme ihrer depressiven Symptomatik innerhalb der ersten 2 Wochen zeigen (vgl. Stassen et al. 1993).

Ende der Hospitalisierung untersucht werden konnte. Damit betrug die Beobachtungsperiode bei 22 Patienten (51.2%) mehr als 30 Tage und bei 15 Patienten (34.9%) mehr als 60 Tage.

Gemäß unserem Standardverfahren wurden alle Sprachsignale zunächst visuell kontrolliert und, wo nötig, mit einem Artefaktcode versehen, so daß gestörte Abschnitte vor der eigentlichen Datenanalyse herausgeschnitten werden konnten. An die Artefaktanalyse schloß sich dann die Segmentierung an, die zum Ziele hatte, die Sprachaufnahmen in Pausen und Sprechabschnitte zu zerlegen, wobei Pausen von weniger als 250 msec nicht berücksichtigt wurden. Als letzter Schritt der Sprachanalyse folgte dann die tonale Spektralanalyse mit einer Auflösung von 1/8-Tönen über die 7 Oktaven des Frequenzbereiches 64-8192 Hz. Der tonale Ansatz wurde gewählt, um die Probleme zu umgehen, die sich bei absoluten Frequenzmessungen (in Hz) im Zusammenhang mit inter-individuellen Vergleichen von Personen mit unterschiedlichen Sprechstimmlagen ergeben.

In die Datenanalyse gingen dann die folgenden Sprachparameter ein: (1) mittlere Pausenlänge, (2) Anzahl Pausen, (3) mittlere Pausenlänge pro Sekunde, (4) mittlere Sprechabschnittslänge, (5) mittlere Energie pro Sekunde, (6) Variabilität der Energie pro Sekunde, (7) mittlere Energie pro Silbe, (8) Variabilität der Energie pro Silbe, (9) Gesamtdauer der Sprachaufnahme, (10) Gesamtlänge der Pausen, (11) Gesamtlänge der Sprechabschnitte, (12) mittlere Sprechstimmlage, (13) Variabilität der Sprechstimmlage, (14) Amplitude der Fundamentalfrequenz, (15) 6-db-Bandbreite der Fundamentalfrequenz und (16) Kontur der Fundamentalfrequenz. Aus den psychopathologischen Instrumenten resultierten (1) das manisch-depressive Syndrom, (2) der AMDP-Depressionsscore, (3) der HAMD-17 Depressionsscore, (4) das katatone Syndrom, (5) das gehemmt-depressive Syndrom, (6) das somatisch-depressive Syndrom, (7) das apathische Syndrom, (8) das hypochondrische Syndrom, (9) das halluzinatorisch-desintegrative Syndrom, (10) das paranoide Syndrom, (11) das schizophrene Syndrom. Darüberhinaus wurden auch die Nebenwirkungsitems des AMDP Systems in die Auswertungen einbezogen.

6.3 Kontrollstichprobe

Als Kontrollstichprobe selektierten wir aus unserer normativen Studie mit gesunden Erwachsenen insgesamt 43 Personen (20 Männer, 23 Frauen), die altersmäßig mit den Patienten parallelisiert waren und für welche die beiden im Abstand von 14 Tagen wiederholten Messungen herangezogen wurden.

6.4 Statistische Analysen

Unsere Datenanalyse umfaßte im wesentlichen sieben Schritte: (1) ausgehend von den Resultaten der normativen Studie bestimmten wir zunächst diejenigen Sprachparameter in der Patientenstichprobe, die im Vergleich zu den "natürlichen" Fluktuationen in der Normalpopulation signifikante Unterschiede zwischen der ersten Messung bei Eintritt in die Studie und der letzten Messung kurz vor Austritt aus der Klinik zeigten. Allfällige Unterschiede wurden dabei mit dem Wilcoxon matched-pairs-Test überprüft; (2) der Vergleich mit gesunden Kontrollpersonen wurde zunächst univariat auf der Basis des Mann-Whitney U-Tests durchgeführt, um Unterschiede zwischen den beiden Populationen in einzelnen Sprachparametern aufzufinden; (3) anschließend wendeten wir Diskriminanzanalysen an, die zeigen sollten, inwieweit sich depressive Patienten in einem multivariaten Ansatz mittels Sprachparametern von gesunden Kontrollpersonen trennen lassen. Dabei sollten diejenigen Sprachparameter identifiziert werden, die signifikant zu dieser Trennung beitragen; (4) ebenfalls Diskriminanzanalysen wurden eingesetzt, um zu untersuchen, ob sich der Schweregrad der depressiven Symptomatik in einem multivariaten Ansatz mittels Sprachparametern erfassen läßt, und um bei positivem Ergebnis die Gewichte der einzelnen Sprachparameter zu erfassen; (5) dann untersuchten wir mittels Korrelationsanalysen die Eignung der verwendeten Sprachparameter im Hinblick auf die Erfassung des Verlaufs affektiver Störungen, d.h. wir suchten nach Konfigurationen psychopathologischer Syndrome und Sprachparameter, die einen engen Zusammenhang über die gesamte Beobachtungsperiode hinweg und für die Stichprobe als ganzes zeigten; (6) weiter gingen wir der Frage nach, inwieweit Sprachparameter geeignet sind, im *Einzelfall* den Verlauf der Rückbildung depressiver Syndrome zu erfassen; (7) schließlich versuchten wir mittels Korrelationsanalysen signifikante Zusammenhänge zwischen Nebenwirkungsitems und Sprachparametern nachzuweisen, sowie mit Hilfe einer multiplen Regressionsanalyse den Varianzanteil zu schätzen, der durch Nebenwirkungen der antidepressiven Medikation erklärt wird.

Multivariate Diskriminanzanalysen konstruieren aus quantitativen Variablen sogenannte "Diskriminanzfunktionen", d.h. mathematische "Regeln", die es erlauben, Beobachtungen ausschließlich auf der Basis dieser Variablen (im vorliegenden Fall: Sprachparameter) einer bestimmten Gruppe zuzuordnen. Die Leistungsfähigkeit von Diskriminanzfunktionen läßt sich durch die entsprechenden Fehlerraten *"falsch-negativ"* (= zu Unrecht nicht erkannt) und *"falsch-positiv"* (= zu Unrecht erkannt) einschätzen, beziehungsweise durch die entsprechenden Wahrscheinlichkeiten von Fehlklassifikationen. Liegt im aktuellen Fall kein a-priori Wissen über die Zusammensetzung von Diskriminanzfunktionen vor, so müssen diese mit Hilfe empirischer Messungen ("Lernstichprobe") bestimmt werden.

Da Diskriminanzanalysen häufig zu "lokalen", stichprobenabhängigen und damit schlecht reproduzierbaren Lösungen führen, haben wir spezielle Vorkehrungen getroffen, um zu stabilen und reproduzierbaren Klassifikatoren zu kommen. Diese Vorkehrungen sahen eine strikte Trennung zwischen Kernstichproben und Teststichproben vor, d.h. die Konstruktion der Diskriminanzfunktionen (wie auch die Reduktion der Variablen durch vorwärts und rückwärts Selektion) erfolgte auf der Basis der ersten Messungen an Patienten und Kontrollpersonen (Lernstichprobe) *unter der Zwangsbedingung der Reproduzierbarkeit* an den einige Tage später durchgeführten zweiten Messungen an Patienten und Kontrollpersonen (Teststichprobe). Dabei diente die Zahl der an *beiden* Meßzeitpunkten korrekt klassifizierten Patienten und Kontrollpersonen als zu optimierende Zielfunktion. An dem Ergebnis der Optimierung, d.h. an der Anzahl der nach der Optimierung noch fehlklassifizierten Patienten und Kontrollpersonen, ließ sich dann die Reproduzierbarkeit der Diskriminanzfunktionen direkt ablesen.

Für die Einzelfallanalysen faßten wir, unabhängig für jeden einzelnen Patienten, die Meßwerte aller 7 Messungen zu 7-dimensionalen "Verlaufsvektoren" zusammen und berechneten die korrelativen Zusammenhänge zwischen "Psychopathologieverläufen" und "Sprachverläufen". Bei 16 Sprachparametern und 6 Syndromen ergab sich dabei pro Patient (und Syndrom) ein 16-dimensionaler "Korrelationsvektor", der anschließend in einen "Signifikanzvektor" umgewandelt wurde. Der Umwandlung der Korrelationsvektoren in Signifikanzvektoren lagen folgende Schranken zugrunde: Vektorkomponenten mit Korrelationen ≥ 0.811 (Pearson) oder ≥ 0.829 (Spearman) wurden als signifikant auf dem 5%-Niveau und Vektorkomponenten mit Korrelationen ≥ 0.917 (Pearson) oder ≥ 0.943 (Spearman) wurden als signifikant auf dem 1%-Niveau markiert, während alle anderen Komponenten Nullen erhielten. Mit 43 Patienten ergaben sich somit pro Syndrom 43 Signifikanzvektoren, die dann auf häufige Komponentenverteilungen hin untersucht wurden. Auf diese Weise war es uns möglich, zu unterscheiden zwischen sporadischen, zufällig auftretenden Signifikanzen und solchen Korrelationen, die systematisch bei einer genügend großen Zahl von Patienten auftraten.

6.5 Resultate

6.51 Psychopathologischer Verlauf

Die Patienten unserer Stichprobe zeigten die gesamte Vielfalt individueller Verläufe affektiver Störungen. Geht man jedoch von den in großen Meta-Analysen überprüften HAMD-Kriterien[3] für signifikante Veränderungen im Verlauf depressiver Erkrankungen aus (Stassen et al. 1993; Angst et al. 1993), so besserten sich 34 Patienten (79.1%) innerhalb der ersten 14 Tage, und 21 Patienten (48.8%) ließen einen klaren Therapieerfolg erkennen, 13 Patienten (30.2%) innerhalb der ersten 14 Tage und 8 Patienten (18.6%) zum Zeitpunkt des Austritts aus der Klinik. Insgesamt 9 Patienten (20.9%) blieben über die gesamte Beobachtungsperiode nahezu unverändert. Die meisten Verläufe (72.1%) waren charakterisiert durch unregelmäßige Abfolgen von Besserung und Verschlechterung, während lediglich 12 Patienten (27.9%) eine stetige Abnahme in ihrer depressiven Symptomatik zeigten. Trotz der Heterogenität der Einzelverläufe ergab sich für die Stichprobe als ganzes eine signifikante Abnahme des HAMD-17 Ausgangswertes nach dem zehnten Tag ($p \leq 0.01$; Wilcoxon Matched-pairs Test). Da in der großen Mehrheit der Fälle eine Besserung tatsächlich innerhalb der ersten zwei Wochen der Beobachtungsperiode eintrat, erwiesen sich das gewählte Design der Studie und die daraus resultierenden Daten als brauchbare Basis für die später präsentierten Verlaufsuntersuchungen.

---

[3] *Besserung:* 20% Reduktion des HAMD-17 Ausgangswertes ohne nachfolgende Verschlechterung um 15%; *Therapieerfolg:* 50% Reduktion des HAMD-17 Ausgangswertes ohne nachfolgende Verschlechterung um 15%.

6.52 Vergleich mit gesunden Kontrollpersonen

In einem ersten explorativen Schritt bestimmten wir in der Patientenstichprobe mit Hilfe des Wilcoxon-matched-pairs-Tests diejenigen Sprachparameter, die sich bereits nach 14 Tagen, d.h. zum Zeitpunkt der 6. Messung, signifikant von den Ausgangswerten unterschieden, sowie in einem zweiten Schritt diejenigen Sprachparameter, deren Veränderungen zum Zeitpunkt des Austritts aus der Klinik Signifikanz erreicht hatten. Nach 14 Tagen fanden sich signifikante Unterschiede ($p \leq 0.01$) in folgenden Parametern: Gesamtaufnahmezeit, Gesamtdauer von Pausen und Sprechabschnitten, Energie und Dynamik, F0-Amplitude und F0-6db-Bandbreite. Diese Unterschiede blieben bis zum Austritt aus der Klinik bestehen, wobei zu diesem Zeitpunkt außerdem die Fundamentalfrequenz F0 signifikante Veränderungen ($p \leq 0.01$) bezüglich des Ausgangswertes zeigte. Allerdings waren die relativen Änderungen eines Teils der Parameter kleiner als 16% der Ausgangswerte und blieben damit innerhalb der natürlichen Fluktuationen (Tabelle 6.1).

			1. Messung		2. Messung	
			mean	stdev	mean	stdev
Mittlere Pausendauer	[msec]		478.2	100.1	473.9	113.1
Pausen pro Sekunde	[msec]		347.3	56.5	326.8	58.6
Mittlere Sprechabschnittslänge	[msec]		435.9	83.6	443.6	89.5
Energie pro Sekunde	[mV^2]	(*)	9.9	3.7	11.0	4.8
Gesamtlänge der Aufnahme	[sec]	(*)	209.6	44.1	183.6	28.4
Gesamtpausendauer	[sec]	(*)	53.5	21.9	42.7	13.7
Gesamtsprechabschnittslänge	[sec]	(*)	128.9	21.1	116.4	17.1
Mittlere F0-Amplitude	[mV]	(*)	93.2	47.7	84.8	41.9
Mittlere F0-6db Bandbreite	[QT]	(*)	10.6	1.7	11.0	1.6
Mittlere F0-Kontur	[mV/QT]		9.9	6.3	8.7	5.1

Tab. 6.1: Vergleich der Sprachparameter aus der ersten Messung kurz nach Eintritt in die Studie mit den Sprachparametern aus der sechsten Messung 14 Tage später bezüglich Mittelwerten und Standardabweichungen. Parameter mit einem signifikanten Unterschied zwischen den beiden Messungen ($p \leq 0.01$; Wilcoxon Matched Pairs Test) sind mit einem "(*)" markiert. Die experimentelle Bedingung ist Lesen emotional neutralen Text. (QT = Vierteltöne, mean = Mittelwert, stdev = Standardabweichung).

In einem dritten Schritt verglichen wir mittels Mann-Whitney U-Test die Sprachparameter aus der Patientenstichprobe mit den entsprechenden Werten aus der Kontrollgruppe, und zwar sowohl für die 1. Messung wie auch für die letzte Messung bei Austritt aus der Klinik. Zum Zeitpunkt des Eintritts in die Studie unterschieden sich die Patienten in folgenden Sprachparametern signifikant ($p \leq 0.01$) von den Kontrollpersonen: in der Gesamtaufnahmezeit, in der Gesamtdauer von Pausen und Sprechabschnitten, in Energie und Dynamik, in der

Fundamentalfrequenz F0, sowie in F0-Amplitude und F0-6db-Bandbreite. Die meisten dieser Unterschiede, insbesondere in den Parametern Energie und Dynamik, blieben bis zum Klinikaustritt bestehen. Nur die Gesamtaufnahmezeit und die Gesamtdauer von Pausen und Sprechabschnitten veränderte sich in der Beobachtungsperiode soweit, daß bei Klinikaustritt die Unterschiede zu den Kontrollpersonen keine Signifikanz mehr erreichten.

Angesichts der ausgeprägten inter-individuellen Unterschiede in Sprechverhalten und Klangfarbe der Stimme erwartet man eine große Bandbreite in den individuellen Werten der meisten Sprachparameter. Tatsächlich sind die empirisch gefundenen Standardabweichungen typisch < 60% in bezug auf die entsprechenden Populationsmittelwerte. Recht unerwartet fanden wir in unserer Patientenstichprobe wesentlich kleinere Werte. So betrugen beispielsweise die Standardabweichungen im Falle der Sprachparameter Energie und Dynamik weniger als 35% vom Stichprobenwert. Zum Zeitpunkt des Klinikaustritts hatten die inter-individuellen Unterschiede beträchtlich zugenommen, ohne jedoch die Werte aus der Normalpopulation erreicht zu haben. Mit anderen Worten, die akute depressive Symptomatik reduzierte die inter-individuellen Unterschiede in Sprechweise und Klangfarbe der Stimme und machte Patienten in dieser Hinsicht ähnlicher. Es liegt deshalb nahe, von einer "depressiven Sprechweise" oder einer "depressiven Stimme" zu sprechen. Im Verlaufe der Rückbildung der depressiven Symptomatik gewannen die Patienten ihre individuellen Sprachcharakteristiken dann mehr und mehr zurück.

		kanonische Ladung	normalisierte Ladung
Gesamtsprechabschnittslänge	[sec]	0.574	0.432
Energie pro Sekunde	[mV^2]	-0.062	-0.047
Dynamik	[mV^2]	0.828	0.623
Mittlere Sprechstimmlage	[QT]	-0.284	-0.214
Variabilität der Sprechstimmlage	[QT]	0.108	0.081
Mittlere F0-Amplitude	[mV]	0.583	0.439
Mittlere F0-6db Bandbreite	[QT]	-0.561	-0.422

Tab. 6.2: Zusammensetzung der multivariaten Diskriminanzfunktion und Beitrag der einzelnen Sprachparameter zur Trennung zwischen depressiven Patienten und gesunden Kontrollpersonen. Die kanonische Ladung ist definiert als Produkt zwischen Eigenwert und Standardabweichung eines Sprachparameters. Aus Gründen der Vergleichbarkeit wurde der Ladungsvektor auf die Länge "1" normiert.

Signifikante Mittelwertsunterschiede geben natürlich keine Auskunft darüber, wie gut Sprachparameter tatsächlich die beiden Populationen von Patienten und Kontrollpersonen trennen. Dieser Frage sind wir deshalb mit Hilfe von multivariaten Diskriminanzanalysen nachgegangen. Um die Reproduzierbarkeit der

Diskriminanzfunktionen überprüfen zu können, haben wir die erste Messung an Patienten und Kontrollpersonen als Lernstichprobe und die zweite Messung an Patienten (2 Tage später) und Kontrollpersonen (14 Tage später) als Teststichprobe verwendet (vgl. Paragraph 6.4). Die Analyse ergab für die Lernstichprobe 41 korrekt klassifizierte Kontrollpersonen (95%) und 35 korrekt klassifizierte Patienten (81%). Für die Teststichprobe fanden sich mit 37 korrekt klassifizierten Kontrollpersonen (86%) und 33 korrekt klassifizierten Patienten (77%) ähnliche Werte. Die entsprechenden Diskriminanzfunktionen umfassten 7 Sprachparameter: *Gesamtlänge der Sprechabschnitte, mittlere Energie pro Sekunde, Dynamik, mittlere Sprechstimmlage, Variabilität der mittleren Sprechstimmlage, mittlere F0-Amplitude* und *mittlere F0-6db-Bandbreite*. Der relative Beitrag dieser Sprachparameter zur Trennung zwischen Patienten und Kontrollpersonen war sehr unterschiedlich: den größten Einfluss mit einer Ladung von 0.828 hatte die dynamische Variation der Lautstärke, gefolgt von der F0-Amplitude (Ladung: 0.583), F0-6db-Bandbreite (Ladung: -0.561) und der Gesamtsprechabschnittslänge (Ladung: 0.574). Der Einfluß aller anderen Sprachparameter war wesentlich geringer (Tabelle 6.2).

6.53 Schwere der depressiven Symptomatik

Unsere Vergleiche zwischen depressiven Patienten und gesunden Kontrollpersonen hatten deutliche Unterschiede in Sprechverhalten und Klangfarbe der Stimme zwischen beiden Populationen aufgezeigt, und Sprachparameter, zusammengefaßt zu einer multivariaten Diskriminanzfunktion, ermöglichten eine reliable Trennung zwischen Patienten und Kontrollpersonen in mehr als 75% aller Fälle. Es war daher zu erwarten, daß sich auch innerhalb der Patientenstichprobe der Schweregrad der depressiven Symptomatik durch ein multivariates Sprachparametermodell hinreichend gut erfassen läßt. Diesen Nachweis haben wir ebenfalls mit Hilfe von Diskriminanzanalysen zu erbringen versucht. Kritisch in diesem Zusammenhang war die reliable Klassifizierung der Patienten in leichte, mittelschwere und schwere Fälle.

Zur Lösung des Problems haben wir die an unserer Stichprobe beobachteten inter-individuellen Bandbreiten des totalen AMDP-Depressionsscores und des HAMD17-Scores jeweils in zwei Hälften geteilt, und zwar separat für die beiden ersten Ratings. Unter Berücksichtigung einer angemessenen "Übergangszone" im Bereich mittlerer Scores (Übergang von leichten zu schweren Fällen) erhielten alle Patienten mit einem Score unterhalb der Übergangszone die Markierung "L" und Patienten mit einem Score oberhalb der Übergangszone die Markierung "H". Ausgehend von dieser temporären Subklassifikation wurden Patienten für einen bestimmten Ratingtag definitiv als leichte Fälle eingestuft, wenn sie an diesem Tag in beiden Instrumenten AMDP und HAMD eine Markierung "L" erhalten hatten. Analog wurden Patienten für einen bestimmten Ratingtag definitiv als schwere Fälle eingestuft, wenn sie an diesem Tag in beiden Instrumenten mit einem "H" markiert worden waren. Alle auf diese Weise nicht klassifizierten Patienten bildeten die Untergruppe der mittelschweren Fälle.

Es zeigte sich, daß zum Zeitpunkt des Eintritts in die Studie die 43 Patienten unserer Stichprobe hinsichtlich des Schweregrades der depressiven Symptomatik durch das obige Verfahren in folgende Untergruppen aufgeteilt wurden: 18 leichte, 7 mittelschwere und 18 schwere Fälle bei Eintritt in die Studie, sowie 26 leichte, 4 mittelschwere und 13 schwere Fälle am dritten Tag der Studie. Hierbei wurden Patienten mit einem HAMD17-Score ≤ 22 (totaler AMDP-Depressionswert ≤56) als leichte Fälle und Patienten mit einem HAMD17-Score ≥ 27 (totaler AMDP Depressionswert ≥ 60) als schwere Fälle eingestuft.

Für die auf die Extremgruppen reduzierte Stichprobe (N = 36 bei Eintritt in die Studie und N = 39 am dritten Tag der Studie) ergab die Diskriminanzanalyse 35 korrekt klassifizierte Patienten (97.2%) in der Lernstichprobe (Rating bei Eintritt in die Studie) und 28 korrekt klassifizierte Patienten (71.8%) in der Teststichprobe (am dritten Tag der Studie wiederholtes Rating). Die deutlich größere Zahl inkorrekt klassifizierter Patienten am dritten Tag der Studie geht vor allem auf 8 Patienten zurück, die in der Beurteilung auf der Basis von AMDP und HAMD als "leichte Fälle", aufgrund der Sprachanalysen aber als "schwere Fälle" klassifiziert wurden. Die resultierende Diskriminanzfunktion umfaßte 8 Sprachparameter, von denen die Mehrzahl mit Werten zwischen 1.055 und 1.225 etwa gleiches Gewicht aufwiesen. Für die Stichprobe als ganzes waren längere Pausen, eine tiefere Sprechstimmlage und höhere Energiewerte mit niedrigeren Depressionswerten, und längere Sprechabschnitte, größere Dynamikwerte und eine höhere F0-Amplitude mit höheren Depressionswerten verknüpft (Tabelle 6.3). Damit ergaben sich bei den Ergebnissen des multivariaten Vergleichs leichter -- schwerer Depressionsfälle gewisse Unterschiede zu den Korrelationsanalysen zwischen Sprachparametern und psychopathologischen Syndromen (Paragraph 6.54).

		kanonische Ladung	normalisierte Ladung
Gesamtpausenlänge	[sec]	-0.721	-0.253
Mittlere Pausenlänge	[msec]	-1.212	-0.425
Mittlere Sprechabschnittslänge	[msec]	1.284	0.450
Energie pro Sekunde	[mV^2]	-1.191	-0.417
Dynamik	[mV^2]	1.225	0.429
Pausen pro Sekunde	[msec]	0.597	0.209
Mittlere Sprechstimmlage	[QT]	-0.346	-0.121
Mittlere F0-Amplitude	[mV]	1.055	0.370

Tab. 6.3: Zusammensetzung der multivariaten Diskriminanzfunktion und Beitrag der einzelnen Sprachparameter zur Trennung zwischen Patienten mit "schwach" (n = 18) und "stark" (n = 18) ausgeprägter depressiver Symptomatik (schwach ausgeprägte Symptomatik: HAMD17-Depressionswert ≤ 22; stark ausgeprägt: HAMD17-Depressionswert ≥ 27). Das Eintrittsrating sowie das am 3. Tag der Studie wiederholte Rating dienten als Lern- und Teststichprobe, um die Reproduzierbarkeit der Diskriminanzfunktion sicherzustellen. Die kanonische Ladung ist definiert als Produkt zwischen Eigenwert und Standardabweichung eines Sprachparameters. Aus Gründen der Vergleichbarkeit wurde der Ladungsvektor auf die Länge "1" normiert.

6.54 Psychopathologie und Sprache im Verlauf der Besserung

In unseren Analysen haben wir zunächst solche Korrelationen zwischen psychopathologischen Syndromen und Sprachparametern bestimmt, die für die Gesamtstichprobe und über alle Beobachtungstage Signifikanz ($p \leq 0.05$; Spearman Rangkorrelation) erreichten, einschließlich des Zeitpunktes des Austritts aus der Klinik. Diese Analysen ergaben eine ganze Reihe enger Zusammenhänge im Verlauf der Besserung zwischen Psychopathologie, Sprechverhalten und Klangfarbe der Stimme. Insbesondere die Parameter *F0-Amplitude, F0-6db-Bandbreite* und *F0-Kontur*, die wichtige Aspekte des "Timbres" eines Sprechers erfassen, zeigten hochsignifikante Korrelationen mit einer großen Zahl der untersuchten Syndrome. Das gleiche traf, etwas weniger ausgeprägt, für die Parameter *Energie/sec* und *Dynamik* zu, welche die mittlere Lautstärke und dynamische Lautstärkevariation eines Sprechers messen. Neben diesen "basalen" Charakteristiken depressiver Sprache, die gekennzeichnet sind durch einen engen Zusammenhang mit einer Vielzahl psychopathologischer Merkmale, fanden wir auch Sprachparameter, die fast ausschließlich mit den übergeordneten psychopathologischen Konstrukten "manisch-depressives Syndrom", "schizophrenes Syndrom" und "AMDP-Depressionsscore" signifikant korrelierten. Zu diesen Sprachparametern gehörten *Gesamtdauer der Sprachaufnahme, Gesamtlänge der Pausen, mittlere Pausenlänge pro Sekunde, mittlere Sprechstimmlage* und *Variabilität der Sprechstimmlage* (Tabelle 6.4).

Was die Sprachparameter betrifft, die das Timbre eines Sprechers erfassen, so ergaben sich positive Korrelationen zwischen Psychopathologie und Sprechstimmlage F0, F0-Amplitude und F0-Kontur, aber negative Korrelationen zwischen Psychopathologie und F0-6db-Bandbreite. Das heißt, eine Abnahme in der depressiven Symptomatik geht einher mit einer Abnahme in der Intensität der Grundfrequenz (was implizit eine Zunahme in den Intensitäten der höheren Harmonischen F1, F2, ... bedeutet), andererseits aber auch mit einer Zunahme der Variabilität der Grundfrequenz (Intonation). Mit anderen Worten, im Verlauf der Besserung änderte sich die Stimme der Patienten, im Mittel, von ausdrucksloser Monotonie zu vollerem Klang und normaler Intonation. Darüberhinaus verschob sich die mittlere Sprechstimmlage zu tieferen Tönen hin, so daß sich in diesem Punkt gewisse Parallelen zwischen depressivem Zustand und dem Verhalten in Streßsituationen ergaben. Was die Sprachparameter betrifft, die das Sprechverhalten erfassen, so fanden wir negative Korrelationen zwischen Psychopathologie und Energie/sec und Dynamik, aber positive Korrelationen zwischen Psychopathologie und der Gesamtdauer der Sprachaufnahme, der Gesamtlänge der Pausen und der mittleren Pausenlänge pro Sekunde. Das heißt, eine Abnahme in der depressiven Symptomatik geht einher mit einer Zunahme der mittleren Lautstärke und des dynamischen Ausdrucks. Darüberhinaus bewirkt eine Abnahme in der depressiven Symptomatik eine Abnahme in der Länge der Pause, und damit eine insgesamt verkürzte Dauer der Sprachaufnahme. Mit anderen Worten, im Verlauf der Besserung änderte sich das Sprechverhalten der Patienten, im Mittel, von einer leisen zu einer normaleren Stimme und von einer langsamen, zögernden zu einer flüssigeren Sprache. Die Unterschiede zur Diskriminanzanalyse (Paragraph 6.53) machen aber deutlich, daß Schwere der Depression und Verlauf der Besserung auf unterschiedliche Weise mit Sprachparametern zusammenhängen.

Stimmveränderungen in der Depression

Psychopathologie	Gesamtaufnahmezeit	Gesamtpausenzeit	Gesamtsprechzeit	Pausen pro Sekunde	Energie pro Sekunde (Leistung)	Dynamik	Sprechstimmlage	Variation der Sprechstimmlage	F0-Amplitude	F0-6db-Bandbreite	F0-Kontur
HAMD	+				−	−			+	−	+
APAT					−	−			+	−	+
RETD	+					−		−	+	−	+
SOMD						−		−	+		+
KATA					−			−	+		+
HYPO								−	+		+
HALL			+		+			−	+	−	+
TOTD			+		+			−	+	−	+
MAND	+	+				−			+	−	+
SCHZ			+		−	−	+		+	−	+

Tab. 6.4: Korrelationen zwischen Sprachparametern und Psychopathologie, die in der Gesamtstichprobe an jedem Beobachtungstag einschließlich dem Tag der Entlassung aus der Klinik eine Signifikanz von mindestens $p \leq 0.05$ erreichten. Positive Korrelationen sind mit "+" und negative Korrelationen mit "−" markiert (HAMD: Hamilton-17 Depressionswert; APAT: apathisches Syndrom; RETD: gehemmt-depressives Syndrom; SOMD: somatisch-depressives Syndrom; KATA: katatones Syndrom; HYPO: hypochondrisches Syndrom; HALL: halluzinatorisch-desintegratives Syndrom; TOTD: AMDP Depressionswert; MAND: manisch-depressives Syndrom; SCHZ: Schizophrenes Syndrom). Die experimentelle Bedingung ist Lesen emotional neutralen Text.

6.55 Einzelverläufe

Das eigentliche Ziel dieser Studie war, wie bereits früher ausgeführt, die Erfassung des zeitlichen Verlaufs der Besserung einer depressiven Erkrankung *im Einzelfall* mittels "objektiver" Sprachparameter. Da signifikante Korrelationen zwischen Psychopathologie und Sprache auf Stichprobenebene nicht notwendigerweise auch signifikante Zusammenhänge im Einzelfall bedeuten, haben wir für jeden einzelnen Patienten die Meßwerte aller 7 Messungen zu Verlaufsvektoren zusammengefaßt und Korrelationen zwischen "Psychopathologieverläufen" und "Sprachverläufen" berechnet (vgl. Paragraph 6.4). Korrelationen, die für mindestens 14 Patienten (32.6%) Signifikanz erreichten ($p \leq 0.05$; Spearman Rangkorrelationen), wurden als bedeutsam eingestuft[4]. Nicht unerwartet erwiesen sich die Ergebnisse der Einzelfallanalysen als sehr konsistent mit den Ergebnissen der Querschnittsanalysen. In 47% der Fälle ergaben sich signifikante Zusammenhänge zwischen den globalen Depressionsmaßen HAMD-17, AMDP-Depressionsscore und den Sprachparametern, die Klangaspekte einer Stimme messen, und in 43% der Fälle zwischen den globalen Depressionsmaßen und den Sprachparametern Energie und Dynamik, wobei in beiden Fällen die gleiche Untergruppe von Patienten erfaßt wurde. Die Vorzeichen der Korrelationen waren in den Einzelfallanalysen natürlich nicht anders als in den Querschnittsanalysen: positive Vorzeichen für F0-Amplituden und F0-Kontur, negative Vorzeichen für mittlere Sprechstimmlage, F0-6db-Bandbreite, Energie und Dynamik. Beispiele für solche signifikanten Einzelverläufe sind in den Abbildungen 6.1a, 6.1b (F0-Amplitude) und in den Abbildungen 6.1c, 6.1d (Energie) gegeben.

Etwas unerwartet dagegen war, daß es sehr viel weniger Einzelverläufe mit signifikanten Korrelationen zwischen den globalen Depressionsmaßen und den Sprachparametern gab, die das Sprechverhalten messen. Beispielsweise fanden wir nur in 25 - 30% der Fälle einen genügend engen Zusammenhang mit der mittleren Pausenlänge oder der mittleren Sprechabschnittslänge. Allerdings sah das Bild für mehr spezifische Syndrome etwas besser aus: 47% der Fälle zeigten einen signifikanten, positiven Zusammenhang zwischen dem somatisch-depressiven Syndrom und den Sprachparametern Gesamtlänge der Pausen und Gesamtdauer der Sprachaufnahme, 37% der Fälle zwischen den gleichen Sprachparametern und dem gehemmt-depressiven Syndrom und 40% der Fälle mit dem apathischen Syndrom.

Unter den untersuchten Syndromen gab es vier, die keinerlei signifikante Korrelationen mit Sprachparametern zeigten: das halluzinatorisch-desintegrative Syndrom, das psychoorganische Syndrom, das neurologische Syndrom und das manische Syndrom. Von besonderer Bedeutung ist dabei das neurologische Syndrom, in dem sich akute Nebenwirkungen von Medikamenten abbilden. Das Fehlen eines solchen korrelativen Zusammenhangs deutet darauf hin, daß sich die hier beschriebenen Zusammenhänge zwischen psychopathologischen Merkmalen und Sprachparametern nicht durch akute Nebenwirkungen erklären lassen. Wir

---

[4] Es ist zu beachten, daß bei 7 wiederholten Messungen die Signifikanzschwelle für die Korrelationen mit $r \geq 0.829$ sehr hoch liegt, mithin im Falle einer Signifikanz die Verläufe angenähert parallel laufen (vgl. Abbildungen 6.1a - 6.1f).

werden auf diesen Punkt später zurückkommen (Paragraph 6.56). Alle anderen Syndrome waren in mindestens 30% der Fälle mit mindestens einem Sprachparameter korreliert. Eine besondere Stellung nahm dabei das apathische Syndrom ein, das in 57% der Fälle (vor allem den schweren Fällen) signifikante negative Korrelationen mit den Sprachparametern Dynamik und F0-6db-Bandbreite zeigte. Beispiele für signifikante Einzelverläufe mit dem Sprachparameter mittlere Pausenlänge sind in Abbildungen 6.1e und 6.1f gegeben.

Zusammenfassend läßt sich sagen, daß wir bei fast zwei Dritteln (63%) der Patienten der Stichprobe signifikante Korrelationen im Einzelverlauf zwischen globalen Depressionsmaßen und wenigstens einem skalaren Sprachparameter gefunden haben. Die Patienten, die keinen signifikanten Einzelverlauf zeigten, blieben mehrheitlich in ihrem psychopathologischen Zustand entweder über die gesamte Beobachtungsperiode unverändert oder waren durch einen fluktuierenden Schweregrad der Depression gekennzeichnet. Dies könnte eine von der Sprachanalyse her gesehen "korrekte" Einschätzung der depressiven Symptomatik durch den explorierenden Arzt nachhaltig erschwert haben, so daß der im Verlauf einzelner Fälle nicht gefundene signifikante Zusammenhang zwischen Psychopathologie und Sprachparametern nicht notwendigerweise auf die mangelnde Effizienz der automatischen Sprachanalyse zurückzuführen ist. Die Abbildungen 6.1e und 6.1f machen darüberhinaus deutlich, daß Sprachparameter, die in der Querschnittsanalyse keinen signifikanten Zusammenhang zu psychopathologischen Syndromen zeigten, im *Einzelfall* durchaus mit dem Verlauf der depressiven Symptomatik zusammenhängen können.

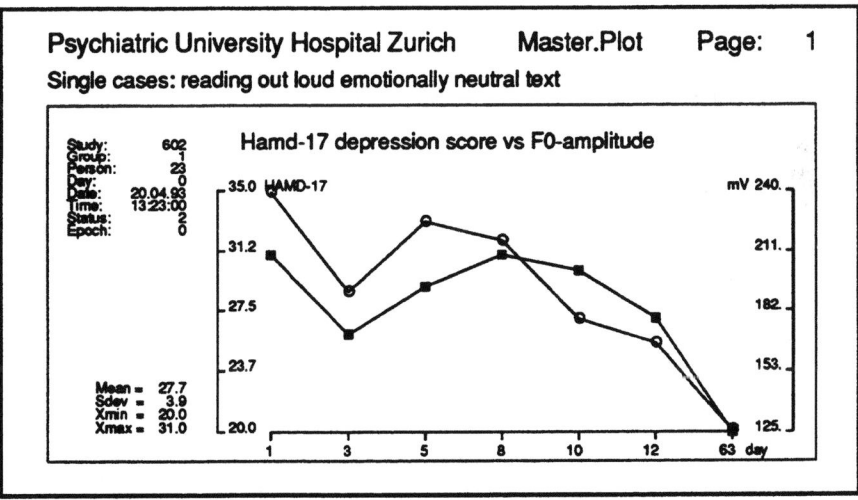

Abb. 6.1a: Rückbildung der depressiven Symptomatik eines Patienten über einen Zeitraum von 14 Tagen, erfaßt durch abnehmende HAMD-17 Werte (dunkle Quadrate). Die entsprechenden Änderungen in dem Sprachparameter "F0-Amplitude" sind gleichsinnig (helle Kreise), d.h. positiv mit den Änderungen der HAMD-17 Werte korreliert. Die experimentelle Bedingung ist "Vorlesen emotional neutralen Text" und "Tag = 63" bedeutet Austritt aus der Klinik.

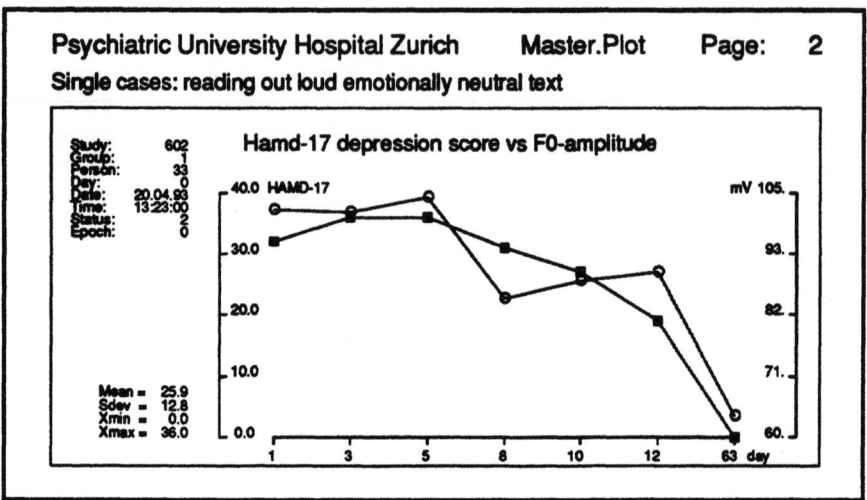

Abb. 6.1b: Rückbildung der depressiven Symptomatik eines Patienten über einen Zeitraum von 14 Tagen, erfaßt durch abnehmende HAMD-17 Werte (dunkle Quadrate). Die entsprechenden Änderungen in dem Sprachparameter "F0-Amplitude" sind gleichsinnig (helle Kreise), d.h. positiv mit den Änderungen der HAMD-17 Werte korreliert. Die experimentelle Bedingung ist "Vorlesen emotional neutralen Text" und "Tag = 63" bedeutet Austritt aus der Klinik.

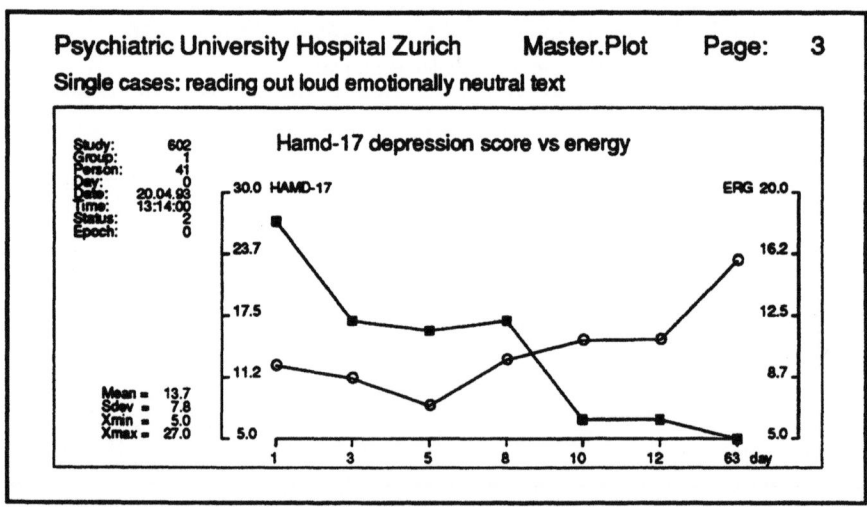

Abb. 6.1c: Rückbildung der depressiven Symptomatik eines Patienten über einen Zeitraum von 14 Tagen, erfaßt durch abnehmende HAMD-17 Werte (dunkle Quadrate). Die entsprechenden Änderungen in dem Sprachparameter "Energie" sind gegenläufig (helle Kreise), d.h. negativ mit den Änderungen der HAMD-17 Werte korreliert. Die experimentelle Bedingung ist "Vorlesen emotional neutralen Text" und "Tag = 63" bedeutet Austritt aus der Klinik.

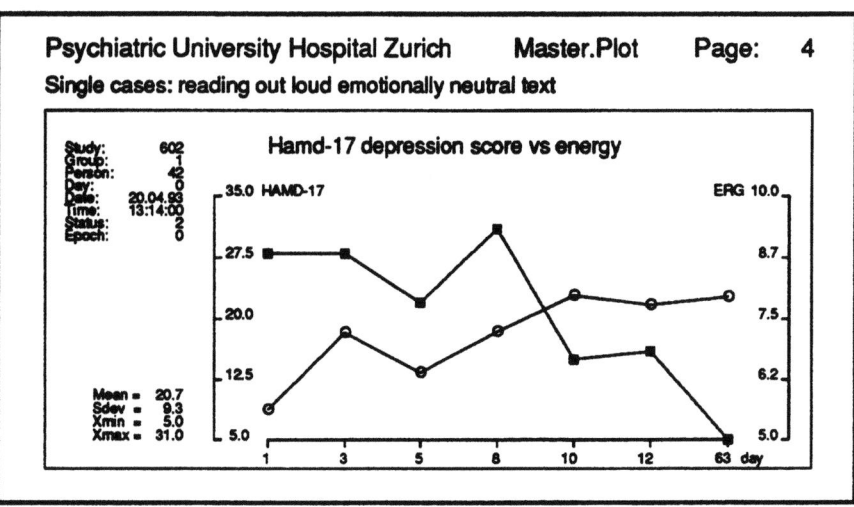

Abb. 6.1d: Rückbildung der depressiven Symptomatik eines Patienten über einen Zeitraum von 14 Tagen, erfaßt durch abnehmende HAMD-17 Werte (dunkle Quadrate). Die entsprechenden Änderungen in dem Sprachparameter "Energie" sind gegenläufig (helle Kreise), d.h. negativ mit den Änderungen der HAMD-17 Werte korreliert. Die experimentelle Bedingung ist "Vorlesen emotional neutralen Text" und "Tag = 63" bedeutet Austritt aus der Klinik.

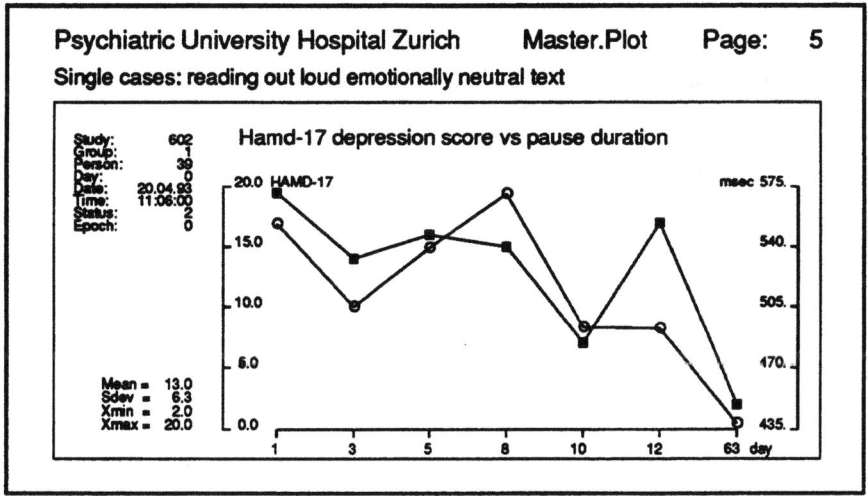

Abb. 6.1e: Rückbildung der depressiven Symptomatik eines Patienten über einen Zeitraum von 14 Tagen, erfaßt durch abnehmende HAMD-17 Werte (dunkle Quadrate). Die entsprechenden Änderungen in dem Sprachparameter "Pausendauer" sind gleichsinnig (helle Kreise), d.h. positiv mit den Änderungen der HAMD-17 Werte korreliert. Die experimentelle Bedingung ist "Vorlesen emotional neutralen Text" und "Tag = 63" bedeutet Austritt aus der Klinik.

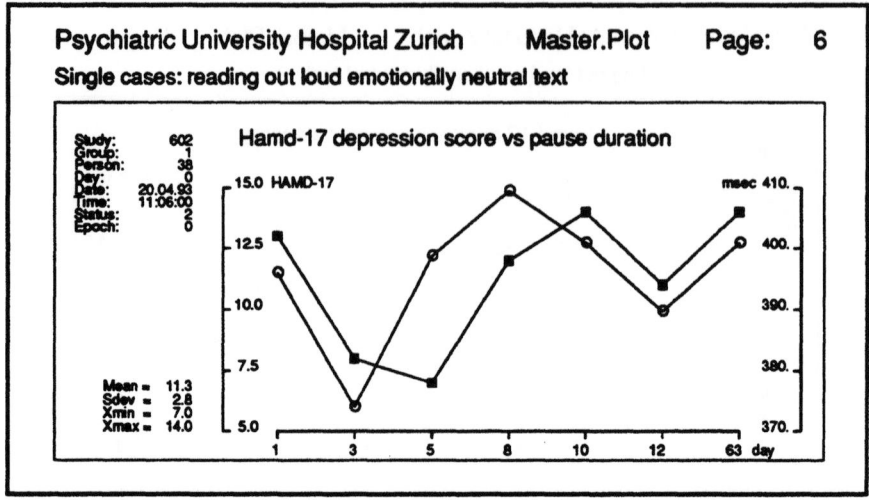

Abb. 6.1f: Rückbildung der depressiven Symptomatik eines Patienten über einen Zeitraum von 14 Tagen, erfaßt durch abnehmende HAMD-17 Werte (dunkle Quadrate). Die entsprechenden Änderungen in dem Sprachparameter "Pausendauer" sind gleichsinnig (helle Kreise), d.h. positiv mit den Änderungen der HAMD-17 Werte korreliert. Die experimentelle Bedingung ist "Vorlesen emotional neutralen Text" und "Tag = 63" bedeutet Austritt aus der Klinik.

6.56 Medikamenteneffekte

Man könnte argumentieren, daß zu einem großen Teil Medikamenteneffekte für die im Verlauf der Besserung der depressiven Symptomatik beobachteten Veränderungen in Sprechverhalten und Klangfarbe der Stimme verantwortlich sind. Jedenfalls sollten sich Unterschiede in der antidepressiven Medikation zumindest im Sprechverhalten deutlich manifestieren, denn Antidepressiva mit hoher anticholinerger Potenz induzieren aufgrund ihres Nebenwirkungsprofiles sicherlich sehr viel massivere Veränderungen im Sprechverhalten eines Patienten als Antidepressiva, die selektiv die Serotonin-Wiederaufnahme hemmen. Leider läßt die klinische Praxis aber keine einfache Unterteilung der Patienten in relativ homogene Therapiegruppen zu, die dann miteinander verglichen werden könnten. Zu groß ist die Vielfalt individueller Therapiepläne, die häufig auch Hypnotika, Tranquilizer oder niedrig-potente Neuroleptika in unterschiedlicher Kombination und Dosierung umfassen. Wir haben deshalb im Rahmen dieser Studie nur den Einfluß *akuter* Nebenwirkungen auf Sprechverhalten und Klangfarbe der Stimme der Patienten im Verlaufe ihrer Behandlung untersuchen können, nicht aber "*globale*" Veränderungen, die auf das spezifische Wirkungsprofil eines Antidepressivums zurückzuführen wären.

Bei Eintritt in die Studie, d.h. wenige Tage nach Beginn der Hospitalisierung, litt die Mehrzahl der Patienten (67.4%) unter Symptomen, die sich auf akute Nebenwirkungen der antidepressiven Medikation zurückführen lassen: 9 Patienten

(20.9%) unter leichten, 12 Patienten (27.9%) unter mittelschweren und 8 Patienten (18.6%) unter schweren Beeinträchtigungen. Dieses Bild blieb über die ersten 14 Tage der Beobachtungsperiode im wesentlichen unverändert bestehen. Erst bei Austritt aus der Klinik war eine signifikante Abnahme akuter Nebenwirkungen zu verzeichnen. Zu diesem Zeitpunkt war der Anteil der Patienten mit Nebenwirkungen auf weniger als die Hälfte (48.1%) zurückgegangen, nur ein einziger Patient hatte noch schwere Beeinträchtigungen.

Die Nebenwirkungen betrafen bei Studienbeginn in 13 Fällen (30.2%) die globale Sedierung, in 23 Fällen (53.5%) vegetative Symptome, in 17 Fällen (39.5%) Mundtrockenheit und in 3 Fällen (7.0%) neurologische Symptome. Im weiteren Verlauf der Studie kam es dann in bezug auf die Mundtrockenheit zu einer leichten Zunahme (Anstieg von 39.5% auf 53.5% nach 10 Tagen mit nachfolgendem Rückgang), und in bezug auf neurologische Symptome zu einer Verdreifachung der Fälle (Anstieg von 7.0% auf 21.0% am dritten Untersuchungstag mit nachfolgender Stabilisierung auf 14%). Alle übrigen Nebenwirkungssymptome zeigten hinsichtlich der Zahl der betroffenen Patienten innerhalb der ersten 14 Tage der Beobachtungsperiode weder eine Zunahme noch eine Abnahme.

Angesichts der fundamentalen Unterschiede zwischen dem Verlauf akuter Nebenwirkungen und dem Verlauf psychopathologischer Merkmale (vgl. Paragraph 6.51) und angesichts des engen Zusammenhangs zwischen psychopathologischen Syndromen und Sprachparametern konnte man nicht erwarten, daß akute Nebenwirkungen einen wesentlichen Teil der innerhalb der ersten 14 Tage beobachteten Veränderungen im Sprechverhalten der Patienten erklären. In der Tat ergaben unsere Korrelationsanalysen keinerlei Hinweise auf signifikante und über die gesamte Beobachtungsperiode hinreichend konstante Beziehungen zwischen Nebenwirkungsitems und Sprachparametern. Lediglich am dritten Tag der Studie fanden sich signifikante Korrelationen (Spearman Rangkorrelation) zwischen dem neurologischen Syndrom und den Sprachparametern "mittlere Pausenlänge" ($p \leq 0.01$) und "mittlere Pausenlänge pro Sekunde" ($p \leq 0.05$). Darüberhinaus erreichten in der zweiten Studienwoche die Korrelationen zwischen den vegetativen Symptomen und dem Sprachparameter "mittlere Pausenlänge pro Sekunde" an drei Beobachtungstagen Signifikanz ($p \leq 0.05$). Die Ergebnisse der nachfolgenden Längsschnittsanalyse (Einzelverläufe) waren hingegen völlig negativ und deckten in keinem einzigen Fall einen signifikanten Zusammenhang zwischen akuten Nebenwirkungen und Sprachparametern auf.

Ein ähnlich negatives Bild zeigte sich auch bei den Ergebnissen der multiplen Regressionsanalysen, die wir durchgeführt haben, um den Varianzanteil der Sprachparameter zu bestimmen, der durch das Zusammenwirken aller erfaßten Symptome akuter Nebenwirkungen erklärt wird. Die durch akute Nebenwirkungen erklärte Varianz erreichte nur sporadisch und nur bei einigen wenigen Sprachparametern Signifikanz: am dritten Untersuchungstag für den Sprachparameter "Variabilität der Energie pro Sekunde" (16.0% der Varianz, maximaler Beitrag durch das neurologische AMDP-Syndrom), am achten Untersuchungstag für den Sprachparameter "mittlere Pausenlänge pro Sekunde" (15.4% der Varianz, maximaler Beitrag durch die vegetativen Nebenwirkungen) und am zwölften Untersuchungstag für die Sprachparameter "Amplitude der

Fundamentalfrequenz" (21.2% der Varianz) und "Kontur der Fundamentalfrequenz" (27.9% der Varianz), maximaler Beitrag jeweils durch die vegetativen Nebenwirkungen.

Insgesamt ergaben sich aber keinerlei Anhaltspunkte dafür, daß akute Nebenwirkungen für die in unserer Studie gefundenen Veränderungen in Sprechverhalten und Klangfarbe der Stimme depressiver Patienten verantwortlich sind. Die Frage, inwieweit "globale Verschiebungen" von Sprachparametern durch das spezifische Wirkungsprofil einiger antidepressiver Medikamente hervorgerufen wurden, blieb aber unbeantwortet.

6.6 Diskussion

Dreiundvierzig depressive, hospitalisierte Patienten wurden kurz nach Klinikeintritt in unsere Longitudinalstudie aufgenommen, um den zeitlichen Verlauf der Besserung depressiver Syndrome in Beziehung zu setzen zu Veränderungen in Sprechverhalten und Klangfarbe der Stimme. Darüberhinaus interessierte uns die Frage, ob sich depressive Patienten mittels Sprachparametern von gesunden Kontrollpersonen unterscheiden lassen und ob sich zum Zeitpunkt des Austritts aus der Klinik allfällige Unterschiede zurückgebildet haben. Auf der Basis von 6 wiederholten Messungen innerhalb der ersten 14 Tage und einer letzten Messung bei Klinikaustritt ergaben unsere Analysen, wie bereits in einer früheren Untersuchung (Kuny und Stassen 1993), einen hochsignifikanten Zusammenhang zwischen Psychopathologie und Sprache über die gesamte Beobachtungsperiode. Dabei waren Parameter, die Aspekte des Klanges einer Stimme erfassen, durch enge Beziehungen zu praktisch allen depressiven Syndromen gekennzeichnet, während Parameter, die typische Merkmale des Sprechverhaltens erfassen, meist nur mit einigen wenigen Syndromen signifikante Korrelationen zeigten. Dieses Ergebnis kann man dahingehend interpretieren, daß der Klang einer Stimme Zugang zu der Kernsymptomatik affektiver Störungen bietet, einer Konfiguration elementarer Merkmale, die allen depressiven Syndromen gemeinsam ist. Im Gegensatz hierzu schienen Veränderungen im Sprachverhalten mehr peripher und eher lose mit der Kernsymptomatik verknüpft zu sein.

Depressive Patienten unterschieden sich durch Sprechverhalten und Klangfarbe der Stimme deutlich von gesunden Kontrollpersonen, was sich auf der Basis multivariater Diskriminanzanalysen in ≥ 77% korrekt und reproduzierbar klassifizierten Personen widerspiegelte. Bemerkenswert in diesem Zusammenhang war außerdem die Tatsache, daß in der Patientenstichprobe am Ende der Beobachtungsperiode die inter-individuelle Variabilität der meisten Sprachparameter noch deutlich kleiner war als die inter-individuelle Variabilität in der Normalstichprobe. Mit anderen Worten, die Personen unserer Patientenstichprobe waren in Sprechverhalten und Klang der Stimme zueinander ähnlicher, als dies Personen der Normalbevölkerung zueinander sind. Ein Befund, den man dahingehend interpretieren könnte, daß es tatsächlich so etwas wie eine "depressive Stimme" gibt.

Unser Hauptinteresse in dieser Studie galt der Frage, inwieweit sich im *Einzelfall* der zeitliche Verlauf der Besserung affektiver Störungen durch Sprachparameter erfassen läßt. Es stellte sich heraus, daß verschiedene skalare

Größen sehr eng mit der globalen Einschätzung der Schwere einer Depression sowie mit bestimmten depressiven Syndromen verknüpft sind. Der korrelative Zusammenhang war dabei so eng, daß Psychopathologiewerte und Sprachparameterwerte sich über die gesamte Beobachtungsperiode mit 7 Messungen entweder gleichsinnig (positive Korrelation) oder gegenläufig (negative Korrelation) veränderten. Wir haben allerdings keinen Sprachparameter gefunden, der für eine Mehrheit der Patienten das psychopathologische Geschehen im Verlauf der Besserung genügend gut erfaßte. Es zeigten sich vielmehr beträchtliche inter-individuelle Unterschiede in bezug auf die Sprachmerkmale, in denen sich Veränderungen parallel zu den psychopathologischen Veränderungen abbildeten. Bei einigen Patienten war es die mittlere Pausenlänge, bei anderen die mittlere Lautstärke oder wieder bei anderen die F0-Amplitude. Bei vielen Patienten fanden sich aber mehrere Sprachparameter, die hochsignifikante Korrelationen mit der Psychopathologie aufwiesen.

Alles in allem ergaben sich in zwei Dritteln unserer Stichprobe parallele Veränderungen in Psychopathologie und Sprechverhalten, bzw. Klangfarbe der Stimme. Lediglich in einem Drittel der untersuchten Patienten zeigten sich keine klaren Zusammenhänge zwischen skalaren Sprachparametern und psychopathologischen Syndromen. Aus psychiatrischer Sicht waren diese letzteren Patienten mehrheitlich durch eine sich über die Zeit nicht verändernde Schwere der depressiven Symptomatik oder durch unregelmäßige Fluktuationen in den Syndromwerten gekennzeichnet, so daß es nicht klar war, ob es sich hier um Patienten handelte, bei denen sich die Psychopathologie tatsächlich nicht im Sprechverhalten oder Klang der Stimme niederschlug oder ob hier Probleme bei der psychiatrischen Exploration eine Rolle spielten. Unabhängig von dieser unbeantworteten Frage machten unsere Ergebnisse deutlich, daß es sehr unwahrscheinlich ist, daß ein einzelner skalarer Sprachparameter gefunden werden kann, der für eine Mehrheit depressiver Patienten den Verlauf der Besserung hinreichend gut abbildet. Wir arbeiten deshalb an einem multivariaten Verlaufsmodell, das alle wesentlichen Aspekte von Sprechverhalten und Klangfarbe der Stimme berücksichtigt.

In der Tat haben multivariate Diskriminanzanalysen gezeigt, daß sich schwer depressive Patienten von leichteren Fällen mittels 8 Sprachparametern reproduzierbar trennen lassen. Die auf diese Weise identifizierten Sprachparameter könnten die Basis eines multivariaten Modells bilden, das natürlich an einer unabhängigen Stichprobe verifiziert werden müßte. Die versuchsweise Anwendung der entsprechenden Diskriminanzfunktion auf die zeitliche Folge der Sprachaufnahmen unserer Studie war insofern vielversprechend, als die Zahl der als "leichte Fälle" klassifizierten Patienten im Verlauf der Beobachtungsperiode sukzessive zunahm. Ebenso nahm bei der versuchsweisen Anwendung der aus dem Vergleich mit den gesunden Kontrollpersonen gewonnenen Diskriminanzfunktion die Zahl der als "gesund" klassifizierten Patienten im Verlauf der Beobachtungsperiode sukzessive zu, wobei jedoch zum Zeitpunkt des Austritts aus der Klinik lediglich 37% der Patienten als "gesund" eingestuft wurden, was im Gegensatz zur psychopathologischen Klassifikation stand, aufgrund derer immerhin 48.8% der Patienten als Therapieerfolge zu bezeichnen waren.

Es ist uns klar, daß mit solch "spielerischen" Ansätzen kein genügend allgemeines, reproduzierbares Verfahren entwickelt werden kann, das im *Einzelfall* (oder zumindest in ≥ 80% der Einzelfälle) brauchbare Resultate liefert. Dies wäre aber eine unabdingbare Voraussetzung dafür, daß die vorgeschlagene Methode zu einem Routineverfahren im klinischen Alltag werden kann. Wir sehen unsere bisherigen Ergebnisse als ermutigenden Schritt in diese Richtung, insbesondere auch deshalb, weil sich akute Nebenwirkungen antidepressiver Medikamente als nicht relevant in bezug auf die im Verlaufe der Depression zu beobachtenden Veränderungen in Sprechverhalten und Klangfarbe der Stimme erwiesen haben, wobei jedoch der Frage nach "globalen" Sprachveränderungen aufgrund spezifischer Wirkungsprofile von Antidepressiva noch nachzugehen bleibt.

Weitere offene Fragen bestehen hinsichtlich des Einflusses *kognitiver Störungen* auf die Sprache depressiver Patienten, da kognitive Störungen in der Depression eine wichtige Rolle spielen, und bei der Sprachproduktion eine ganze Reihe kognitiver Prozesse direkt oder indirekt involviert sind (Schwartz et al. 1989; Waddington et al. 1989; Watts et al. 1990; Annen et al. 1991; Danion et al. 1991; Brand et al. 1992; van den Bosch et al. 1993). Diese Fragestellung ist jedoch sehr komplex und deshalb Gegenstand einer eigenständigen, derzeit in Bearbeitung befindlichen Studie, die sich mit kognitiven Störungen im Verlauf affektiver Erkrankungen befaßt (vgl. Kuny und Stassen 1994).

7. UNTERSUCHUNGEN AN SCHIZOPHRENEN

7.1 Negativsymptomatik

"Negative" Symptome wie *Affektarmut, Affektverflachung,* die *Unfähigkeit ein "normales" Maß an affektiven Reaktionen zu zeigen oder affektive Reaktionen in der Umgebung wahrzunehmen, emotionale Abstumpfung, lang andauernde Apathie, Verarmung des sprachlichen Ausdrucks* oder *psychomotorische Verlangsamung* sind konstituierende Elemente der wichtigsten klinischen Schizophreniedefinitionen und haben als eigenständiges theoretisches Konzept Eingang in das sogenannte Negativ-Positiv-Modell der Schizophrenie gefunden. In diesem Modell werden negative Symptome als pathologische *Defizite* angesehen, während Wahn, Halluzinationen oder floride formale Denkstörungen Ausdruck eines pathologischen *Überbordens* und *Außer-Kontrolle-Geratens* sind (z.B. Allen 1983; Andreasen 1989, Andreasen und Flaum 1991; Hogg und Brooks 1990; Kirkpatrick et al. 1990; de Leon et al. 1989; McGlashan und Fenton 1992; Ragin et al. 1989; Wing 1989; Zubin 1985). Diese auf den ersten Blick willkürlich erscheinende Dichotomisierung wichtiger psychopathologischer Merkmale der Schizophrenie geht auf die klinische Beobachtung zurück, daß negative Symptome entweder nicht oder schlecht auf antipsychotische Medikation ansprechen, häufig mit einem ungünstigen Krankheitsverlauf verknüpft sind und möglicherweise von gewissen morphologischen Strukturveränderungen im Gehirngewebe begleitet werden (Crow 1980, 1985). Mit anderen Worten, eine ganze Reihe klinischer Befunde vermitteln den Eindruck, daß positive, produktive Symptome mehr mit dem *akuten* Geschehen und psychopathologische Defizite mehr mit den *chronischen* Aspekten der Krankheit zusammenhängen.

Neuere Untersuchungen haben jedoch ergeben, daß positive Symptome nicht einheitlich günstig auf medikamentöse Behandlungen ansprechen und daß negative Symptome nicht generell therapieresistent sind (Singh und Kay 1987; Angst et al. 1989). Vielmehr scheinen sich die primären positiven Symptome während des Abklingens einer akuten schizophrenen Episode zuerst zurückzubilden, während die tiefer liegenden, schwer erfaßbaren Merkmale affektiver Minussymptomatik wesentlich länger persistieren, wobei unspezifische Symptome sowie Symptome des affektiven Bereiches häufig als Prodrome eines Rückfalls auftreten (Hirsch et al. 1989; Wing 1989). Was die negativen Symptome betrifft, so berichten verschiedene Autoren über eine diagnostische Unspezifität, insbesondere im Hinblick auf die vielfältigen Formen depressiver Störungen, die relativ häufig bei schizophrenen Patienten zu beobachten sind (Sommers 1985; Barnes et al. 1989). Darüberhinaus existieren auch gewisse Überschneidungen zwischen den als spezifisch angesehenen Charakteristiken depressiver Erkrankungen und den negativen Symptomen der Schizophrenie (Kibel et al. 1993).

Der Versuch einer Operationalisierung negativer Symptome hat zu der Entwicklung verschiedener Instrumente geführt, wie z.B. der Skala für die Erfassung negativer Symptome SANS (Andreasen 1982), der Positiv-Negativ-Skala PANSS (Kay et al. 1987), der Rating-Skala für negative Symptome NSRS (Iager et al. 1985) oder der Intentionalitäts-Skala INSKA (Mundt 1985). Obwohl die Frage, welche Symptome als negativ eingestuft werden sollen, bis heute nicht definitiv beantwortet ist, haben die hier aufgeführten Instrumente doch zu einer Vielzahl von systematischen Untersuchungen schizophrener Defizite geführt, insbesondere hinsichtlich ihrer Struktur, ihrer zeitlichen Stabilität, ihres prädiktiven Wertes oder ihrer Therapieresistenz.

Bei der Erfassung negativer Symptome ergeben sich nicht nur Reliabilitätsprobleme, sondern auch Schwierigkeiten bei der Abgrenzung gegen affektive Störungen, die auf depressive Syndrome zurückzuführen sind. Diesen beiden zentralen Fragen sind Kibel et al. (1993) in einer kürzlich publizierten Studie nachgegangen. In dieser Studie haben die Autoren versucht, auf empirischem Wege solche Items zu bestimmen, die eindeutig dem negativen Syndrom zugeordnet werden können. Es stellte sich heraus, daß tatsächlich eine Untergruppe von Items existiert, die in den verschiedenen Konzepten negativer Syndrome in ähnlicher Form enthalten sind und in bezug auf Interrater-Reliabilität genauso reliabel erfaßt werden können, wie positive oder depressive Symptome. Damit scheint eine vielversprechende Grundlage geschaffen, um eine biologische Validierung des negativen Syndroms zu versuchen.

Als *objektive* Methode zur Erfassung von Affektdefiziten in der Schizophrenie, z.B. von Affektverflachung oder Affektarmut, haben Clemmer (1980) und Andreasen et al. (1981) bereits vor mehr als 10 Jahren vorgeschlagen, die Stimme der Patienten mittels akustischer Analysen auszuwerten. Erste Versuche in dieser Richtung basierten auf computerunterstützten Analysen der schizophrenen Sprache und haben zu ermutigenden Resultaten geführt (Fraser et al. 1986; King et al. 1990; Ragin et al. 1989; Thomas et al. 1987, 1990). Standardisierte und vollständig automatisierte akustische Analysen des Sprechverhaltens oder der Klangfarbe der Stimme schizophrener Patienten liegen jedoch bisher nicht vor. Dies obwohl die Sprechweise und die Klangfarbe der Stimme schizophrener Patienten eine Fülle charakteristischer Merkmale besitzt (Stein 1993): *"Im Unterschied zu allen anderen psychiatrischen Erkrankungen findet man in der Schizophrenie auffällige Fluktuationen während des Sprechens. Die Patienten verändern ihre Stimme durch häufiges Verschieben der Sprechstimmlage, durch Vermeidung jeder Form von Intonation und durch Reduzierung der Intensitäten von Obertönen. Die Verschiebungen in der Sprechstimmlage sind zumindest teilweise vom Patienten kontrolliert, haben einen defensiven Charakter und könnten im Sinne eines positiven Symptoms dazu dienen, den Inhalt der gesprochenen Worte zu verschleiern. Dagegen scheinen der Mangel an Intonation und die Klangarmut der Stimme willentlich nicht beeinflußbare, negative Symptome zu sein, die auf ein Defizit von Affekten oder Energie hindeuten, aber paradoxerweise mit großen Anstrengungen verbunden sind."* Solche Befunde sind nicht wirklich überraschend, denn fast der gesamte Körper des Menschen ist bei der Sprachproduktion direkt oder indirekt involviert: Die "Idee" für einen bestimmten Klang entsteht im cerebralen Cortex und aktiviert im weiteren Verlauf eine Vielzahl motorischer Kerne, bevor es zur eigentlichen Klangerzeugung kommt, die die koordinierte Aktion verschiedener Muskeln, Organe sowie bestimmter Strukturen des Bauches, der Brust, des Halses und des Kopfes erfordert (Sataloff 1992).

Unsere Studie mit chronisch-schizophrenen Patienten hatte zum Ziel, die verschiedenen negativ-positiv Aspekte der Schizophrenie zu erfassen und die vermuteten Zusammenhänge mit Sprechweise und Klangfarbe der Stimme der Patienten aufzuzeigen. Im einzelnen haben wir durch unsere Studie versucht, die folgenden Fragen zu beantworten:

- Wie reproduzierbar können die psychopathologischen Subskalen der am häufigsten verwendeten Ratinginstrumente an chronisch-schizophrenen Patienten erfaßt werden?
- Welche psychopathologischen Größen sind bei chronisch-schizophrenen Patienten mit Sprechweise und Klangfarbe der Stimme korreliert?
- Ist eine Einschätzung des Schweregrades der negativen Symptomatik oder der Präsenz positiver Symptome mittels akustischer Variablen möglich?
- In welchem Umfang beeinflussen Psychopharmaka, insbesondere Antipsychotika, Sprechverhalten und Klangfarbe der Stimme bei chronisch-schizophrenen Patienten?
- Können chronisch-schizophrene Patienten anhand von Sprechweise und Klangfarbe der Stimme von gesunden Kontrollpersonen unterschieden werden?

7.2 Patientenstichprobe

Unsere Stichprobe umfaßte 42 hospitalisierte, chronisch-schizophrene Patienten (21 Männer, 21 Frauen) mit einem Altersmittel von 44.5 Jahren (Standardabweichung 13 Jahre, Altersbereich 24 - 69 Jahre). Von diesen Patienten hatten zwei die Diagnose hebephrene Schizophrenie (ICD-10: F20.1), zwei die Diagnose katatone Schizophrenie (ICD-10: F20.2), 27 die Diagnose paranoide Schizophrenie (ICD-10: F20.0) und 11 die Diagnose schizophrenes Residuum (ICD-10: F20.5). Die mittlere Krankheitsdauer der Patienten betrug 19.3 Jahre (Standardabweichung 11.9 Jahre, Zeitspanne 3 - 45 Jahre). Von den ursprünglich 50 Patienten konnten 8 wegen unvollständiger Daten nicht in die Auswertung aufgenommen werden.

Das Design dieser Studie lehnte sich eng an dasjenige früherer Studien an und sah zwei wiederholte Messungen im Abstand von 14 Tagen und zu einer festen Zeit am frühen Nachmittag vor. Alle Sprachaufnahmen erfolgten in digitaler Form und fanden in einem akustisch abgeschirmten Raum statt, wobei die Patienten drei verschiedene Texte zu sprechen hatten: (1) Zählen von 1 bis 40; (2) Vorlesen eines emotional neutralen Textes aus einem Kinderbuch von 2 - 3 Minuten Länge und (3) nochmaliges Zählen von 1 bis 40. Die gesamte Aufnahmeprozedur dauerte ungefähr 15 Minuten inklusive der individuellen Lautstärkekalibrierung. Unmittelbar im Anschluß an die Sprachaufnahmen fand dann eine standardisierte psychiatrische Exploration auf der Basis der Ratinginstrumente AMDP, SANS, PANSS und INSKA statt. Diese Exploration dauerte etwa eine Stunde und wurde von speziell trainierten Psychiatern durchgeführt. Zusätzlich erfolgte in einem weiteren Interview die Abklärung der Ich-Psychopathologie mit Hilfe der IPP-Skala (Scharfetter 1981). Nebenwirkungen durch Medikamente wurden detailliert mittels der AMDP-Subskalen "Vegetatives Syndrom" und "Neurologisches Syndrom", sowie durch die Items "globale Sedierung", "vegetative Nebenwirkungen", "neurologische Nebenwirkungen" und "Mundtrockenheit" erfasst.

Für Vergleichszwecke wählten wir aus unserer normativen Studie mit gesunden Erwachsenen insgesamt 42 Personen (21 Männer, 21 Frauen) aus, die altersmäßig mit den Patienten parallelisiert waren (maximale Altersdifferenz: 2 Jahre) und für welche ebenfalls zwei im Abstand von 14 Tagen wiederholte Messungen zur Verfügung standen.

7.3 Sprachanalysen

Gemäß unserem Standardverfahren wurden alle Sprachsignale zunächst visuell kontrolliert und, wo nötig, mit einem Artefaktcode versehen, so daß gestörte Abschnitte vor der eigentlichen Datenanalyse herausgeschnitten werden konnten. An die Artefaktanalyse schloß sich dann die Segmentierung an, die zum Ziele hatte, die Sprachaufnahmen in Pausen und Sprechabschnitte zu zerlegen, wobei Pausen von weniger als 250 msec nicht berücksichtigt wurden. Als letzter Schritt der Sprachanalyse folgte dann die tonale Spektralanalyse mit einer Auflösung von 1/8-Tönen über die 7 Oktaven des Frequenzbereiches 64-8192 Hz. Der tonale Ansatz wurde gewählt, um die Probleme zu umgehen, die sich bei absoluten Frequenzmessungen (in Hz) im Zusammenhang mit inter-individuellen Vergleichen von Personen mit unterschiedlichen Sprechstimmlagen ergeben. Im einzelnen gingen folgende Sprachparameter in die Auswertung ein: (1) mittlere Pausenlänge, (2) Anzahl Pausen, (3) mittlere Pausenlänge pro Sekunde, (4) mittlere Sprechabschnittslänge, (5) mittlere Energie pro Sekunde, (6) Variabilität der Energie pro Sekunde, (7) mittlere Energie pro Silbe, (8) Variabilität der Energie pro Silbe, (9) Gesamtdauer der Sprachaufnahme, (10) Gesamtlänge der Pausen, (11) Gesamtlänge der Sprechabschnitte, (12) mittlere Sprechstimmlage, (13) Variabilität der Sprechstimmlage, (14) Amplitude der Fundamentalfrequenz, (15) 6 db-Bandbreite der Fundamentalfrequenz und (16) Kontur der Fundamentalfrequenz. Die in unseren Auswertungen verwendeten psychopathologischen Subskalen und Syndrome sind in den Tabellen 7.1a und 7.1b aufgelistet.

7.4 Statistische Analysen

In einem ersten Schritt untersuchten wir die Stabilität der psychopathologischen Subskalen und Syndrome über die Zeit auf der Basis von Korrelationsanalysen, wobei Korrelationen zwischen den beiden im Abstand von 14 Tagen wiederholten Messungen berechnet wurden (Produkt-Moment und Spearman-Rang Korrelationen). In gleicher Weise wurde dann die Stabilität der Sprachparameter über die Zeit bestimmt. In einem zweiten Schritt haben wir dann wiederum Korrelationsanalysen angewendet, um mögliche Beziehungen zwischen Psychopathologie und Sprechverhalten, bzw. zwischen Psychopathologie und Klangfarbe der Stimme aufzudecken. Dabei wurden die Korrelationsanalysen für die beiden im Abstand von 14 Tagen wiederholten Messungen getrennt durchgeführt und nur solche Beziehungen als relevant angesehen, die zu beiden Meßzeitpunkten ein Signifikanzniveau von mindestens $p \leq 0.5$ erreichten.

In einem dritten Schritt indentifizierten wir daraufhin Patienten mit *niedrigen*, *mittleren* und *hohen* Werten auf den drei Negativskalen SANS, PANSS und INSKA und untersuchten die hieraus resultierenden Untergruppen hinsichtlich ihrer Stabilität über Zeit und Instrumente. Patienten, die an *beiden* Meßzeitpunkten und in *allen drei* Instrumenten niedrige Negativwerte hatten, wurden anschließend zur Untergruppe "negative Niedrigscorer" zusammengefaßt. Analog ergab sich aus den Patienten, die an *beiden* Meßzeitpunkten und in *allen drei* Instrumenten hohe Negativwerte aufwiesen, die Untergruppe "negative Hochscorer". Des weiteren definierten wir nach den gleichen Kriterien, aber auf der Basis der positiven

PANSS und INSKA Subskalen, sowie den AMDP-Syndromen "Halluzinatorisch-desintegratives Syndrom", "Paranoides Syndrom" und "Schizophrenes Syndrom", die Untergruppen "positive Niedrigscorer" und "positive Hochscorer". Schließlich bestimmten wir noch anhand der PANSS-Depressionsskala sowie der AMDP-Syndrome "Manisches Syndrom", "Somatisch-depressives Syndrom", "Gehemmt-depressives Syndrom" und "Manisch-depressives Syndrom" die Untergruppen "depressive Niedrigscorer" und "depressive Hochscorer" auf analoge Weise.

Die Fragen, (1) ob sich Patienten mit niedrigen Psychopathologiewerten von Patienten mit hohen Psychopathologiewerten oder (2) ob sich chronisch-schizophrene Patienten von gesunden Kontrollpersonen mittels Sprachparametern unterscheiden lassen, wären prinzipiell durch wiederholte Anwendung univariater statistischer Verfahren (z.B. Varianzanalysen) zu beantworten gewesen. Multiple univariate Vergleiche haben aber gewisse, u.U. entscheidende Nachteile gegenüber multivariaten Ansätzen. So können die zu vergleichenden Gruppen in bezug auf die Ausprägung jedes einzelnen Sprachparameters beträchtliche Überlappungen aufweisen, sich aber hinsichtlich geeignet gewichteter, zu multivariaten Funktionen zusammengefaßter Sprachparameter deutlich unterscheiden. Alle in diesem Kapitel präsentierten statistischen Vergleiche basierten deshalb auf multivariaten Diskriminanzanalysen und waren mit einer schrittweisen Parameterselektion verknüpft, so daß solche Konfigurationen von Sprachparametern bestimmt werden konnten, die in den verschiedenen Vergleichen signifikant zur Trennung der Gruppen beitrugen.

Multivariate Diskriminanzanalysen konstruieren aus quantitativen Variablen sogenannte "Diskriminanzfunktionen", d.h. mathematische "Regeln", die es erlauben, Beobachtungen ausschließlich auf der Basis dieser Variablen (im vorliegenden Fall: Sprachparameter) einer bestimmten Gruppe zuzuordnen. Die Leistungsfähigkeit von Diskriminanzfunktionen läßt sich durch die entsprechenden Fehlerraten *"falsch-negativ"* (= zu Unrecht nicht erkannt) und *"falsch-positiv"* (= zu Unrecht erkannt) einschätzen, beziehungsweise durch die entsprechenden Wahrscheinlichkeiten von Fehlklassifikationen. Liegt im aktuellen Fall kein a-priori Wissen über die Zusammensetzung von Diskriminanzfunktionen vor, so müssen diese mit Hilfe empirischer Messungen ("Lernstichprobe") bestimmt werden. Da Diskriminanzanalysen häufig zu "lokalen", stichprobenabhängigen und damit schlecht reproduzierbaren Lösungen führen, haben wir spezielle Vorkehrungen getroffen, um zu stabilen und reproduzierbaren Klassifikatoren zu kommen. Diese Vorkehrungen sahen eine strikte Trennung zwischen Lernstichproben und Teststichproben vor, d.h. die Konstruktion der Diskriminanzfunktionen (wie auch die Reduktion der Variablen durch vorwärts- und rückwärts Selektion) erfolgten auf der Basis der ersten Messungen (Lernstichprobe) *unter der Zwangsbedingung der Reproduzierbarkeit* an den zweiten Messungen 14 Tage später (Teststichprobe). Dabei diente die Zahl der an *beiden* Messungen bezüglich des Schweregrades ihrer Psychopathologie korrekt klassifizierten Patienten als zu optimierende Zielfunktion. An dem Ergebnis der Optimierung, d.h. an der Anzahl der nach der Optimierung noch fehlklassifizierten Patienten, ließ sich die Reproduzierbarkeit der Diskriminanzfunktion dann ablesen.

In einem letzten Schritt haben wir versucht, signifikante Zusammenhänge zwischen Nebenwirkungsitems und Sprachparametern mittels Korrelationsanalysen nachzuweisen, sowie mit Hilfe einer Kovarianzanalyse den Varianzanteil zu schätzen, der durch Nebenwirkungen von Psychopharmaka, insbesondere Neuroleptika, erklärt wird.

7.5 Resultate

7.51 Reliabilität psychopathologischer Subskalen

Unter der Annahme, daß das psychopathologische Zustandsbild chronisch-schizophrener Patienten über einen Zeitraum von 14 Tagen im wesentlichen konstant ist, verwendeten wir die Korrelationskoeffizienten zwischen den beiden Messungen als Maß für die Reproduzierbarkeit und Stabilität der eingesetzten psychopathologischen Subskalen. Die Auswertung ergab generell hohe Korrelationen im Bereich zwischen 0.7 - 0.9 für die meisten Skalen. Die einzigen Ausnahmen bildeten die INSKA-Subskalen "Sprechweise" und "affektive Reaktionen", sowie das "Somatisch-depressive Syndrom", das "Hypochondrische Syndrom", das "Vegetative Syndrom" und das "Neurologische Syndrom" des AMDP-Sytems (Tabellen 7.1a, 7.1b).

		p / s
1	Sans affektive Verflachung	0.74 / 0.72
2	Sans Alogia	0.70 / 0.69
3	Sans apathisches Syndrom	0.80 / 0.82
4	Sans Anhedonie	0.74 / 0.63
5	Sans Aufmerksamkeit	0.91 / 0.90
6	Panss positives Syndrom	0.90 / 0.90
7	Panss negatives Syndrom	0.84 / 0.81
8	Panss allgemeine Psychopathologie	0.87 / 0.82
9	Panss Energielosigkeit	0.83 / 0.84
10	Panss Denkstörungen	0.86 / 0.85
11	Panss Aktivierung	0.79 / 0.83
12	Panss paranoides Syndrom	0.80 / 0.81
13	Panss depressives Syndrom	0.86 / 0.73
14	Inska motorischer Antrieb	0.70 / 0.68
15	Inska Sprachverhalten	0.42 / 0.46
16	Inska affektive Reaktionen	0.61 / 0.64
17	Inska Wahn und Autismus	0.78 / 0.81
18	Inska Initiative und Motivation	0.81 / 0.76
19	Inska Sozialverhalten	0.77 / 0.75

Tab. 7.1a: Reproduzierbarkeit der Ausprägungen auf den SANS, PANSS, INSKA Subskalen, dargestellt anhand von Korrelationen zwischen der ersten Messung und der zweiten Messung 14 Tage später (N = 42; "p" bezeichnet Pearson und "s" Spearman Korrelationskoeffizienten).

		p / s
1	Apathisches Syndrom	0.81 / 0.77
2	Halluzinatorisch-desintegratives Syndrom	0.84 / 0.84
3	Hostilitäts-Syndrom	0.81 / 0.79
4	Manisches Syndrom	0.89 / 0.87
5	Somatisch-depressives Syndrom	0.65 / 0.64
6	Paranoides Syndrom	0.82 / 0.85
7	Katatones Syndrom	0.77 / 0.77
8	Gehemmt-depressives Syndrom	0.81 / 0.81
9	Hypochondrisches Syndrom	0.61 / 0.62
10	Psychoorganisches Syndrom	0.77 / 0.80
11	Vegetatives Syndrom	0.58 / 0.55
12	Neurologisches Syndrom	0.66 / 0.45
13	Manisch-depressives Syndrom	0.87 / 0.85
14	Schizophrenes Syndrom	0.82 / 0.78
15	Totaler Depressionsscore	0.87 / 0.84
16	Globale Sedierung	0.74 / 0.74
17	Vegetative Nebenwirkungen der Behandlung	0.66 / 0.77
18	Neurologische Nebenwirkungen der Behandlung	0.79 / 0.68
19	Mundtrockenheit	0.03 / 0.03

Tab. 7.1b: Reproduzierbarkeit der Ausprägungen in den AMDP Syndromen, dargestellt anhand von Korrelationen zwischen der ersten Messung und der zweiten Messung 14 Tage später (N = 42; "p" bezeichnet Pearson und "s" Spearman Korrelationskoeffizienten).

Die relative Instabilität der beiden AMDP Syndrome "Vegetatives Syndrom" und "Neurologisches Syndrom" steht etwas im Gegensatz zu der Stabilität der Items, die die Nebenwirkungen der Psychopharmaka erfassen (wenn man einmal von dem Item "Mundtrockenheit" absieht). Ob dies als mangelnde Reliabilität der Syndrome oder als echte Fluktuationen im Zustandsbild der Patienten zu interpretieren ist, läßt sich jedoch anhand unserer Daten nicht beantworten.

7.52 Reliabilität der Sprachparameter

In unserer normativen Studie mit gesunden Erwachsenen hatte sich ergeben, daß die meisten Sprachparameter eine große Bandbreite inter-individueller Unterschiede zeigen, aber in jedem Individuum bemerkenswert stabil über die Zeit sind (Stassen und Bomben 1988; Stassen 1991). Dieses Bild einer ausgeprägten intra-individuellen Stabilität von Sprachparametern bei großen inter-individuellen Unterschieden zeigte sich auch an der Stichprobe der chronisch-schizophrenen Patienten. Um einen visuellen Eindruck von der Stabilität der Sprachparameter über die Zeit zu vermitteln, haben wir wieder auf die Technik der Scatterplots zurückgegriffen. In diesen Scatterplots ist für jeden einzelnen Patienten der Wert "x" des zu untersuchenden Sprachparameters aus der ersten Messung gegen den entsprechenden Wert "y" aus der zweiten Messung 14 Tage später aufgetragen. Somit resultiert für jeden Patienten ein Punkt in der xy-Ebene, wobei die "Koordinaten" des Patienten durch seine Sprachparameterwerte aus den beiden Messungen definiert sind. Ein Sprachparameter ist innerhalb einer Stichprobe perfekt reproduzierbar, wenn alle Punkte der Stichprobe entlang der Diagonalen $y = x$ liegen. Im Falle einer nicht-perfekten Reproduzierbarkeit ist der Winkel zwischen den beiden Regressionsgeraden $y = r(x)$ und $x = r(y)$ umgekehrt proportional zur Korrelation zwischen den beiden Messungen.

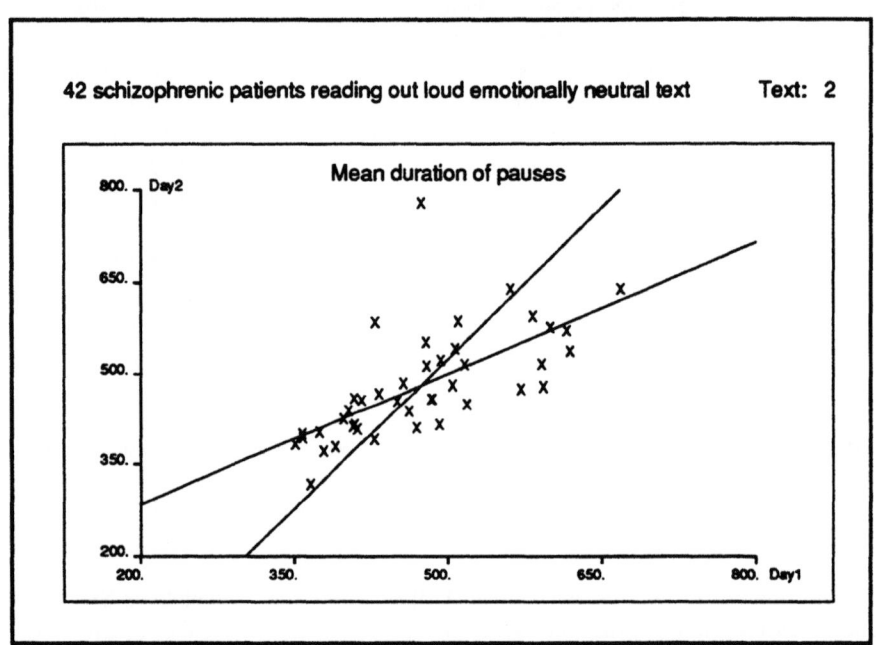

Abb. 7.1a: Reproduzierbarkeit des Sprachparameters "mittlere Pausendauer" bei chronisch-schizophrenen Patienten. Für jeden einzelnen Patienten ist der Wert des Sprachparameters aus der ersten Messung ("day 1") auf der x-Achse aufgetragen und der Wert des Sprachparameters aus der zweiten Messung 14 Tage später ("day 2") auf der y-Achse (Scatter-Diagramm). Der Winkel zwischen den beiden Regressionsgeraden $y = r(x)$ und $x = r(y)$ ist umgekehrt proportional zur Korrelation zwischen den beiden Messungen (ein Winkel von null bedeutet perfekte Korrelation). Die experimentelle Bedingung ist "Vorlesen emotional neutralen Text". Der Stichprobenumfang ist N=42.

In den beiden Abbildungen 7.1a und 7.1b sind als Beispiele die Scatterplots der Sprachparameter "mittlere Pausendauer" und "F0-Amplitude" angegeben. Es wird deutlich, daß die Streuung der Punkte um die Diagonale (Maß für die Abweichungen von einer perfekten Reproduzierbarkeit) sehr gering ist, wenn man einmal von einigen wenigen Ausreißern absieht. In den Scatterplots wird andererseits aber auch die große Bandbreite inter-individueller Unterschiede deutlich, denn die Punkte überdecken den beachtlichen Wertebereich von 350-650 msec im Falle der mittleren Pausendauer und von 25-200 mV im Falle der F0-Amplitude.

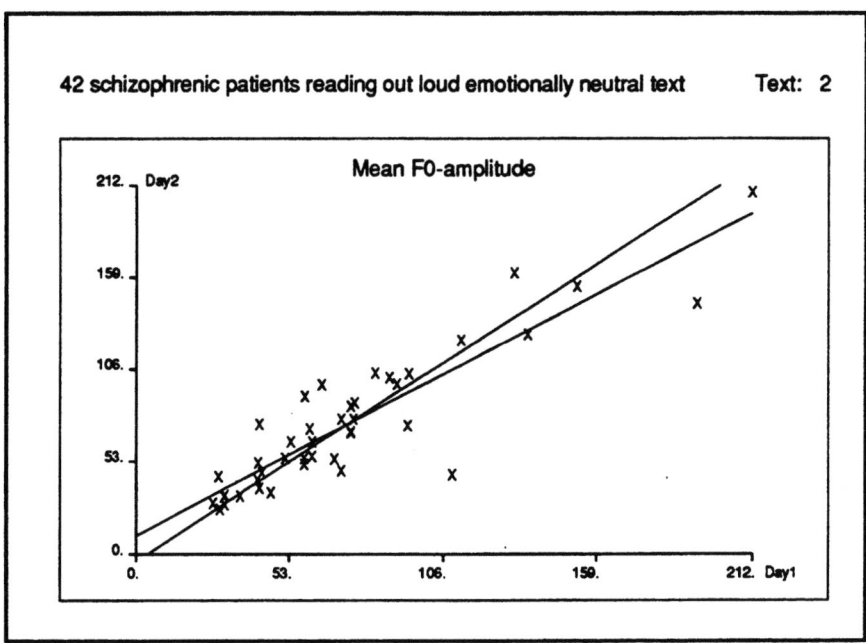

Abb. 7.1b: Reproduzierbarkeit des Sprachparameters "F0-Amplitude" bei chronisch-schizophrenen Patienten. Für jeden einzelnen Patienten ist der Wert des Sprachparameters aus der ersten Messung ("day 1") auf der x-Achse aufgetragen und der Wert des Sprachparameters aus der zweiten Messung 14 Tage später ("day 2") auf der y-Achse (Scatter-Diagramm). Der Winkel zwischen den beiden Regressionsgeraden $y = r(x)$ und $x = r(y)$ ist umgekehrt proportional zur Korrelation zwischen den beiden Messungen (ein Winkel von null bedeutet perfekte Korrelation). Die experimentelle Bedingung ist "Vorlesen emotional neutralen Text". Der Stichprobenumfang ist N=42.

Quantitativ ergaben sich für die Korrelationen zwischen den im Abstand von 14 Tagen wiederholten Messungen an chronisch-schizophrenen Patienten nahezu identische Werte wie in der normativen Studie mit Gesunden. Die Werte für die einzelnen Sprachparameter lagen mehrheitlich im Bereich zwischen 0.81 und 0.96 (Tabelle 7.2) und machten deutlich, daß sich weder die Sprechweise noch die Klangfarbe der Stimme der Patienten während des Beobachtungszeitraumes verändert hatten. Die einzigen Ausnahmen waren, wie schon in unseren Untersuchungen an Gesunden, die Sprachparameter "Variation der Sprechstimmlage" und "F0-6db-Bandbreite", welche die Intonation der Sprecher erfassen und sehr stark situationsabhängig sind.

		p / s
1	Mittlere Pausenlänge	0.66 / 0.77
2	Anzahl Pausen	0.90 / 0.90
3	Mittlere Pausenlänge pro Sekunde	0.83 / 0.82
4	Mittlere Sprechabschnittslänge	0.83 / 0.81
5	Mittlere Energie pro Sekunde	0.95 / 0.92
6	Variabilität der Energie pro Sekunde	0.95 / 0.93
7	Mittlere Energie pro Silbe	0.95 / 0.92
8	Variabilität der Energie pro Silbe	0.95 / 0.93
9	Gesamtdauer der Sprachaufnahme	0.87 / 0.84
10	Gesamtlänge der Pausen	0.84 / 0.85
11	Gesamtlänge der Sprechabschnitte	0.88 / 0.82
12	Mittlere Sprechstimmlage	0.96 / 0.96
13	Variabilität der Sprechstimmlage	0.32 / 0.43
14	Amplitude der Fundamentalfrequenz F0	0.90 / 0.86
15	6db-Bandbreite der Fundamentalfrequenz F0	0.55 / 0.54
16	Kontur der Fundamentalfrequenz F0	0.89 / 0.84

Tab. 7.2: Reproduzierbarkeit von Sprachparametern, dargestellt anhand von Korrelationen zwischen der ersten Messung und der zweiten Messung 14 Tage später (N = 42; "p" bezeichnet Pearson und "s" Spearman Korrelationskoeffizienten).

7.53 Psychopathologie und Sprache

Im Sinne einer explorativen Datenanalyse haben wir in einem ersten Schritt Korrelationstechniken eingesetzt, um signifikante Beziehungen zwischen Psychopathologie und Sprache aufzudecken und um die Stabilität solcher Beziehungen über die Zeit und über die verschiedenen Ratinginstrumente zu untersuchen. Eine Beziehung wurde dabei als "signifikant" angesehen, wenn die entsprechenden Korrelationskoeffizienten ein Signifikanzniveau von mindestens 5% an beiden Ratingtagen erreichten. Da die Bedingung einer signifikanten Korrelation an beiden Meßzeitpunkten "sporadische" Korrelationen, - d.h. signifikantes aber nicht reproduzierbares Miteinanderauftreten von Merkmalen -, weitgehend ausschließt, haben wir in dieser explorativen Analyse auf eine Bonferroni-Korrektur des Signifikanzniveaus verzichtet.

Unsere Auswertung ergab bemerkenswert konsistente Zusammenhänge zwischen einer ganzen Reihe von psychopathologischen Subskalen und Sprachparametern, nicht nur was die verschiedenen Ratinginstrumente betrifft, sondern auch in bezug auf die Interpretierbarkeit der Resultate. So fanden wir negative Korrelationen zwischen den Sprachparametern "Energie/sec", "Variation der Energie/sec", "Energie/Silbe", "Variation der Energie/Silbe" und den psychopathologischen Subskalen "SANS affektive Verflachung", "PANSS

Energielosigkeit", "PANSS Depression", "INSKA Wahn und Autismus", "AMDP totaler Depressionsscore" und der Skala zweiter Ordnung "AMDP manisch-depressives Syndrom". Andererseits zeigten diese Sprachparameter positive Korrelationen mit den psychopathologischen Subskalen "PANSS Aktivierung", "INSKA soziales Verhalten", "AMDP Hostilitätssyndrom" und "AMDP manisches Syndrom". Darüberhinaus waren die Sprachparameter "Pausen/sec", "Gesamtpausendauer" und "Gesamtaufnahmedauer" positiv korreliert mit den psychopathologischen Subskalen "SANS Anhedonie", "PANSS positive Skala" und "AMDP paranoides Syndrom".

Anders als in unseren Untersuchungen mit depressiven Patienten, in denen Sprachparameter, die die Klangfarbe einer Stimme erfassen, eine zentrale Rolle spielten, fanden wir bei chronisch-schizophrenen Patienten solche Zusammenhänge nur andeutungsweise. Allerdings heißt dieses negative Ergebnis nicht notwendigerweise, daß die depressive Symptomatik in der Schizophrenie eine andere Qualität besitzt als die depressive Symptomatik bei Affekterkrankungen. Dieses Ergebnis könnte vielmehr auf Schwierigkeiten zurückzuführen sein, die zwangsläufig auftreten, wenn das Vorhandensein oder der Schweregrad affektiver Symptome bei vorherrschender negativer oder positiver Symptomatik einzuschätzen ist.

Zweifelsohne sind die hier angeschnittenen Probleme von großer prinzipieller Bedeutung für die psychiatrische Forschung. Wir werden deshalb auf die Frage, ob sich die depressiven Syndrome, die man in der Schizophrenie beobachtet, nicht nur quantitativ sondern auch qualitativ von denjenigen unterscheiden, die bei Affekterkrankungen auftreten, zu einem späteren Zeitpunkt noch einmal zurückkommen, und auf der Basis unserer Daten zu beantworten suchen (vgl. Paragraph 7.56).

Völlig unerwartet für uns war darüberhinaus die Tatsache, daß überhaupt keine Korrelationen zwischen den aus den Sprachaufnahmen abgeleiteten Sprachparametern und den psychopathologischen Subskalen auftraten, die speziell für die Beurteilung der Charakteristiken der schizophrenen Sprache konstruiert worden sind, z.B. "SANS Alogia" oder "INSKA Sprachverhalten". Dies deutet auf erhebliche Diskrepanzen zwischen subjektiver und objektiver Sprachbeurteilung hin. Hingegen fanden sich signifikante Zusammenhänge zwischen den Sprachparametern "Energie/sec", "Variation von Energie/sec", "Energie/Silbe", "Variation von Energie/Silbe" und der dritten Subskala "zerfallendes, absterbendes Körper-Ich" der IPP Ich-Psychopathologie Skala. Wegen der speziellen Konstruktion dieser Skala wurde aber nur eine Messung durchgeführt.

7.54 Validierung des negativen Syndroms

Aufgrund der Ergebnisse unserer Korrelationsanalysen, die sehr enge, konsistente Beziehungen zwischen Sprachparametern und verschiedenen psychopathologischen Subskalen aufgezeigt hatten, war zu erwarten, daß sich der Schweregrad sowohl der negativen wie auch der positiven Symptomatik durch ein multivariates Sprachparametermodell hinreichend gut erfassen läßt. Den entsprechenden Nachweis haben wir mit Hilfe von multivariaten Diskriminanzanalysen erbracht, die auch zur optimalen Parameterselektion verwendet wurden. Kritisch in diesem

Zusammenhang war die reliable Klassifikation der Patienten in leichte, mittelschwere und schwere Fälle und zwar in bezug auf Negativsymptomatik, Positivsymptomatik und Affektstörungen.

Zur Lösung dieses Problemes haben wir die an unserer Stichprobe beobachtete inter-individuelle Bandbreite der Scores in den einzelnen Subskalen in zwei Hälften geteilt, separat für jedes Instrument und jedes Rating. Unter Berücksichtigung einer angemessenen "Übergangszone" im Bereich mittlerer Scores (Übergang von leichten zu schweren Fällen) erhielten alle Patienten mit einem Score unterhalb der Übergangszone die Markierung "L" und Patienten mit einem Score oberhalb der Übergangszone die Markierung "H". Ausgehend von dieser temporären Subklassifikation wurden Patienten definitiv als leichte Fälle eingestuft, wenn sie an den beiden im Abstand von 14 Tagen erfolgten Ratings eine Markierung "L" erhalten hatten. Analog wurden Patienten definitiv als schwere Fälle eingestuft, wenn sie an beiden Ratingtagen eine Markierung "H" erhalten hatten. Alle auf diese Weise nicht klassifizierten Patienten bildeten die Untergruppe der mittelschweren Fälle. Quervergleiche zwischen den Instrumenten erlaubten dann eine Einschätzung der Reliabilität dieser empirischen Klassifikation.

Es zeigte sich, daß durch das obige Verfahren die 42 Patienten unserer Stichprobe in bezug auf das negative Syndrom in drei ungefähr gleichgroße Untergruppen aufgeteilt wurden: 14 leichte, 13 mittelschwere und 15 schwere Fälle. Die Zusammensetzung dieser Untergruppen war praktisch identisch für alle verwendeten Instrumente, d.h. Patienten mit einem PANSS Negativsyndromwert ≤ 20 (totaler SANS Score ≤ 36) wurden als leichte Fälle und Patienten mit einem PANSS Negativsyndromwert > 25 (totaler SANS Score > 38) als schwere Fälle eingestuft.

In bezug auf die positive Symptomatik war das Bild ähnlich: das empirische Klassifikationsverfahren ergab 16 leichte, 10 mittelschwere und 16 schwere Fälle, wobei sich allerdings die Übereinstimmung zwischen den Instrumenten als etwas weniger gut herausstellte (insgesamt 10 Patienten wurden im Quervergleich zwischen den Instrumenten "inkonsistent" klassifiziert). Wir entschieden uns für eine "mittlere" Lösung mit folgenden Schwellenwerten: Patienten mit einem PANSS Positivsyndromwert ≤ 14 wurden als leichte Fälle und Patienten mit einem PANSS Positivsyndromwert > 17 als schwere Fälle eingestuft.

Was die depressive Symptomatik betrifft, so konnte keine im Quervergleich zwischen den Instrumenten hinreichend konsistente Klassifikation gefunden werden. Diese Inkonsistenzen kamen nicht ganz unerwartet, denn die bei chronisch-schizophrenen Patienten auftretenden depressiven Symptome wurden in der Regel als "Hintergrundsmerkmale" gewertet, d.h. als Merkmale, deren Ausprägung schwer einzuschätzen war, insbesondere in Fällen, in denen negative oder positive Symptome im Vordergrund standen. Angesichts solcher Schwierigkeiten haben wir die Klassifikation der Patienten nach dem Schweregrad der depressiven Symptomatik ausschließlich auf die PANSS Depressionsskala abgestützt. Auf dieser Basis ergaben sich drei Untergruppen mit 16 leichteren Fällen (Depressionswert ≤ 6), 8 "mittelschweren" Fällen und 18 "schwereren" Fällen (Depressionswert > 8). Bei dieser Klassifikation ist natürlich zu beachten, daß sie wegen der Inkonsistenz zwischen den Instrumenten vermutlich stark stichprobenabhängig ist und nur sehr eingeschränkt auf der Basis der Depressionsskalen des AMDP Systems reproduziert werden kann.

		kanonische Ladung	normalisierte Ladung
Mittlere Sprechabschnittslänge	[msec]	3.146	0.332
Variabilität Sprechabschnittslänge	[msec]	-3.119	-0.329
Energie pro Sekunde	[mV^2]	-3.641	-0.384
Variabilität Energie/sec	[mV^2]	5.513	0.582
Energie pro Silbe	[mV^2]	2.195	0.232
Variabilität Energie/Silbe	[mV^2]	-4.233	-0.447
Mittlere Sprechstimmlage	[QT]	-0.578	-0.061
Mittlere F0-Amplitude	[mV]	-0.936	-0.099
Mittlere F0-6db Bandbreite	[QT]	0.225	0.024
Mittlere F0-Kontur	[mV/QT]	1.556	0.164

Tab. 7.3: Zusammensetzung der multivariaten Diskriminanzfunktion und Beitrag der einzelnen Sprachparameter zur Trennung zwischen Patienten mit schwach (n = 14) und stark (n = 15) ausgeprägter Negativsymptomatik (schwach ausgeprägte Negativsymptomatik: PANSS Negativsyndromwert $\leq$ 20; stark ausgeprägt: PANSS Negativsyndromwert > 25). Zwei im Abstand von 14 Tagen wiederholte Messungen dienten als Lern- und Teststichprobe, um die Reproduzierbarkeit der Diskriminanzfunktion sicherzustellen. Die kanonische Ladung ist definiert als Produkt zwischen Eigenwert und Standardabweichung eines Sprachparameters. Aus Gründen der Vergleichbarkeit wurde der Ladungsvektor auf die Länge "1" normiert.

Konstruktionsbedingt erwiesen sich die Untergruppen der mittelschweren Fälle als durchwegs instabil, so daß wir uns auf die jeweiligen Extremgruppen der leichten und schweren Fälle beschränken mußten. Für die solcherart reduzierte Stichprobe ergab die Diskriminanzanalyse im Falle des negativen Syndroms 24 korrekt klassifizierte Patienten in der Lernstichprobe (82.8%) und 22 Patienten in der Teststichprobe (75.9%). Die entsprechende Diskriminanzfunktion umfaßte nicht weniger als 10 Sprachparameter (Tabelle 7.3), eine Zahl, die man eventuell noch um die 3 Parameter mit dem geringsten Gewicht ("normalisierte Ladung") bei Inkaufnahme einer etwas größeren Zahl von Fehlklassifikationen hätte reduzieren können. Aufgrund der Ergebnisse der Diskriminanzanalyse waren Patienten mit einem niedrigen Negativsyndromwert gekennzeichnet durch eine genügend hohe, gleichmäßige Lautstärke über die gesamte Sprechzeit, einer genügend grossen Lautstärkevariation bei der Artikulation von Silben, sowie nicht zu langen Sprechabschnitten und ausreichender Variabilität. Mit anderen Worten, Patienten mit schwach ausgeprägter Negativsymptomatik sprachen mit eher normaler Lautstärke und hatten einen eher gleichmäßigen, lebendigen Sprachfluss, während Patienten mit stark ausgeprägter Negativsymptomatik eher zu leise sprachen und im Sprachfluss eher monoton wirkten, jedoch in ihrer monotonen Sprechweise häufig durch abrupte Pausen unterbrochen wurden. Die Klangfarbe der Stimme spielte in diesem Zusammenhang eine untergeordnete Rolle.

Im Gegensatz hierzu fanden wir im Falle der positiven Symptomatik, daß 8 Sprachparameter genügten, um 26 Patienten der Lernstichprobe (81.3%) und 23 Patienten der Teststichprobe (71.9%) korrekt zu klassifizieren. Die entsprechenden Sprachparameter sind in Tabelle 7.4 aufgeführt, wobei auffällt, daß sich die Gewichte dieser Parameter ("normalisierte Ladungen") alle in etwa der gleichen Größenordnung bewegen. Im Vergleich zur Negativsymptomatik verhielt es sich mit dem psychopathologischen Schweregrad und den Lautstärkeverhältnissen aber genau umgekehrt, d.h. Patienten mit einem hohen Positivsyndromwert waren gekennzeichnet durch eine hohe Gesamtlautstärke, vielen Obertönen, überlangen Sprechabschnitten mit wenig Variabilität im Sprachfluss. Mit anderen Worten, Patienten mit einer stark ausgeprägten Positivsymptomatik sprachen überduchschnittlich laut und schrill, wirkten dabei in ihrer Sprechweise jedoch trotzdem monoton.

		kanonische Ladung	normalisierte Ladung
Gesamtpausenlänge	[sec]	1.043	0.174
Mittlere Pausenlänge	[msec]	-0.609	-0.102
Mittlere Sprechabschnittslänge	[msec]	1.229	0.205
Variabilität Sprechabschnittslänge	[msec]	-0.878	-0.147
Energie pro Sekunde	[mV^2]	3.337	0.557
Energie pro Silbe	[mV^2]	-3.782	-0.631
Mittlere F0-Amplitude	[mV]	-2.078	-0.347
Mittlere F0-Kontur	[mV/QT]	1.560	0.260

Tab. 7.4: Zusammensetzung der multivariaten Diskriminanzfunktion und Beitrag der einzelnen Sprachparameter zur Trennung zwischen Patienten mit schwach (n = 16) und stark (n = 16) ausgeprägter Positivsymptomatik (schwach ausgeprägte Positivsymptomatik: PANSS Positivsyndromwert ≤ 14; stark ausgeprägt: PANSS Positivsyndromwert > 17). Zwei im Abstand von 14 Tagen wiederholte Messungen dienten als Lern- und Teststichprobe, um die Reproduzierbarkeit der Diskriminanzfunktion sicherzustellen. Die kanonische Ladung ist definiert als Produkt zwischen Eigenwert und Standardabweichung eines Sprachparameters. Aus Gründen der Vergleichbarkeit wurde der Ladungsvektor auf die Länge "1" normiert.

Im Falle der depressiven Symptomatik lieferte die optimale Diskriminanzfunktion eine korrekte Klassifizierung von 97.1% der Fälle aus der Lernstichprobe (33 korrekt klassifizierte Patienten) und 79.4% der Teststichprobe (27 korrekt klassifizierte Patienten). Hier umfaßten die Diskriminanzfunktionen wiederum 10 Sprachparameter (Tabelle 7.5) mit zum Teil recht unterschiedlichen Gewichten ("normalisierte Ladungen"). Aufgrund dieser Ergebnisse waren Patienten mit niedrigen Depressionswerten dadurch gekennzeichnet, daß sie mehr Pausen machten als Patienten mit hohen Depressionswerten, daß sie über die gesamte

Sprechzeit genügend laut sprachen, daß sie aber eine geringere Lautstärkevariation aufwiesen als die Gruppe der schwerer depressiven Schizophrenen. Mit anderen Worten, die chronisch-schizophrenen Patienten mit ausgeprägter depressiver Symptomatik unterschieden sich in ihrer Sprechweise recht deutlich von den Patienten unserer Depressionsstudie (Paragraph 6.53).

		kanonische Ladung	normalisierte Ladung
Gesamtsprechabschnittslänge	[sec]	0.768	0.085
Anzahl Pausen	[n]	-0.945	-0.105
Energie pro Sekunde	[mV^2]	-2.479	-0.275
Variabilität Energie/sec	[mV^2]	0.733	0.081
Energie pro Silbe	[mV^2]	-0.383	-0.043
Variabilität Energie/Silbe	[mV^2]	1.926	0.214
Pausen pro Sekunde	[msec]	0.783	0.087
Mittlere F0-Amplitude	[mV]	5.614	0.624
Mittlere F0-6db Bandbreite	[QT]	-0.967	-0.107
Mittlere F0-Kontur	[mV/QT]	-5.997	-0.666

Tab. 7.5: Zusammensetzung der multivariaten Diskriminanzfunktion und Beitrag der einzelnen Sprachparameter zur Trennung zwischen Patienten mit schwach (n = 16) und "stärker" (n = 18) ausgeprägter depressiver Symptomatik (schwach ausgeprägte Symptomatik: PANSS Depressionswert ≤ 6; "stärker" ausgeprägt: PANSS Depressionswert > 8). Zwei im Abstand von 14 Tagen wiederholte Messungen dienten als Lern- und Teststichprobe, um die Reproduzierbarkeit der Diskriminanzfunktion sicherzustellen. Die kanonische Ladung ist definiert als Produkt zwischen Eigenwert und Standardabweichung eines Sprachparameters. Aus Gründen der Vergleichbarkeit wurde der Ladungsvektor auf die Länge "1" normiert.

Was die Klangfarbe der Stimme betrifft, so machten unsere Ergebnisse deutlich, daß Patienten mit einer ausgeprägteren depressiven Symptomatik höhere F0-Amplituden und geringere F0-6db-Bandbreiten aufwiesen als Patienten mit weniger oder weniger schweren depressiven Symptomen. Eine Zunahme in der Schwere der depressiven Symptomatik führte somit zu einer Zunahme in der F0-Amplitude (bei gleichzeitiger Abnahme der Intensitäten in den höheren Harmonischen F1, F2, ...) und einer Abnahme in der dynamischen Variation der mittleren Sprechstimmlage. Mit zunehmender Schwere der depressiven Symptomatik änderte sich die Stimme der Patienten von einem eher normalen Klang und einer eher normalen Intonation zu einem mehr ausdruckslosen, monotonen Klang, d.h. die chronisch-schizophrenen Patienten mit ausgeprägter depressiver Symptomatik unterschieden sich in bezug auf die spezifischen Veränderungen in der Klangfarbe ihrer Stimme nur wenig von den Patienten unserer Depressionsstudie (Paragraph 6.53).

Obwohl unsere Stichproben hinsichtlich der Zusammensetzung mit leichten und schweren Fällen nicht sehr groß waren und deshalb keine definitiven Schlußfolgerungen zulassen, so kann man doch eine Reihe wichtiger Rückschlüsse aus der Zusammensetzung der gefundenen Diskriminanzfunktionen ziehen. Sprachparameter, die das Sprechverhalten eines Patienten erfassen (z.B. "mittlere Sprechabschnittslänge", "Energie", "Dynamik"), erwiesen sich als eng mit dem negativen Syndrom verknüpft, während Sprachparameter, die die Klangfarbe der Stimme eines Patienten beschreiben (z.B. "mittlere F0-Amplitude", "mittlere F0-6db-Bandbreite", "mittlere F0-Kontur"), vor allem zur Unterscheidung zwischen Patienten mit niedrigen und Patienten mit hohen Depressionswerten beitrugen. Im Falle des positiven Syndroms hingegen spielten sowohl das Sprechverhalten als auch die Klangfarbe der Stimme gleichermaßen eine wesentliche Rolle.

7.55 Vergleich mit gesunden Kontrollpersonen

Ein anderer zentraler Punkt dieser Studie betraf die Frage, ob und in welchem Umfang es möglich ist, die typischen Merkmale schizophrener Sprache, die jedem aufmerksamen Zuhörer auffallen, durch eine standardisierte automatische Sprachanalyse zu erfassen. Wir haben diese Frage untersucht, indem wir die Patientenstichprobe mit der Kontrollstichprobe zu beiden Meßzeitpunkten miteinander verglichen, wobei wiederum das multivariate Verfahren der Diskriminanzanalyse mit gekoppelten Lern- und Testphasen zur Anwendung kam. Unsere Ergebnisse machten deutlich, daß schizophrene Stimmen sehr reliabel auf der Basis von automatisch aus 3 - 4 Minuten Sprachaufnahme extrahierten Sprachparametern identifiziert werden können. Tatsächlich erlaubten 12 Sprachparameter (Tabelle 7.6) eine fast perfekte Trennung zwischen den chronisch-schizophrenen Patienten und den normalen Kontrollpersonen.

Insgesamt 81 korrekt klassifizierte Personen der Lernstichprobe (96.4%) und 80 korrekt klassifizierte Personen der Teststichprobe (95.2%) unterstrichen dies eindrücklich. Betrachtet man die relativen Beiträge der einzelnen Sprachparameter zur Diskriminanzfunktion, so findet man, daß die Parameter "F0-Amplitude" und "F0-Kontur" das größte Gewicht haben, während 5 Parameter einen eher marginalen Beitrag leisten. Tatsächlich ergab eine Reduktion auf die 7 wichtigsten Sprachparameter immer noch eine Trefferquote ≥ 80% an beiden Meßzeitpunkten. Trotz des hohen Gewichts der Parameter "F0-Amplitude" und "F0-Kontur" bleibt aber festzuhalten, daß sich die chronisch-schizophrenen Patienten nicht nur in der Klangfarbe der Stimme sondern auch in ihrem Sprechverhalten von den gesunden Kontrollpersonen unterschieden, wie dies durch die Beiträge der Sprachparameter "mittlere Sprechabschnittslänge", "Pausen pro Sekunde", "Energie pro Sekunde" und "Variabilität Energie/sec" deutlich wird.

Bei der Interpretation der Diskriminanzfunktion muß man allerdings vorsichtig sein, denn die chronisch-schizophrene Gruppe umfaßte ja sowohl Patienten mit schwach als auch mit stark ausgeprägter Negativsymptomatik, Positivsymptomatik oder depressiver Symptomatik, wobei wir bereits gesehen haben, daß sich Patienten in Abhängigkeit von der Schwere der jeweiligen Symptomatik deutlich voneinander in Sprechverhalten und Klangfarbe der Stimme unterscheiden. Soviel läßt sich jedoch sagen: die chronisch-schizophrenen Patienten sprachen in ihrer Gesamtheit deutlich lauter als gesunde Kontrollpersonen, hatten einen unruhigeren Sprachfluss, eine gegen höhere Töne hin verschobene mittlere Sprechstimmlage, stärker ausgeprägte Obertöne und durchschritten einen sehr viel größeren Tonbereich beim Sprechen (vgl. hierzu die Beschreibung der schizophrenen Sprache durch Johanna Stein auf Seite 94).

		kanonische Ladung	normalisierte Ladung
Gesamtpausenlänge	[sec]	-0.421	-0.074
Gesamtsprechabschnittslänge	[sec]	0.310	0.055
Mittlere Pausenlänge	[msec]	-0.267	-0.047
Anzahl Pausen	[n]	-0.228	-0.040
Mittlere Sprechabschnittslänge	[msec]	0.618	0.109
Energie pro Sekunde	[mV^2]	1.126	0.198
Variabilität Energie/sec	[mV^2]	-0.673	-0.118
Pausen pro Sekunde	[msec]	1.068	0.188
Mittlere Sprechstimmlage	[QT]	0.576	0.101
Mittlere F0-Amplitude	[mV]	-3.663	-0.645
Mittlere F0-6db Bandbreite	[QT]	-0.271	-0.048
Mittlere F0-Kontur	[mV/QT]	3.852	0.678

Tab. 7.6: Zusammensetzung der multivariaten Diskriminanzfunktion und Beitrag der einzelnen Sprachparameter zur Trennung zwischen chronisch-schizophrenen Patienten (n = 42) und gesunden Kontrollpersonen (n = 42). Zwei im Abstand von 14 Tagen wiederholte Messungen dienten als Lern- und Teststichprobe, um die Reproduzierbarkeit der Diskriminanzfunktion sicherzustellen. Die kanonische Ladung ist definiert als Produkt zwischen Eigenwert und Standardabweichung eines Sprachparameters. Aus Gründen der Vergleichbarkeit wurde der Ladungsvektor auf die Länge "1" normiert.

In einem weiteren - allerdings präliminären - multivariaten Vergleich zwischen den 42 chronisch-schizophrenen Patienten dieser Studie und 42 depressiven Patienten, die in bezug auf das Geschlecht (nicht aber in bezug auf das Lebensalter) mit den Schizophrenen parallelisiert waren, sind wir dann noch der Frage nachgegangen, ob sich diese beiden Patientengruppen mittels Sprachparametern gegeneinander abgrenzen lassen. Anders als im Falle des Vergleichs mit den gesunden Kontrollpersonen, wo sowohl das Sprechverhalten wie auch die Klangfarbe der Stimme eine Rolle spielten, zeigten die Ergebnisse, daß hier vor allem die Parameter der Klangfarbe der Stimme zur Trennung zwischen den beiden Gruppen beitrugen, während die Parameter des Sprechverhaltens eine eher untergeordnete Rolle spielten (Tabelle 7.7). Die gefundene optimale Diskriminanzfunktion umfaßte 11 Sprachparameter und lieferte 70 (83.3%) korrekt klassifizierte Patienten für die Lernstichprobe und 69 (82.1%) korrekt klassifizierte

Patienten für die Teststichprobe. Dabei ist jedoch zu beachten, daß die fehlklassifizierten Patienten nicht gleich verteilt waren: immerhin 28.6% der schizophrenen Patienten wurden fälschlicherweise als Depressive eingeschätzt, gegenüber lediglich 11.9% der depressiven Patienten, die fälschlicherweise als Schizophrene eingeschätzt wurden.

Was die Zusammensetzung der gefundenen Diskriminanzfunktion betrifft, so lieferten die Parameter mit den höchsten Gewichten "Mittlere F0-Amplitude", "Mittlere F0-6db Bandbreite" und "Mittlere F0-Kontur" einen etwa gleich großen Beitrag zur Abgrenzung von den depressiven Patienten wie im Falle der Abgrenzung von den gesunden Kontrollpersonen. Der Klang der Stimme schizophrener Patienten unterschied sich aber dennoch markant von dem depressiver Patienten durch die starke Versachiebung der mittleren Sprechstimmlage zu höheren Tönen hin und durch die ausgeprägte Variabilität der F0-6db Bandbreite, durch die häufige Veränderung der Intonation.

		kanonische Ladung	normalisierte Ladung
Mittlere Pausenlänge	[msec]	0.217	0.041
Variabilität Pausenlänge	[msec]	-0.102	-0.019
Variabilität Energie/Silbe	[mV^2]	0.387	0.073
Variabilität Pausen/sec	[msec]	-0.105	-0.020
Mittlere Sprechstimmlage	[QT]	0.562	0.107
Variabilität Sprechstimmlage	[QT]	0.247	0.047
Mittlere F0-Amplitude	[mV]	-3.839	-0.728
Variabilität F0-Amplitude	[mV]	0.194	0.038
Mittlere F0-6db Bandbreite	[QT]	-0.749	-0.142
Variabilität F0-6db Bandbreite	[QT]	0.662	0.126
Mittlere F0-Kontur	[mV/QT]	3.383	0.641

Tab. 7.7: Zusammensetzung der multivariaten Diskriminanzfunktion und Beitrag der einzelnen Sprachparameter zur Trennung zwischen chronisch-schizophrenen (n = 42) und depressiven (n = 42) Patienten. Zwei im Abstand von 14 Tagen (schizophrene Patienten) und von 3 Tagen (depressive Patienten) wiederholte Messungen dienten als Lern- und Teststichprobe, um die Reproduzierbarkeit der Diskriminanzfunktion sicherzustellen. Die kanonische Ladung ist definiert als Produkt zwischen Eigenwert und Standardabweichung eines Sprachparameters. Aus Gründen der Vergleichbarkeit wurde der Ladungsvektor auf die Länge "1" normiert.

7.56 Medikamenteneffekte

Im Hinblick auf die "richtige" Interpretation und Bewertung der hier präsentierten Resultate spielt die Frage, ob und in welchem Umfang Medikamente für

Veränderungen in Sprechweise und Klangfarbe der Stimme verantwortlich sind, eine wichtige Rolle. Tatsächlich fanden wir positive Korrelationen zwischen *globaler Sedierung* und der *Gesamtlänge der Sprechabschnitte*, zwischen *neurologischen Nebenwirkungen* und der *Gesamtlänge der Pausen*, sowie zwischen *vegetativen Nebenwirkungen* und der *Variation der mittleren Sprechstimmlage* (alle Korrelationen auf dem 5% Niveau signifikant an beiden Ratingtagen). Darüberhinaus tendierten Patienten, bei denen eine globale Sedierung festgestellt wurde, dazu, lauter zu sprechen und eine größere Variation der Lautstärke zu zeigen als Patienten ohne globale Sedierung (signifikant auf dem 10% Niveau an beiden Ratingtagen).

Ähnliche Ergebnisse lieferten Kovarianzanalysen, in welchen der Einfluß der in unserer Studie erfaßten Medikamentennebenwirkungen auf Sprachparameter und psychopathologische Syndrome untersucht wurde. Es zeigte sich, daß die Nebenwirkungsitems "globale Sedierung", "vegetative Nebenwirkungen" und "neurologische Nebenwirkungen" zusammen 18.9% der Varianz des Sprachparameters "mittlere Sprechabschnittslänge", 21.3% der Varianz des Sprachparameters "mittlere Pausenlänge" und 22.8% der Varianz des positiven PANSS Syndroms erklärten ($p \leq 0.05$). Entgegen unseren Erwartungen erlaubten Diskriminanzanalysen auf der Basis der Nebenwirkungsitems aber in keiner Weise eine Trennung zwischen leichten und schweren Fällen, weder in bezug auf die Negativsymptomatik, noch in bezug auf die Positivsymptomatik oder die affektiven Störungen. Das heißt, unsere Befunde bezüglich der Einschätzung des Schweregrades der Psychopathologie chronisch-schizophrener Patienten mittels Sprachparametern ließ sich nicht durch akute Nebenwirkungen von Medikamenten erklären. Ein Ergebnis, daß untermauert wurde durch die Tatsache, daß keine signifikanten Korrelationen zwischen den von uns untersuchten psychopathologischen Subskalen und den Nebenwirkungsitems auftraten.

7.6 Diskussion

Eine ganze Reihe auffälliger Veränderungen in der Sprache Schizophrener wird routinemäßig als diagnostischer Indikator in der Beurteilung von Schizophrenien verwendet und führt auch zu klinischen Konsequenzen. In diesem Zusammenhang werden Sprachstörungen wie zum Beispiel *ungewöhnliche Verwendung von Wörtern, autistische Logik, Vagheit, Wortfindungsschwierigkeiten* oder *Ideenflucht* in der Regel mit formalen Denkstörungen in Verbindung gebracht und von den meisten Autoren als positive Symptome der Schizophrenie eingestuft (z.B. Miller et al. 1993; Kibel et al. 1993). Im Gegensatz dazu werden *reduzierte sprachliche Ausdrucksmöglichkeiten, geringe sprachliche Komplexität, gestörter Sprachfluß* oder eine *langsame, verzögerte* oder *monotone Sprechweise* als eng mit dem negativen Syndrom verknüpft angesehen (z.B. Ragin et al. 1989; Thomas et al. 1990).

Unsere Untersuchungen der spezifischen Charateristiken der Sprechweise und Klangfarbe der Stimme bei negativen Schizophrenien hatten zum Ziel, ein "praktisches" Verfahren zur Analyse der nonverbalen Anteile der schizophrenen Sprache in einem standardisierten experimentellen Setting zu entwickeln. Es stellte sich heraus, daß die Mehrzahl der chronisch-schizophrenen Patienten die

Sprachaufnahmeprozedur mehr oder weniger kooperativ mitmachten. Die Zahl der Ausfälle lag mit 16% relativ niedrig. Die "echte" Ausfallrate war aber wesentlich höher, da fast ein Drittel der die Einschlußkriterien erfüllenden Patienten sich weigerte, an dieser Studie teilzunehmen, darunter überproportional viele schwerkranke Fälle.

Der Vergleich mit der gesunden Kontrollpopulation unterstrich die potentielle diagnostische Relevanz von Sprachparametern, da eine fast perfekte Trennung zwischen Patienten und Gesunden mittels multivariater Diskriminanzanalyse gelang. Dieses Ergebnis ist in Übereinstimmung mit früher publizierten Resultaten, in denen zum Beispiel über detaillierte linguistische Analysen berichtet wurde, die durch Bewertung der Komplexität der Sprache, der Wortvielfalt, der inneren Konsistenz des gesprochenen Textes und des Sprachflusses die Diagnosen Schizophrenie und Manie im Vergleich zu gesunden Kontrollen in 79% der Fälle korrekt voraussagten[1] (Fraser et al. 1986). Allerdings ist unser Verfahren zur Messung von Sprachparametern, - im Gegensatz zu den in der Literatur beschriebenen manuellen Verfahren (z.B. Mandal et al. 1990) -, voll automatisiert und kann von einer Laborantin durchgeführt werden. Darüberhinaus ermöglicht das standardisierte Setting auch Quervergleiche zwischen Studien.

Die erfolgreiche Trennung schizophrener Patienten von gesunden Kontrollpersonen mittels Sprachparametern heißt nicht notwendigerweise, daß sich die Krankheit selbst in akustischen Variablen manifestiert. Man könnte vielmehr argumentieren, daß die Unterschiede in Sprechweise und Klangfarbe der Stimme zwischen Patienten und Kontrollpersonen hauptsächlich durch Nebenwirkungen der antipsychotischen Medikation verursacht wurden. Ein Teil der gefundenen Unterschiede in den Sprachparametern wird sicherlich auf diese Weise erklärbar sein. Andererseits zeigten keine der in den Diskriminanzfunktionen enthaltenen Sprachparameter, wenn man einmal von der Gesamtpausenzeit absieht, eine signifikante Korrelation zu den Nebenwirkungsitems, eine Tatsache, die gegen eine einfache Interpretation der Resultate als akute Nebenwirkungen von Neuroleptika spricht. Langzeiteffekte von Neuroleptika, wie zum Beispiel Spätdyskinesien, können dagegen nicht ausgeschlossen werden, da keine unbehandelten, vollständig medikamentenfreien Patienten an der Studie teilnahmen.

Im Hinblick auf eine "biologische" Validierung des negativ-positiv Modelles der Schizophrenie haben wir zunächst die Reliabilität der verschiedenen psychopathologischen Subskalen mit Hilfe wiederholter Messungen überprüft. Dabei stellte es sich heraus, daß die meisten Psychopathologie-Skalen genügend stabil und reproduzierbar über die Zeit sind und damit eine ausreichende Basis für die Einschätzung des Schweregrades der negativen und positiven Komponente der Schizophrenie darstellen. Das gleiche gilt für die an den chronisch-schizophrenen Patienten gemessenen Sprachparameter, die kaum Fluktuationen über die Beobachtungsperiode von 14 Tagen zeigten. Wir interpretieren deshalb die Ergebnisse der Diskriminanzanalysen als Beweis für eine enge Beziehung

---

[1] Die in der Literatur publizierten Klassifikationsraten sind durchwegs durch ein "Testing on the training data" Design geschätzt, so daß unter der Bedingung der Reproduzierbarkeit die "wahren" Klassifikationsraten um einiges niedriger liegen dürften.

zwischen der Ausprägung von Sprachparametern und dem Schweregrad der negativen und positiven Komponente der Schizophrenie. Da solche "objektiven" Sprachparameter routinemäßig mittels eines standardisierten Verfahrens erfaßt werden können, erwarten wir von nachfolgenden, entsprechend konzipierten Studien wichtige Erkenntnisse zum negativ-positiv Modell der Schizophrenie.

Ein weiterer Punkt ist erwähnenswert: Symptome, die mit Störungen des Ich-Bewußtseins verknüpft sind und wichtige Bestandteile der Psychopathologie Schizophrener darstellen ("Ich-Psychopathologie": Scharfetter 1990), sind in der Vergangenheit beschrieben worden als Störungen, die sich in der schizophrenen Sprache manifestieren oder sogar für die typisch schizophrene Sprechweise verantwortlich sind (z.B. Frommer 1992). Obwohl unsere Resultate in dieser Hinsicht noch vorläufiger Natur sind, so zeichnet sich doch bereits jetzt die Möglichkeit einer empirischen Bestätigung dieser Hypothesen ab. Entsprechende Studien sind aber noch ausstehend.

Schließlich sind unsere Untersuchungen aber auch im Zusammenhang mit neueren kognitiven und neuropsychologischen Modellen schizophrener Psychosen zu diskutieren. Aufgrund solcher Modelle ist verschiedentlich die Vermutung geäußert worden (z.B. Frith 1992), daß bei schizophrenen Erkrankungen die Fähigkeit, Gedanken in Sprache umzusetzen, nicht beeinträchtigt ist, und die eigentliche Störung, die schizophrener Sprache zugrunde liegt, das Initiieren, Erfassen und Formulieren von Gedanken betrifft. Mit anderen Worten, schizophrene Patienten drücken "abnormale" Gedanken in "normaler" Sprache aus. Vor diesem Hintergrund und in Anbetracht der Tatsache, daß die Abnormalitäten schizophrener Sprache sich sehr "natürlich" als negative und positive Symptome einteilen lassen, könnten Sprachanalysen einen *objektiven* Zugang zu Kernbereichen der Schizophrenie ermöglichen, Bereiche die sonst nur schwer oder überhaupt nicht zugänglich sind. Dieser Aspekt ist umso interessanter, als die von uns beschriebene, computerisierte Methode weitgehend unabhängig ist von Interaktionen zwischen Patienten und Ratern, mit wenig Aufwand in standardisierter Form durchgeführt werden kann und damit alle Voraussetzungen besitzt, um eine wertvolle Ergänzung zu den etablierten Ratinginstrumenten zu werden.

8. ZUSAMMENFASSUNG UND AUSBLICK

8.1 Stand der Entwicklung

Als wir vor 8 Jahren dieses Projekt begannen, war die prinzipielle Durchführbarkeit von Sprachstudien an psychiatrischen Patienten noch mit vielen Fragezeichen versehen. Im Vordergrund standen dabei eine Vielzahl ganz praktischer Fragen: Wie die Patienten in einem reproduzierbaren Setting zum Sprechen bringen? Wie Inhalt und Form der Texte wählen, die die Patienten sprechen sollen? Wo die Sprachaufnahmen durchführen, in der vertrauten Umgebung des Patienten oder im technisch besser beherrschbaren Sprachlabor? In welcher zeitlichen Abfolge und über welchen Zeitraum Sprachaufnahmen durchführen? Wie steht es mit der Kooperation der Patienten? Hängt die Kooperationsbereitschaft von der Schwere der Krankheit ab? Werden Sprachaufnahmen bei wiederholten Messungen von den Patienten noch akzeptiert? Wie groß ist der Einfluß der unvermeidlichen Lern- und Gewöhnungseffekte? Sind solche Sprachaufnahmen routinemäßig von einer Laborantin durchführbar? Die dabei anfallenden großen Datenmengen von > 20 MByte pro Aufnahme bewältigbar?

Heute sind diese Fragen alle beantwortet und die damit zusammenhängenden praktischen Probleme gelöst. Insbesondere hat es sich herausgestellt, daß Sprachaufnahmen im Verlauf depressiver Erkrankungen in standardisierter Form tatsächlich durchführbar sind und von der überwältigenden Mehrzahl der Patienten als willkommene Abwechslung im Klinikalltag erlebt werden. Darüberhinaus stehen heute normative Daten aus einer großen Stichprobe mit Gesunden zur Verfügung, die es erlauben, unter Berücksichtigung von Alter, Geschlecht und Schulbildung, zwischen natürlichen Fluktuationen und signifikanten Veränderungen von Sprechweise und Klangfarbe der Stimme zu unterscheiden. Damit ist es möglich geworden, wie unsere Verlaufsstudie an 43 depressiven Patienten gezeigt hat, von der Norm auffällig abweichende Sprechweisen oder den typischen Klang einer depressiven Stimme quantitativ zu erfassen.

Auch wenn derzeit noch kein definitives, allgemein gültiges Modell der depressiven Stimme vorliegt, so bildet sich doch bei zwei Dritteln der Patienten der Verlauf der Besserung in Sprechweise und Klangfarbe der Stimme deutlich ab, und bei mehr als drei Vierteln der Patienten gelingt eine Abgrenzung zwischen depressiv und gesund ausschließlich auf der Basis von Sprachparametern. Darüberhinaus läßt sich die Schwere der depressiven Symptomatik, zumindest im Umfang einer Unterscheidung zwischen leichten und schweren Fällen, mittels Sprachparametern reliabel einschätzen. Diese insgesamt doch sehr ermutigenden Ergebnisse machen das Verfahren der automatischen Sprachanalyse natürlich besonders interessant als "objektive" Ergänzung zu traditionellen Ratingskalen im Zusammenhang mit vergleichenden Therapiestudien.

Sprachanalysen mit Sprachaufnahmen in der gleichen standardisierten Form haben sich auch bei chronisch-schizophrenen Patienten als durchführbar erwiesen, wobei jedoch anzumerken ist, daß der Anteil der nicht-kooperativen Patienten wesentlich höher lag als bei den Depressiven und daß eine Vielzahl der sehr schweren Fälle die Teilnahme an einer solchen Untersuchung verweigerte. Negativ-schizophrene Patienten mit charakteristischen Symptomen wie Affektarmut, Affektverflachung, emotionaler Abstumpfung oder Verarmung des

Zusammenfassung und Ausblick 115

sprachlichen Ausdrucks unterschieden sich in Sprechweise und Klang der Stimme deutlich von Gesunden, aber auch von Depressiven. In Anbetracht der Tatsache, daß die Abnormitäten schizophrener Sprache sich sehr natürlich als negative und positive Symptome einteilen lassen, stellt das Verfahren der automatisierten Sprachanalyse somit nicht nur eine objektive Möglichkeit dar, das Negativ-Positiv-Modell der Schizophrenie zu validieren, sondern bietet außerdem einen objektiven Zugang zu solchen Kernbereichen der Schizophrenie, die sonst nur schwer oder überhaupt nicht zugänglich wären.

Es bleibt nachzutragen, daß unsere normativen Studien nicht nur Referenzdaten für die Untersuchungen an depressiven und schizophrenen Patienten geliefert haben, sondern darüberhinaus auch Zusammenhänge zwischen Persönlichkeitsdimensionen und Sprechweise aufzeigten. Was die Klangfarbe der Stimme betrifft, war es möglich, die beim Sprechen übermittelten nonverbalen Informationen in eine langzeitstabile, weitgehend unveränderliche "Trait"-Komponente und eine in hohem Maße zustandsabhängige, kurzzeitfluktuierende "State"-Komponente zu zerlegen, wobei die "State"-Komponente die "natürliche" Bandbreite stimmlicher Veränderung widerspiegelte und damit auch "normale" Stimmungsschwankungen umfaßte. Anhand der "Trait"-Komponente gelang auf der Basis der von uns verwendeten Texte eine computerisierte Identifizierung von Personen mit einer Sicherheit > 90% bei im Abstand von 14 Tagen wiederholten Sprachaufnahmen, was zugleich eine externe Validierung der von uns gefundenen Zerlegung des Sprachsignals in eine "State"- und eine "Trait"-Komponente bedeutete.

Die von uns vor 8 Jahren zusammengestellte Audioausrüstung des Sprachlabors und die bei der Datenerfassung eingesetzten Computersysteme entsprachen dem damaligen Stand der Technik, das heißt, die bei den Sprachaufnahmen erfaßten Audiosignale wurden zunächst mit einem professionellen Vorverstärker im Pegel angehoben, online digitalisiert und, wegen der hohen Datenrate von 32kBytes pro Sekunde, direkt auf Standardcomputerband gespeichert. Eine solche raumfüllende Laborlösung ist für Routineanwendungen natürlich wenig geeignet. Dank der hohen CPU-Leistungen heutiger PC's sowie der hohen Kapazitäten heutiger Harddisks und DAT-Tapes war es uns aber möglich, die für Sprachanalysen benötigte Hard- und Software in einem kleinen, handlichen Gerät unterzubringen, das wenig Platz benötigt, einfach zu bedienen ist und vergleichsweise kostengünstig zusammengestellt werden kann. Auf diese Weise scheint der Weg für Routineanwendungen weitgehend geebnet.

8.2 Wirkungseintritt bei Antidepressiva

Eine interessante Anwendung des automatischen Sprachanalyseverfahrens im Zusammenhang mit Untersuchungen zum zeitlichen Verlauf depressiver Erkrankungen betrifft die Frage des Zeitpunkts des Wirkungseintritts antidepressiver Medikation. Eine Beantwortung dieser Frage ist von großer Bedeutung nicht nur für das prinzipielle Verstehen der Wirkungsmechanismen von Antidepressiva, sondern auch für die Entscheidung über die minimale Dauer vergleichender Therapiestudien. Die in der Literatur von einem Teil der Autoren vertretene Auffassung einer spezifischen Wirkungslatenz von Antidepressiva ist sehr umstritten und empirisch nicht hinreichend belegt. Dies ist vor allem darauf zurückzuführen, daß die meisten Studien primär konzipiert wurden, die Wirksamkeit neuer Substanzen nachzuweisen und daß es in der Regel zwei bis drei Wochen dauert, bis eine statistisch signifikante Differenz zwischen Placebo-behandelten und Pharmaka-behandelten Patientengruppen erreicht wird. Das zeitliche Auftreten einer signifikanten Differenz zwischen Behandlungsgruppen mit dem Wirkungseintritt gleichzusetzen ist jedoch weder klinisch noch methodisch sinnvoll (Angst et al. 1994).

Wir haben kürzlich im Rahmen von zwei unabhängigen Meta-Analysen versucht, die Begriffe "Wirkungseintritt" und "Therapieerfolg" auf der Basis von Standardinstrumenten zu definieren und zu operationalisieren (Stassen et al. 1993; Stassen et al. 1994). Mit Hilfe dieser operationalisierten Kriterien und survival-analytischen Ansätzen haben wir Doppelblindstudien, einerseits zwischen Amitriptylin, Oxaprotilin und Placebo (n=429), andererseits zwischen Imipramin, Moclobemid und Placebo (n=1277), unter Einbeziehung von vorzeitigen Therapieabbrüchen neu ausgewertet. Die Behandlungsgruppen unterschieden sich signifikant in der Gesamtzahl der Therapieerfolge, der Gesamtzahl der vorzeitigen Therapieabbrüche sowie in der Verteilung der Zeiten, an denen es zum vorzeitigen Therapieabbruch kam. Kein Unterschied zwischen den Behandlungsgruppen wurde jedoch in bezug auf den Wirkungseintritt und den zeitlichen Verlauf der Besserung gefunden, d.h. beschränkte man sich bei der Datenanalyse auf die Patienten, die sich im Verlauf der Behandlung tatsächlich besserten, so ergaben sich trotz großer biochemischer und pharmakologischer Unterschiede innerhalb der Antidepressiva die gleichen prozentualen Besserungsraten als Funktion der Zeit, und diese prozentualen Besserungsraten waren identisch mit denen unter Placebo. Der Eintritt der Besserung erfolgte bei 40-50% der Patienten innerhalb der ersten 10 Tage, und 70% der Therapieerfolge zeigten eine Besserung innerhalb der ersten 12 Tage der Behandlung. Unterschiede zwischen Wirksubstanzen und Placebo, die auf die Gesamtzahl der gebesserten Patienten, der Therapieerfolge und der vorzeitigen Abbrüche beschränkt waren, zeigten sich ab dem fünften Behandlungstag und wurden am 14. Behandlungstag maximal. Nach diesem Zeitpunkt vergrößerten sich die Unterschiede zwischen den Wirksubstanzen und Placebo nicht mehr. Wir haben deshalb postuliert, daß die Wirkung der untersuchten Antidepressiva nicht in der Unterdrückung depressiver Symptome besteht, sondern daß diesen Antidepressiva ein gemeinsamer Wirkungsmechanismus im monoaminergen System zugrunde liegt, der unabhängig von der Substanz und deren individuellen pharmakologischen Profil aktiviert wird. Die Wirkung der Antidepressiva bestünde somit in der Umwandlung von Non-Respondern in Responder und der Aufrechterhaltung der Response, solange das Medikament gegeben wird (Angst et al. 1994).

Alle hier aufgeführten Resultate beruhen jedoch ausschließlich auf Fremd- oder Selbstbeurteilung, so daß die Erwartungshaltungen von Arzt und Patient eine unter Umständen entscheidende Rolle gespielt haben könnten. Die durch solche Erwartungshaltungen verursachten Verzerrungen lassen sich naturgemäß kaum abschätzen. Die automatische Sprachanalyse bietet nun eine Möglichkeit, diese für künftige Antidepressiva-Entwicklungen sehr bedeutsamen Resultate unabhängig und weitgehend "objektiv" zu validieren. Tatsächlich ergaben sich in unserer Verlaufsstudie mit 43 depressiven Patienten in zwei Dritteln aller Fälle ein enger Zusammenhang zwischen Sprachparametern und den HAMD-17 Depressionswerten über die gesamte Beobachtungsperiode. Eine Studie zum Wirkungseintritt bei Antidepressiva unter Einbeziehung objektiver Sprachparameter ist deshalb in Vorbereitung (SNF 32-42542.94).

8.3 Aktuelle Projekte

Da wir die bei Sprachuntersuchungen an psychiatrischen Patienten auftretenden methodischen Probleme zufriedenstellend lösen konnten und die Resultate der Untersuchungen an Depressiven sehr ermutigend ausfielen, hat die ursprünglich eng begrenzte Fragestellung unserer Studie recht bald verschiedene Erweiterungen erfahren. So hat beispielsweise die Tatsache, daß ein Teil der depressiven Patienten bei Austritt aus der Klinik psychopathologisch wohl wesentlich gebessert, in Sprechweise und Klang der Stimme von Normalwerten aber noch weit entfernt war, zu einer 2-Jahres Nachuntersuchung geführt, die das Ziel hat, abzuklären, ob sich solche sprachlichen Veränderungen nach einiger Zeit wieder vollständig zurückgebildet haben oder ob sich diese Patientengruppe hinsichtlich Prognose von den übrigen Patienten unterscheidet. Eine andere wichtige Frage betrifft die bei depressiven Erkrankungen recht häufig zu beobachtenden kognitiven Beeinträchtigungen. Da die Sprachproduktion überwiegend auf kognitive Prozesse zurückzuführen ist, wäre es interessant zu wissen, inwieweit sich in der Depression kognitive Beeinträchtigungen, sprachliche Veränderungen und akute depressive Symptomatik gegenseitig beeinflussen und ob sie sich in einem ähnlichen zeitlichen Rahmen zurückbilden. Die hier kurz skizzierten - insbesondere im Hinblick auf therapeutische Interventionen überaus wichtigen - Fragenkomplexe untersucht derzeit *St. Kuny* in einer umfangreichen Studie.

Ermutigt durch die unerwartet guten Resultate unserer Sprachuntersuchungen an chronisch-schizophrenen Patienten, haben wir vor kurzem auch eine Studie mit 40 akut-schizophrenen Patienten begonnen, die *J. Püschel* im Rahmen eines Zusatzprojektes (SNF 32-36210.92) auch neuropsychologisch testet. Auch hier ist eine Nachuntersuchung geplant, um in einem prospektiven Ansatz die zeitliche Entwicklung psychopathologischer und neuropsychologischer Defizite auf der Basis objektiver Sprachparameter untersuchen zu können. Dies vor allem aufgrund der Tatsache, daß es erstaunlich gut gelungen ist, das Negativ-Positiv-Konzept der Schizophrenie mittels Sprachparametern zu validieren.

Weitgehend unbeantwortet ist derzeit noch die Frage, ob und in welchem Umfang Medikamente für Veränderungen in Sprechweise und Klangfarbe der Stimme verantwortlich sind, obwohl sich in unseren Studien gezeigt hat, daß akute Nebenwirkungen von Psychopharmaka nur einen kleinen Teil der bei depressiven oder schizophrenen Patienten beobachteten Sprachveränderungen erklären. Im Gegensatz hierzu sind Art und Ausmaß der durch Langzeitmedikation verursachten Sprachveränderungen, z.B. durch Spätdyskinesien bei Neuroleptikabehandlung, weitgehend unbekannt und schwer zu untersuchen, da dies die Einbeziehung unbehandelter, vollständig medikamentenfreier Patienten erfordert. Wir arbeiten derzeit an einem Klassifikationsschema, das es erlauben soll, Patienten mit ihren meist sehr individuellen Kombinationen von Medikamenten in Klassen mit typischen Wirkungs- und Nebenwirkungsprofilen einzuteilen und die daraus resultierenden Patientengruppen in bezug auf Sprachveränderungen zu vergleichen. Ergebnisse sind aber noch ausstehend.

9. COMPUTERPROGRAMME FÜR SPRACHANALYSEN

Sprechweise und *Klangfarbe der Stimme* sind theoretische Konstrukte, die zwar unmittelbar einsichtig erscheinen, deren Operationalisierbarkeit auf der Basis elementarer, kontext-unabhängiger Merkmale aber keineswegs abschließend geklärt ist. Tatsächlich stehen beide Konstrukte in enger Beziehung zur menschlichen Alltagserfahrung und gewinnen erst durch diese ihre eigentliche Bedeutung. Für eine allfällige Operationalisierung stellt sich deshalb die Frage, in welchem Umfang und welcher Form Alltagserfahrung als Hintergrundwissen zu berücksichtigen ist, insbesondere auch, wie solches Wissen dargestellt, strukturiert und zugänglich gemacht werden kann.

Beim Menschen läuft die Bewertung von Sprechweise und Klangfarbe einer Stimme auf verschiedenen Ebenen ab: (1) auf der *sprecherbezogenen Ebene* wird den individuellen Besonderheiten des Sprechers Rechnung getragen, (2) auf der *situationsbezogenen Ebene* werden aktuelles Umfeld und Art des gesprochenen Textes berücksichtigt und (3) auf der *gesellschaftsbezogenen Ebene* fließen gesellschaftliche Normen in die Beurteilung ein. In dieser wissensgestützten Bewertungsstruktur spielt der Begriff der *Ähnlichkeit* eine zentrale Rolle, wenn es darum geht, das Maß der Übereinstimmung zwischen aktueller Sprachprobe und erlernten protypischen Mustern zu bestimmen und die entsprechenden Schlüsse zu ziehen. Am Ende steht dann die Einschätzung der physischen und psychischen Verfassung des Sprechers.

Es ist unrealistisch, den in bezug auf Auswahl und Gewichtung von Merkmalen dynamisch angelegten menschlichen Wissenshintergrund mit heutigen Mitteln im Rahmen eines operationalen Konzepts zur Analyse von Sprechweise und Klangfarbe der Stimme nachbilden zu wollen. Die prinzipiellen Organisationsstrukturen lassen sich aber durchaus in ein computergestütztes Modell übernehmen. Voraussetzung hierfür ist allerdings die Akquirierung einer Referenzpopulation von Sprechern, die hinsichtlich Alter, Geschlecht, Schulbildung und ähnlicher Kriterien so vorstrukturiert ist, daß charakteristische intra- und inter-individuelle Eigenschaften prototypisch bestimmt und als Hintergrundwissen abgelegt werden können. Unter Verwendung problemorientierter Ähnlichkeitsfunktionen lassen sich dann Merkmalsvektoren zur Beschreibung von Sprechweise und Klangfarbe der Stimme mit Hilfe von Optimierungsverfahren iterativ konstruieren.

Die Realisierung des hier skizzierten methodischen Ansatzes führt im Zusammenhang mit Sprachuntersuchungen zu nicht unerheblichen technischen Problemen, da Sprachsignale bei einer oberen Grenzfrequenz von 8.192 kHz als digitalisierte Zeitreihen mit einer Abtastrate von 16.384 kHz anfallen[1]. Höhere Grenzfrequenzen benötigen entsprechend höhere Abtastraten. Dies hat sehr große Rohdatenmengen zur Folge, die sich für dreiminütige Aufnahmen in der Größenordnung von 6-16 MByte bewegen. Es ist somit nicht weiter verwunderlich, daß unsere Eichstichprobe 8000 MByte, unsere Pilotstichprobe 1500 MByte und die Patienten- stichprobe 7200 MByte an Zeitreihen aufweisen. Auf diese

---

[1] In typischen Audioanwendungen, wie z.B. Compact Discs, beträgt die Abtastrate 44.1 kHz.

Zeitreihen muß während der iterativen Konstruktion der Merkmalsvektoren immer wieder zugegriffen werden.

Ein weiteres gravierendes Problem stellt die Tatsache dar, daß die aus den Zeitreihen extrahierten Informationen auf recht unterschiedlichen Stufen der Analyse anfallen und hinsichtlich Form und Umfang äußerst verschieden sind. So gibt es beispielsweise für je 3 Minuten Sprachaufnahmen (1) 180 Zeitreihen von 1 Sekunde Länge, (2) mehrere Segmentierungstabellen, (3) Verteilungsvektoren für Pausen, Sprach- abschnitte, Energie und Sprechstimmlage, (4) eine Fülle skalarer Sprachparameter, (5) 30 - 40 Spektren, (6) 4 - 8 Spektralmuster und (7) eine Reihe psychologischer Skalen sowie eine Vielzahl psychopathologischer Symptome und Syndrome.

Angesichts der großen zu verwaltenden Datenmengen und der Anforderungen iterativer Ähnlichkeitskonzepte an Leistung und Effizienz einer Datenbank haben wir eine problemspezifische Lösung gewählt, die exakt auf unsere Fragestellung zugeschnitten ist, und die im Zusammenhang mit der Analyse von EEG-Zeitreihen entwickelt wurde. Diese Datenbank steht im Zentrum des Programmsystems MASTER.VOX[2], das adaptive Strategien im Zeit- wie auch im Frequenzbereich unterstützt.

Es ist klar, daß man Untersuchungen mit einer derartigen Menge von Daten bis vor kurzem nicht auf Laborcomputern durchführen konnte. Unsere Datenbank und die dazu gehörenden problemorientierten Computerprogramme (Tabelle 8.1) wurden deshalb auf dem Großrechner der Universität Zürich realisiert, so daß wir für die statistischen Analysen das dort installierte Statistikpaket SAS zur Verfügung hatten.

In den letzten Jahren haben sich die Rechenleistungen von PCs und Workstations aber vervielfacht und erreichen heute Werte, die früher Großrechnern vorbehalten waren. Die Kapazität einer einzigen 5 1/4-Zoll Harddisk liegt heute bei 4100 MByte und die einer einzigen 4 mm DAT-Kassette bei 8000 MByte. Die Kosten für PCs oder Workstations der mittleren Leistungsklasse liegen jetzt bei 20'000 sFr, Tendenz fallend. Ähnlich eindrucksvoll ist auch die Entwicklung auf dem Gebiet der Audiotechnik verlaufen. So sind heute kostengünstige professionelle Audiokarten für PCs und Workstations mit einem Frequenzgang von ± 0.3db (oder besser) auf dem Markt[3]. Für meßtechnische Anwendungen im Zusammenhang mit Sprachanalysen ist die Linearität des Frequenzganges im Bereich 80 - 300 Hz von entscheidender Bedeutung, denn Abweichungen von

---

[2] MASTER.VOX: Program package for the analysis of human speech. Unpublished user manual (1993: Version 2.3, 98 Seiten; auf Anfrage erhältlich).

[3] Zum Beispiel Digigram PCX5 mit ± 0.1db (sFr 5'230) oder National Instruments AT-DSP2200 mit ± 0.03db (sFr 6'625) in Kombination mit dem Vorverstärker FM Acoustics CLASSAMP M-1 mit ± 0.04db (sFr 5'300). Als Mikrophone kommen nur aufgrund ausgemessenen Frequenzganges selektierte Einzelstücke in Frage (z.B. Sanken CU 41, sFr 3'640), da standardmäßig lediglich ein Frequenzgang von ± 1.0db garantiert wird, was einem Amplitudenfehler von ±12.2% entspricht. Als digitales Audio Tape Deck kommt z.B. das Studer D780 mit einem Frequenzgang von ± 0.4db in Frage (sFr 5'770).

± 0.5*db* bedeuten Amplitudenfehler von ± 5.3%, was sich in inter-individuellen Vergleichen oder Vergleichen zwischen Aufnahmen verschiedener Geräte sehr störend bemerkbar macht und selbst durch aufwendigste Maßnahmen (gewichtete Rekonstruktion der Zeitreihen nach Transformation in Frequenzbereich) nur unvollständig kompensieren läßt. Derzeit entwickeln wir für Routineanwendungen im klinischen Bereich eine Lösung auf der Basis eines PC 486DX-50 unter Einbeziehung des kommerziellen Softwarepaketes NI-DAQ. Detaillierte Unterlagen stehen auf Anfrage zur Verfügung.

PLOT2D	Scatter plots, frequency distributions, risk functions
FPI	Analysis of personality scores
AMDP	Analysis of the AMDP/HAMD/BPRS/ZUNG syndrome scores
SANS	Analysis of SANS/PANSS/INSKA/EEP syndrome scores
TCOPY	Compressing of raw, digitized time-series
TAPEINFO	Contents of raw-data-tapes or compress-tapes
VERIFY	Plots of time-series, analysis of artifacts
SEGMENT	Segmentation of time series (pauses/utterances)
PAUSEN	Analysis of pauses, utterances, energy and dynamics
TRANS	Spectrum analysis of time series
POWER	Analysis of power-frequency distributions
FDFREQ	Analysis of mean vocal pitch
MITTEL	Analysis of scalar speech parameters
VERLAUF	Intra-individual variations of scalar speech parameters
CORR	Correlations of speech parameters, scatter plots
VCORR	Correlations with the time course of psychopathology
PUTDATA	Interface to statistical program package SAS
SELECT	Selection/definition of proband groups
CTEST	Statistical tests between probands grouped by SELECT
ANOVA	Analysis of variance: (P x Q)-design with N observations
MUSTER	Spectral patterns, characteristic variability of spectra
SIMILAR	Similarity between spectral voice patterns
DSCHNITT	Set-theoretical operations with spectral voice patterns
COMPARE	Systematic comparisons of spectral voice patterns
SEARCH	Systematic search for specific voice patterns
AEHNLT	Similarity-matrices from spectral voice patterns
RSIM	Similarity-matrices from feature vectors
RANDOM	Generating random permutations of numbers 1, 2, ... NDIM
SAMPLE	Random splitting of samples into subsamples

Tab. 8.1: Das Programmsystem MASTER.VOX, das in Verbindung mit einer Datenbank Sprachanalysen im Zeit- und Frequenzbereich unterstützt.

10. LITERATURVERZEICHNIS

10.1 Lehrbücher und Monographien

Amelang M, Bartussek D (1990). Differentielle Psychologie und Persönlichkeitsforschung. 3. Aufl. Kohlhammer, Stuttgart, Berlin, Köln

Borucki H (1989) Einführung in die Akustik. BI-Wissenschaftsverlag, Mannheim, Wien, Zürich

Cattell RB, Kline P (1977) The scientific analysis of personality and motivation. Academic Press, London

Darby JK (1982) Speech Evaluation in Psychiatry. Grune and Stratton, New York

Eysenck HJ (1947) Dimensions of personality. Routledge and Kegan, London

Fahrenberg J, Selg H (1970) Das Freiburger Persönlichkeitsinventar FPI. Handanweisung. Hogrefe, Göttingen

Frith CD (1992) The cognitive neuropsychology of schizophrenia. Lawrence Erlbaum, Hove, Hillsdale

Guilford JP (1959) Personality. McGraw-Hill, New York

Guilford JS, Zimmerman WS, Guilford JP (1976) The Guilford-Zimmerman temperament survey handbook. Cal. Edits Publ., San Diego

Guy W, Ban T (1982) The AMDP-System: A manual for the assessment and documentation of psychopathology. Springer, Berlin Heidelberg New York

Hathaway SR, McKinley JC (1951) The Minnesota Multiphasic Personality Inventory Manual Revised. The Psychological Corp., New York

Lüke HD (1985) Signalübertragung, Grundlagen der digitalen und analogen Nachrichtenübertragungssysteme. Springer Berlin Heidelberg New York

Markel JD, Gray AH (1976) Linear prediction of speech. Springer, Berlin Heidelberg New York

Müller J (1840) Handbuch der Physiologie des Menschen. Hölscher, Koblenz

Mundt C (1985) Das Apathiesyndrom der Schizophrenen. Springer, Berlin Heidelberg New York

Pfau W (1973) Klassifizierung der menschlichen Stimme. Johann Ambrosius Barth, Leipzig

Priestley MB (1981) Spectral analysis and time series, vol I, II: Academic Press, London

Scharfetter C (1990) Schizophrene Menschen. Psychologie Verlags Union, München

Yannakoudakis EJ, Hutton PJ (1987) Speech Synthesis and Recognition Systems. Ellis Horwood, Chichester

Zwicker E (1982) Psychoakustik. Springer, Berlin

10.2 Originalarbeiten

Addington DW (1968) The relationship of selected vocal characteristics to personality perception. Speech Monographs 35:492-503

Allen HA (1983) Do positive symptom and negative symptom subtypes of schizophrenia show qualitative differences in language production? Psychol Med 13:787-797

Alpert M (1983) Encoding of feelings in voice. In: Clayton PJ, Barrett JE (eds) Treatment of Depression: Old Controversies and New Approaches. Raven Press, New York, p 217

Andreasen NC, Alpert M, Martz MJ (1981) Acoustic analysis, an objective measure of affective flattening. Arch Gen Psychiatry 38:281-285

Andreasen NC (1982) Negative symptoms in schizophrenia: definition and reliability. Arch Gen Psychiatry 39:784-788

Andreasen NC (1989) The scale for the assessment of negative symptoms (SANS): conceptual and theoretical foundations. Br J Psychiatry 155:49-52

Andreasen NC, Flaum M (1991) Schizophrenia: the characteristic symptoms. Schiz Bull 17:27-49

Angst J, Battegay R, Bente D, Berner P, Broeren W, Cornu F, Dick P, Engelmeier MP, Heimann H, Heinrich K, Helmchen H, Hippius H, Pöldinger W, Schmidlin P, Schmitt W, Weis P (1969) AMDP: Das Dokumentationssystem der Arbeitsgemeinschaft für Methodik und Dokumentation in der Psychiatrie (AMP). Arzneim Forsch 19:339-405

Angst J, Stassen HH, Woggon B (1989) Effect of neuroleptics on positive and negative symptoms and the deficit state. Psychopharmacology 99:41-46

Angst J, Delini-Stula A, Stabl M, Stassen HH (1993) Is a cut-off score a suitable measure of treatment outcome in short-term trials in depression? A methodological meta-analysis. Hum Psychopharmacol 8: 311-317

Angst J, Stassen HH (1994) Methodische Aspekte von Studien zur antidepressiven Wirksamkeit. In: Steinberg R, Philipp M, Möller HJ (eds) Spezielle Aspekte der antidepressiven Therapie: neuere Ergebnisse zu Moclobemid. MMV Medizin Verlag München, München, p 147

Annen B, Bachmann E, Gerhard U, Hobi V (1991) Die Differentialdiagnose von Demenz und Depression anhand der kognitiven Funktionstüchtigkeit. Z Gerontopsychologie und -psychiatrie 4:257-263

Arndt HJ, Leithäuser H (1968) Die mittlere Sprechtonhöhe bei jungen und alten Menschen. HNO 16:114-116

Atal BS (1974) Effectiveness of linear prediction characteristics of the speech wave for automatic speaker identification and verification. J Acoust Soc Amer 55:1304-1312

Atal BS (1976) Automatic recognition of speakers from their voices. IEEE 64,4:460-475

Atkinson JE (1976) Inter- and intraspeaker variability in fundamental voice frequency. J Acoust Soc Am 60:440-445

Avery D, Silverman J (1984) Psychomotor retardation and agitation in depression. Relationship to age, sex, and response to treatment. J Affect Dis 7:67-76

Ban TA, Guy W, Wilson WH (1985) The AMDP-system in chronic hospitalized schizophrenics. Compr Psychiatry 26:370-374

Barnes TRE, Liddle PF, Curson DA, Patel M (1989) Negative symptoms, tardive dyskinesia and depression in chronic schizophrenia. Br J Psychiatry 155:99-103

Basztura C, Jurkiewicz J (1978) The zero-crossing analysis of a speech signal in the short-term method of automatic speaker identification. Arch Acoustics 3:185-196

Benes FM, Davidson J, Bird ED (1986) Quantitative cytoarchitectural studies of the cerebral cortex of schizophrenics. Arch Gen Psychiatry 43:31-35

Bernasconi C (1988) Beiträge zum Problem der textabhängigen Sprecherverifikation. Dissertation, ETH Zürich

Blackburn IM (1975) Mental and psychomotor speed in depression and mania. Br J Psychiatry 126:329-335

Bogerts B, Meertz E, Schönfeldt-Bausch R (1985) Basal ganglia and limbic system pathology in schizophrenia. A morphometric study of brain volume and shrinkage. Arch Gen Psychiatry 42: 784-791

Bosch van den RJ, Rombouts RP, Asma van MJ (1993) Subjective cognitive dysfunction in schizophrenic and depressed patients. Compr Psychiatry 34:130-136

Bouhuys AL, Mulder-Hajonides W (1984) Speech timing measures of severity, psychomotoric retardation, and agitation in severely depressed patients. J Common Disorder 17:277-288

Bouhuys AL, Alberts E (1984) An analysis of the organization of looking and speech-pause behaviour of depressive patients. Behaviour 89:269-298

Brand AN, Jolles J, Gispen-de Wied C (1992) Recall and recognition memory deficits in depression. J Affect Disord 25:77-86

Bricker PD, Gnanadesikan R, Mathews MV, Pruzansky S, Tukey PA, Wachter KW, Warner JL (1971) Statistical Techniques for Talker Identification. Bell Syst Tech J 50:1427-1454

Broad DJ, Clermont F (1989) Formant estimation by linear transformation of the LPC cepstrum. J Acoust Soc Am 86:2013-2017

Broderick PK, Paul JE, Rennick RJ (1975) Semi-automatic speaker identification system. Carnahan Conf Crime Countermeasures, Lexington USA:29-37

Brown BL, Strong WJ, Rencher AC (1975) Acoustic determinants of the perceptions of personality from speech. Int J Soc Language 6:11-32

Bunge E (1977) Sprechererkennung durch Computer. Philips techn Rdsch 37:225-238

Cattell RB (1943) The description of personality: I. Foundations of trait measurement. Psychol Rev 50:559-594

Cattell RB (1943) The description of personality: basic traits resolved into clusters. J Abn Soc Psychology 38:476-506

Cleghorn JM, Garnett ES, Nahmias C, Firnau G, Brown GM, Kaplan R, Szechtman H, Szechtman B (1989) Increased frontal and reduced parietal glucose metabolism in acute untreated schizophrenia. Psychiatr Res 28:119-133

Clemmer EJ (1980) Psycholinguistic aspects of pauses and temporal patterns in schizophrenic speech. J Psycholinguist Res 9:161-185

Colton RH, Hollien H (1972) Phonational frequency range in the modal and falsetto registers. J Speech Hear Res 15:708-713

Crow TJ (1980) Positive and negative symptoms and the role of dopamine. Br J Psychiatry 137:383-386

Crow TJ (1980) Molecular pathology of schizophrenia: more than one disease process? Br Med Journ 280:1-9

Crow TJ (1985) The two syndrome concept: origins and current states. Schiz Bull 11:471-485

Danion JM, Willard-Schroeder D, Zimmermann MA, Grange D, Schlienger JL, Singer L (1991) Explicit memory and repetition priming in depression. Arch Gen Psychiatry 48:707-711

Dante HM, Sarma VV, Dattatreya GR (1979) Multistage decision schemes for speaker recognition. IEEE Conf.ASSP:797-800

Darby JK, Hollien H (1977) Vocal and speech patterns of depressive patients. Folia Phoniatr 29:279-291

Darby JK, Sherk A (1979) Speech studies in psychiatric populations. In: Hollien H, Hollien P (eds) Amsterdam studies in the theory and history of linguistic science, IV, 9, Part II. Benjamins, Amsterdam, p 599

Darby JK, Simmons N, Berger PA (1984) Speech and voice parameters in depression: A pilot study. J Comm Disord 17:75-85

Das SK, Mohn WS (1971) A scheme for speech processing in automatic speaker verification. IEEE Trans Audio Electroacoust AU-19:32-43

DeGeorge M, Feix W (1986) A speaker verification for access control. Proc Speech Tech 86:281-286

Doddington GR (1971) A method of speaker verification. J Acoust Soc Amer 49:139

Doddington GR (1976) Personal identity verification using voice. Proc Electro 76:22-24,1-5

Doddington GR (1985) Speaker recognition - identifying people by their voices. Proc IEEE 73:1651-1664

Duez D (1982) Silent and non-silent pauses in three speech styles. Language and Speech 25:11-28

Duffy RJ (1970) Fundamental frequency characteristics of adolescent females. Lang Speech 13:14-25

Englert F, Euler S, Wolf D (1989) Zur Variabilität sprachlicher Äusserungen in der sprecher-unabhängigen Einzelworterkennung. Informationstechnik 31:407-413

Everett SS (1985) Automatic speaker recognition using vocoded speech. Proc IEEE Intern Conf ASSP:383-386

Federico A, Ibba G, Paoloni A (1987) A new automated method for reliable speaker identification and verification over telephone channels. Proc ICASSP:1457-1460

Fraser WI, King KM, Thomas P, Kendell RE (1986) The diagnosis of schizophrenia by language analysis. Br J Psychiatry 148:275-278

Frijda NH (1988) The laws of emotion. Am Psychol 43:349-358

Frommer J. (1992) Über den Zusammenhang von Sprachstörungen und Störungen des Icherlebens Schizophrener. Z Klin Psychol Psychopathol Psychother 40:47-57

Furui S, Itakura F, Saito S (1972) Talker recognition by long-time averaged speech spectrum. Electron Commun Jap 55A:54-61

Furui S (1981) Comparison of speaker recognition methods using statistical features and dynamic features. IEEE Trans ASSP:342-350

Furui S (1981) Cepstral analysis technique for automatic speaker verification. IEEE Trans Acoust Speech Sig Processing ASSP-29:254-272

Furui S (1990) Unsupervised speaker adaption based on hierarchical spectral clustering. IEEE Trans Acoust Speech Signal Process 37:1923-1930

Garrett KL, Healey EC (1987) An acoustic analysis of fluctuations in the voices of normal adult speakers across three times of day. J Acoust Soc Am 82:58-62

Gelfer MP (1989) Stability in phonational frequency range. J Commun Disord 22:181-192

Gilbert HR, Weismer GG (1974) The effects of smoking on the speaking fundamental frequency of adult women. J Psycholing Res 3:225-231

Giles H (1972) Evaluation of personality content from accented speech as a function of listeners' social attitudes. Percept Mot Skills 34:168-170

Godfrey HP, Knight RG (1984) The validity of actometer and speech activity measures in the assessment of depressed patients. Br J Psychiatry 145:159-163

Goldberg SC (1985) Negative and deficit symptoms in schizophrenia do respond to neuroleptics. Schiz Bull 11:453-456

Greden JF, Caroll BJ (1980) Decrease in speech pause times with treatment of endogenous depression. Biol Psychiat 15:575-587

Greden JF, Albala AA, Smokler IA, Gardner R, Caroll BJ (1981) Speech pause time: a marker of psychomotoric retardation in endogenous depression. Biol Psychiat 16:851-859

Grenier Y (1978) Speaker identification from linear prediction. 4th ICPR Kyoto, Japan:1019-1021

Gur RE, Gur RC, Skolnick BE, Caroff S, Obrist WD, Resnick S, Reivich M (1985) Brain function in psychiatric disorders. III. Regional Cerebral blood flow in unmedicated schizophrenics. Arch Gen Psychiatry 42:329-334

Hamilton M (1960) A rating scale for depression. J Neurosurg Psychiat 23:56-62

Hardy P, Jouvent R, Widlöcher D (1984) Speech pause time and the retardation rating scale for depression (ERD). J Affective Disord 6:123-127

Hargreaves WA, Starkweather JA (1963) Recognition of speaker identity. Lang Speech 6:63-67

Hargreaves WA, Starkweather JA: Voice quality changes in depression. Lang Speech 7:84-88 218-220.

Hargreaves WA, Starkweather JA, Blaker KH (1965) Voice quality changes in depression. J Abnorm Psychol 70:218-220

Helfrich H, Standke R, Scherer KR (1984) Vocal indicators of psychoactive drug effects. Speech Communication 3:245-252

Hess WJ (1982) Algorithms and devices for pitch determination of speech signals. In: Haton JP (ed) Automatic speech analysis and recognition. Reidel Publ, Dordrecht, Holland, p 49

Higgings AL, Wohlford RE (1986) A new method of speaker recognition. Proc ICASSP 86:869-872

Hinchcliffe MK, Lancashire M, Roberts FJ (1971) Depression: Defence mechanisms in speech. Br J Psychiatry 118:471-472

Hirsch SR, Jolley AG, Barnes TR, Liddle PE, Curson DA, Patel A, York A, Bercu S, Patel M (1989) Dysphoric and depressive symptoms in chronic schizophrenia. Schiz Res 2:259-264

Hoffmann GM, Gonze JC, Mendlewicz J (1985) Speech pause time as a method for the evaluation of psychomotoric retardation in depressive illness. Br J Psychiatry 146:535-538

Hogg LI, Brooks N (1990) New chronic schizophrenic patients: a comparison of daypatients and inpatients. Acta Psychiatr Scand 81:271-276

Hollien H, Shipp T (1972) Speaking fundamental frequency and chronologic age in males. J Speech Hear Res 15:155-159

Hollien H, Jackson B (1973) Normative data on the speaking fundamental frequency characteristics of young adult males. J Phonetics 1:117-120

Hollien H, Darby JK (1979) Acoustic comparisons of psychotic and non-psychotic voices. In: Hollien H, Hollien PA (eds) Current issues in the phonetic sciences. Benjamins, Amsterdam, p 829

Hollien H, Majewski W, Doherty ET (1982) Perceptual identification of voices under normal, stress and disguise speaking conditions. J Phonetics 10:139-148

Horii Y (1975) Some statistical characteristics of voice fundamental frequency. J Speech Hearing Res 18:192-201

Huang X, Duncan G, Jack M (1988) Formant estimation system based on weighted least-squares lattice filters. IEEE Proc 135, part f:539-546

Hunt RG, Lin TK (1967) Accuracy of judgements of personal attributes from speech. J Pers Soc Psychology 6:450-453

Hunt MJ, Yates JW, Bridle JS (1977) Automatic speaker recognition for use over communication channels. IEEE Conf ASSP:764-767

Iager AC, Kirch DG, Wyatt RJ (1985) A negative symptom rating scale. J Psychiatr Res 16:27-36

Jacques RD, Rastatter MP (1990) Recognition of speaker age from selected acoustic features as perceived by normal young and old listeners. Folia Phoniatr, Basel, 42:118-124

Johnson CC, Hollien H, Hicks JW (1984) Speaker identification utilizing selected temporal speech features. J Phonetics 12:319-326

Johnson WF, Emde RN, Scherer KR, Klinnert MD (1986) Recognition of emotion from vocal cues. Arch Gen Psychiatry 43:280-283

Kay SR, Opler LA (1987) The positive-negative dimension in schizophrenia: Its validity and significance. Psychiatric Developments 2:79-103

Kay SR, Fiszbein A, Opler LA (1987) The positive and negative syndrome scale (PANSS) for schizophrenia. Schiz Bull 13:261-276

Kay SR, Singh MM (1989) The positive-negative distinction in drug-free schizophrenic patients: stability, response to neuroleptic and prognostic significance. Arch Gen Psychiatry 46:711-718

Kewley-Port D (1982) Measurement of formant transitions in naturally produced stop consonant-vowel syllables. J Acoust Soc Am 72:379-389

Khadra LM (1988) The smoothed pseudo Wigner distribution in speech processing. Int J Electronics 65:743-755

Kibel DA, Laffont I, Liddle PF (1993) The composition of the negative syndrome of chronic schizophrenia. Br J Psychiatry 162:744-750

King K, Fraser WI, Thomas P, Kendell RE (1990) Re-examination of the language of psychotic subjects. Br J Psychiatry 156:211-215
Kirkpatrick B, Buchanan RW (1990) The neural basis of the deficit syndrome of schizophrenia. J Nerv Ment Dis 178:545-555
Klerman GL (1983) The scope of depression. In: Angst J (ed) The origins of depression: Current concepts and approaches. Springer, Berlin Heidelberg New York, p 5
Klos KT, Ellgring H (1984) Sprechgeschwindigkeit und Sprechpausen von Depressiven. In: Hautzinger M, Straub R (eds) Psychologische Aspekte depressiver Störungen. Roderer, Regensburg
Kraepelin E (1921) Manic-depressive insanity and paranoia (trans. by M. Barclay). Livingstone, Edinburgh
Krause HJ (1976) Möglichkeiten und Grenzen der Sprecheridentifizierung. Archiv für Kriminologie 157:154-164
Kreiman J, van Lancker D (1988) Hemispheric specialization for voice recognition: evidence for dichotic listening. Brain and Language 34:246-252
Krüger E, Strube HW (1988) Linear prediction on a warped frequency scale. IEEE Trans Acoust Speech sign Process 36:1529-1531
Kuny S, Stassen HH (1993) Speaking behavior and voice sound characteristics in depressive patients during recovery. J Psychiat Res 27:289-307
Kuny S, Stassen HH (to be published) Cognitive performance in patients recovering from depression. Psychopathology
Kurachi M, Kobayashi K, Matsubara R, Hiramatsu H, Yamaguchi N, Matsuda H, Maeda T, Hisada K (1985) Regional cerebral blood flow in schizophrenic disorders. Eur Neurol 24:176-181
Leff J, Abberton E (1981) Voice pitch measurements in schizophrenia and depression. Psychol Med 11:849-852
Leon de J, Wilson WH, Simpson GM (1989) Measurement of negative symptoms in schizophrenia. Psych Dev 3:211-234
Levandowski M, Winter D (1971) Distance between sets. Nature 234:34-35
Levin H, Lord W (1975) Speech pitch frequency as an emotional state indicator. IEEE Trans Systems Man Cybernetics 5:259-273
Lewis CJ (1988) Pause variablity in speech production. Proceedings of speech '88, 7th FASE Symposium, Edinburgh, 1413-1422
Loehlin JC, Willerman L, Horn JM (1985) Personality resemblance in adoptive families when the children are late-adolescent or adult. J Pers Soc Psychology 48:376-392
Loehlin JC, Willerman L, Horn JM (1987) Personality resemblance in adoptive families: a 10-year follow-up. J Pers Soc Psychology 53:961-969
Lummis RC (1973) Speaker verification by computer using speech intensity for temporal registration. IEEE Trans Audio Electroacoust AU-21:80-89
Lykken DT, Bouchard TJ jr (1983/84): Genetische Aspekte menschlicher Individualität. Untersuchungen an getrennt aufgewachsenen eineiigen Zwillingen. In: Ditfurth v H (ed) Mannheimer Forum. Hoffmann und Campe, Hamburg, p 79
Mark WD (1970) Spectral analysis of the convolution and filtering of non-stationary stochastic processes. J Sound Vib 11:19-64

Mandal MK, Srivastava P, Singh SK (1990) Paralinguistic characteristics of speech in schizophrenics and depressives. J Psychiat Res 24:191-196

Markel JD (1972) The SIFT algorithm for fundamental frequency estimation. IEEE Trans Audio Electroacoust AU-20:367-377

Markel JD, Oshika BT, Gray AH (1977) Long-term feature averaging for speaker recognition. IEEE Trans Acoust Speech Signal Processing, ASSP-25:330-337

Markel JD, Davis B (1979) Text-independent speaker recognition from a large linguistically unconstrained time-spaced data base. IEEE Trans Acoust Speech Signal Processing, ASSP-27:74-82.

Markel NN, Phillis JA, Vargas R, Harvard K (1972) Personality traits associated with voice types. J Psycholing Res 1:249-255

McCandless SS (1974) An algorithm for automatic formant extraction using linear prediction spectra. IEEE Trans Acoust Speech Signal Processing, ASSP-22:135-141

McGlashan TH, Fenton WS (1992) The positive-negative distinction in schizophrenia. Review of natural history validators. Arch Gen Psychiatry 49:63-72

McGlone RE, Hollien H (1963) Vocal pitch characteristics of aged women. J Speech Hear Res 6:164-170

McGonegal C, Rosenberg A, Rabiner LR (1979) The effects of several transmission systems on automatic speaker verification systems. Bell Sys Tech J 58:2071-2087

Mesulam MM (1990) Schizophrenia and the brain. N Engl J Med 322:843-844

Miller DD, Arndt S, Andreasen NC (1993) Alogia, attentional impairment, and inappropriate affect: their status in the dimensions of schizophrenia. Compr Psychiatry 34:221-226

Möller HJ, Krokenberger M, Zerssen v D (1993) Prediction of short-term outcome of neurotic-depressive inpatients. Results of an empirical study of 134 inpatients. Eur Arch Psychiatry Clin Neurosci 242:301-309

Murray IR, Arnott JL (1993) Toward the simulation of emotion in synthetic speech: a review of the literature on human vocal emotion. J Acoust Soc Am 93:1097-1108

Mysak ED (1959) Pitch and duration characteristics of older males. J Speech Hearing Res 2:46-54

Naik JM, Doddington GR (1986) High performance speaker verification using principal spectral components. Proc. ICASSP 86:881-884

Naik JM, Netsch LP, Doddington GR (1989) Speaker verification over long distance telephone lines. Proc ICASSP 89:524-527

Naik JM (1990) Speaker verification: a tutorial. IEEE Comm Mag January 1990:42-48

Newmann S, Mather VG (1938) Analysis of spoken language of patients with affective disorders. Am J Psychiatry 94:912-942

Ng CS, Milenkovic PH (1989) Unstable covariance LPC solutions from nonstationary speech waveforms. IEEE Trans Acoust Speech Signal Processing 37:651-654

Nilsonne A (1987) Acoustic analysis of speech variables during depression and after improvement. Acta Psychiatr Scand 76:235-245

Nilsonne A (1988) Speech characteristics as indicators of depressive illness. Acta Psychiatr Scand 77:253-263

Nilsonne A, Sundberg J, Ternström S, Askenfelt A (1988) Measuring the rate of change of voice fundamental frequency in fluent speech during mental depression. J Acoust Soc Am 83(2):716-728

Oglesby J, Mason JS (1988) Speaker identifikation using neural nets. 7th FASE Symposium Proceedings Speech 88, Edinburgh, 1357-1363

O'Shaughnessy D (1986) Speaker recognition. IEEE ASSP Mag:4-17

Pakosz M (1982) Intonation and attitude. Lingua 56:153-178

Pearlson GD, Garbacz DJ, Tompkins RH, Ahn HS, Gutterman DF, Veroff AE, DePaulo JR (1984) Clinical correlates of lateral ventricular enlargement in bipolar affective disorder. Am J Psychiatry 141:253-256

Pegoraro-Krook MI (1988) Speaking fundamental frequency characteristics of normal swedish subjects obtained by glottal frequency analysis. Folia phoniat 40:82-90

Pope B, Blass T, Siegman AW, Raher J (1970) Anxiety and depression in speech. J Consult Clin Psychology 35:128-133

Popescu C, Ionesco R, Jipescu I, Popa S (1991) Psychomotor functioning in unipolar and bipolar affective disorders. Rev Roum Neurol Psychiat 29:17-33

Priestley MB (1981) Spectral analysis and time series, vol I, II: Academic Press, New York, p 816

Pruzansky S (1963) Pattern-matching procedure for automatic talker recognition. J Acoust Soc Amer 35:354-358

Pruzansky S, Mathews MV (1964) Talker-recognition procedure based on analysis of variance. J Acoust Soc Amer 36:2041-2047

Rabiner LR (1989) A tutorial on hidden Markov models and selected applications in speech recognition. Proc IEEE 77:257-286

Ragin AB, Pogue-Geile M, Oltmanns TF (1989) Poverty of speech in schizophrenia and depression during in-patient and post-hospital periods. Br J Psychiatry 154:52-57

Ramig LA, Ringel RL (1983) Effects of physiological aging on selected acoustic characteristics of voice. J Speech Hear Res 26:22-30

Ramsay RW (1966) Personality and speech. J Pers Soc Psychology 4:116-118

Rappaport W (1958) Über Messungen der Tonhöhenverteilung in der deutschen Sprache. Acoustica 8:220-225

Reich AR, Moll KL, Curtis JF (1976) Effects of selected vocal disguises upon spectographic speaker identification. J Acoust Soc Amer 60:919-925

Renfordt E (1989) Changes of speech activity in depressed patients under pharmacotherapy. Pharmacopsychiat 22:2-4 (Supplement)

Rice DG, Abroms GM, Saxman JH (1969) Speech and physiological correlates of "flat" affect. Arch Gen Psychiatry 20:566-572

Roessler R, Lester JW (1976) Voice predicts affect during psychotherapy. J Nerv Ment Dis 163:166-176

Rosenberg AE, Sambur MR (1975) New techniques for automatic speaker verification. IEEE Trans Acoust Speech Signal Processing ASSP-23:169-176

Rosenberg AE (1976) Automatic speaker verification: A review. Proc IEEE 64:475-487

Rosenberg AE, Shipley KL (1981) Speaker identification and verification combined with speaker independent word recognition. IEEE Conf ASSP:184-187

Rosenberg AE, Soong FK (1986) Evaluation of a vector quantization talker recognition system in text independent and text dependent modes. ICASSP 86:873-876

Ruiz R, Legros C, Guell A (1990) Voice analysis to predict the psychological or physical state of a speaker. Aviat Space Environ Med 61:266-271

Ruske G (1982) Auditory perception and its application to computer analysis of speech. In: Fu KS (ed) Applications of pattern recognition. Auditory Signals, vol II: CRC Press, Boca Raton, Florida, p 1

Ryalls JH, Lieberman P (1982) Fundamental frequency and vowel perception. J Acoust Soc.Am 72,5:1631-1634

Sambur MR (1975) Selection of Acoustic Features for Speaker Identification. IEEE Trans Acoust Speech Signal Processing ASSP-23:176-182

Sambur MR (1976) Speaker recognition using orthogonal linear prediction. IEEE Trans Acoust Speech Signal Process ASSP-24:283-289

Sataloff RT (1992) The human voice. Sci Am 267:64-71

Saxman JH, Burk KW (1968) Speaking fundamental frequency and rate characteristics of adult female schizophrenics. J Speech Hearing Res 11:194-203

Scheid W (1983) Die klinische Psychiatrie in Deutschland seit Kurt Schneider. In: Gross G, Schüttler R (eds) Empirische Forschung in der Psychiatrie. Schattauer, Stuttgart New York, p 11

Scherer KR (1979) Nonlinguistic indicators of emotion and psychopathology. In: Izard CE (ed) Emotion in personality and psychopathology. Plenum Press, New York, p 495

Scherer KR (1984) On the nature and function of emotion: A component process approach. In: Scherer KR, Ekman P (eds) Approaches to emotion. Erlbaum, Hillsdale NJ, p 293

Schneider K, Scherer KR (1988) Motivation und Emotion. In: Immelmann K, Scherer KR, Vogel C, Schmoock P (eds) Psychobiologie - Grundlagen des Verhaltens. Fischer, Stuttgart New York, p 257

Schwartz F, Carr AC, Munich RL, Glauber S, Lesser B, Murray J (1989) Reaction time impairment in schizophrenia and affective illness: the role of attention. Biol Psychiatry 25:540-548

Sethuraman R, Godwy JN (1989) A cepstral based speaker recognition system. Proceedings. The Twenty-First Southeastern Symposium on System Theory. IEEE Comput Soc Press Washington DC:693-697

Singh MM, Kay SR (1987) Is the positive-negative distinction in schizophrenia valid? Br J Psychiatry 150:879-880

Sommers AA (1985) "Negative symptoms": conceptual and methodological problems. Schiz Bull 11:364-379

Soong KF, Rosenberg AE, Rabiner LR, Juang BH (1985) A vector quantization approach to speaker recognition. ICASSP 85:387-390

Stassen HH (1980) Computerized recognition of persons by EEG spectral patterns. Electroenceph Clin Neurophysiol 49:190-194

Stassen HH, Guenter R, Bomben G (1982) Longterm stability of EEG: Computerized recognition of pesons by EEG spectral patterns. Proceedings 6th ICPR IEEE Computer Society, Silver Spring:619-622
Stassen HH (1985) The similarity approach to EEG analysis. Meth Inform Med 24:200-212
Stassen HH, Scharfetter C, Angst J (1987) Morbid risk of subgroups of affective disorders: some methodological and empirical results. J Psychiatr Res 21:347-355
Stassen HH 1988) Modelling affect in terms of speech parameters. Psychopathology 21:83-88
Stassen HH, Bomben G (1988) Affective state and voice: reproducibility and sensitivity of speech parameters. Meth Inform Med 27:87-96
Stassen HH, Lykken DT, Propping P, Bomben G (1988) Genetic determination of the human EEG. Survey of recent results on twins reared together and apart. Hum Genet 80:165-176
Stassen HH, Scharfetter C, Winokur G, Angst J (1988) Familial syndrome patterns in schizophrenia, schizoaffective disorder, mania and depression. Eur Arch Psychiatr Neurol Sci 237:115-123
Stassen HH, Kuny S, Woggon B, Angst J (1989) Affective state and voice: Results of a pilot study with 6 depressive patients. Pharmacopsychiatry 22:17-22 (Supplement)
Stassen HH (1991) The octave approach to EEG analysis. Meth Inform Med 30:304-310
Stassen HH (1991) Affective state and voice: the specific properties of overtone distributions. Meth Inform Med 30:44-52
Stassen HH, Bomben G, Günther E (1991) Speech characteristics in depression. Psychopathology 24:88-105
Stassen HH, Lykken DT, Propping P (1993) Zwillingsuntersuchungen zur Genetik des normalen Elektroenzephalogramms. In: Baumann P (ed) Biologische Psychiatrie der Gegenwart. Springer, Wien, p 139
Stassen HH, Delini-Stula A, Angst J (1993) Time course of improvement under antidepressant treatment: A survival-analytical approach. Eur Neuropsychopharmacol 3:127-135
Stassen HH, Angst J, Delini-Stula A (1994) Severity at baseline and onset of improvement in depression. Meta-analysis of imipramine and moclobemide versus placebo. Eur Psychiatry 9:129-136
Stassen HH, Albers M, Püschel J, Scharfetter C, Tewesmeier M, Woggon B (to be published) Speaking behavior and voice sound characteristics associated with negative schizophrenia. J Psychiatr Res
Stein J (1993) Vocal alterations in schizophrenic speech. J Nerv Ment Dis 181:59-62
Stoicheff ML (1981) Speaking fundamental frequency characteristics of nonsmoking female adults. J Speech Hear Res 24:437-441
Su LS, Li KP, Fu KS (1974) Identification of speakers by use of nasal coarticulation. J Acoust Soc Amer 56:1876-1882
Suddath RL, Christison GW, Torrey EF, Casanova MF, Weinberger DR (1990) Anatomical abnormalities in the brains of monozygotic twins discordant for schizophrenia. N Engl J Med 322:789-794

Sun M, Li CC, Sekhar LN, Sclabassi RJ (1989) A wigner spectral analyzer for nonstationary signals. IEEE Trans Instrum Meas 38:961-966

Szabadi E, Bradshaw CM, Besson JA (1976) Elongation of pause-time in speech: A simple, objective measure of motor retardation in depression. Br J Psychiatry 129:592-597

Szabadi E, Bradshaw CM (1980) Speech in depressive states. In: Simpson M (ed) Psycholinguistics in clinical practice. Irvington Publishers Inc, New York, p 211

Szabadi E, Bradshaw CM (1983) Speech pause time: Behavioural correlate to mood. Am J Psychiatry 142:265

Teasdale JD, Fogarty SJ, Williams MG (1980) Speech rate as a measure of short-term variation in depression. Br J Soc Psychol 19:271-278

Tellegen A (1988) The analysis of consistency in personality assessment. J Personality 56:621-663

Thomas P, King K, Fraser WI (1987) Positive and negative symptoms of schizophrenia and linguistic performance. Acta Psychiatr Scand 76:144-151

Thomas P, King K, Fraser WI, Kendell RE (1990) Linguistic performance in schizophrenia: a comparison of acute and chronic patients. Br J Psychiatry 156:204-210

Tolkmitt F, Helfrich H, Standke R, Scherer KR (1982) Vocal indicators of psychiatric treatment effects in depressives and schizophrenics. J Comm Disorders 15:209-222

Tosi O, Oyer H, Lashbrook W, Pedrey C, Nicol J, Nash E (1972) Experiment on voice identification. J Acoust Soc Amer 53:2030-2043

Tosi O, Pisani R, Dubes R, Jain A (1979) An objective method of voice identification. In: Hollien H, Hollien P (eds) Amsterdam Studies in the theory and history of linguistic science, IV, 9, Part II, p 851

Tversky A (1977) Features of similarity. Psychol Rev 84:327-352

Velius G (1988) Variants of cepstral based speaker identity verification systems. Proc IASSP 88:583-586

Voiers WD (1964) Perceptual bases of speaker identity. J Acoust Soc Amer 36:1065-1073

Waddington JL, Brown K, O'Neill J, McKeon P, Kinsella A (1989) Cognitive impairment, clinical course and treatment history in out-patients with bipolar affective disorder: relationship to tardive dyskinesia. Psychol Med 19:897-901

Watts FN, Dalgleish T, Bourke P, Healy D (1990) Memory deficit in clinical depression: processing resources and the structure of materials. Psychol Med 20:345-349

Weintraub W, Aronson H (1967) The application of verbal behavior analysis to the study of psychological defense mechanisms: IV. Speech patterns associated with depressive behavior. J Nerv Ment Dis 144:22-28

Wilbur J, Taylor FJ (1988) Consistent speaker identification via Wigner smoothing techniques. ICASSP 88:591-594

Wing JK (1978) Clinical concepts of schizophrenia. In: Schizophrenia: Toward a new synthesis. Academic Press, London, p 1

Wing JK (1989) The concept of negative symptoms. Br J Psychiatry 155:10-14

Woggon B (1992) Prädiktoren für das Ansprechen auf Psychopharmaka. Neuro-Psychopharmaka 1:475-484

Wohlford RE, Wrench EH, Landell BP (1989) A comparison of four techniques for automatic speaker recognition. Proc ICASSP 80:908-911

Wolf JJ (1972) Efficient acoustic parameter for speaker recognition. J Acoust Soc Amer 51:2044-2055

Wolf JJ, Krasner M (1983) Further investigation of probabilistic methods for text-independent speaker identification. Proc ICASSP:551-554

Xu L, Oglesby J, Mason JS (1989) The optimization of perceptually-based features for speaker identification. Proc ICASSP:520-523

Yair E, Gath I (1988) On the use of pitch power spectrum in the evaluation of vocal tremor. IEEE Proc 76:1166-1175

Zerssen v D (unter Mitarbeit von Köller DM) (1976) Die Befindlichkeits-Skala - Parallelformen Bf-S und Bf-S' - Manual. Beltz, Weinheim

Zubin J (1985) Negative symptoms: are they indigenous to schizophrenia? Schiz Bull 11:461-470

Zürcher Gesundheitsfragebogen ZGF. Psychiatrische Universitätsklinik Zürich, Forschungsabteilung (auf Anfrage erhältlich).

11. ANHANG

11.1 Der emotional neutrale Standardtext

Das schönste war für Heidi an solchen Windtagen das Wogen und Rauschen in den drei alten Tannen hinter der Hütte. Oft stand Heidi unten und lauschte hinauf. Jetzt schien die Sonne nicht mehr heiß wie im Sommer, und Heidi suchte Strümpfe und Schuhe hervor und auch ihr Röckchen, denn nun wurde es immer frischer.

Dann wurde es kalt, und auf einmal fiel über Nacht tiefer Schnee, und am Morgen war die ganze Alm weiß und kein einziges grünes Blättchen mehr zu sehen. Nun kam der Geissenpeter nicht mehr mit seiner Herde.

Heidi schaute durch das kleine Fenster und beobachtete verwundert, wie die dicken Flocken immerzu fielen, bis der Schnee an das Fenster hinaufreichte. Und dann lag er noch höher, so daß man das Fenster gar nicht mehr aufmachen konnte und in dem Häuschen ganz verpackt war.

Heidi fand das so lustig, daß sie von einem Fenster zum anderen rannte, um zu sehen, ob der Schnee noch die ganze Hütte zudecken würde. Es kam aber nicht so weit.

Am nächsten Tag schneite es nicht mehr. Der Großvater ging hinaus, schaufelte um das ganze Haus herum und warf große Schneehaufen aufeinander, hier einen Berg und dort einen Berg um die Hütte herum. Nun waren die Fenster wieder frei und auch die Tür.

Das war gut, denn als am Nachmittag Heidi und der Großvater am Fenster saßen, polterte auf einmal jemand gegen die Holzschwelle und machte endlich die Tür auf. Es war der Geissenpeter. Er hatte aber nicht aus Übermut so laut gepoltert, sondern um den Schnee von seinen Schuhen abzuschlagen, der in dicken Klumpen daran klebte. Der ganze Peter war von Schnee bedeckt, denn er hatte sich durch die hohen Schichten so durchkämpfen müssen, dass große Stücke an ihm hängen geblieben und in der scharfen Kälte an ihm festgefroren waren. Aber er hatte nicht nachgegeben, heute wollte er zu Heidi hinauf, denn er hatte sie acht Tage lang nicht gesehen.

"Guten Abend", sagte er, stellte sich gleich so nahe wie möglich ans Feuer und sagte weiter nichts mehr. Aber sein ganzes Gesicht lachte vor Freude.

Heidi schaute ihn verwundert an, denn nun begann es überall an ihm zu tauen, so daß das Wasser an Peter herablief wie ein Wasserfall.

"Nun, General, wie steht's?" fragte der Großvater. "Bist du ohne Armee und mußt am Griffel nagen?"

"Warum muß er am Griffel nagen, Großvater?" fragte Heidi neugierig.

"Im Winter muß er in die Schule gehen", erklärte der Großvater; "da lernt man lesen und schreiben. Das ist manchmal schwierig, da hilft's ein wenig nach, wenn man am Griffel nagt. Ist's nicht wahr, General?"

"Ja, 's ist wahr", bestätigte Peter.

11.2 Der emotional stimulierende Standardtext

Er mußte aber doch in einen halben Schlaf gesunken sein, denn er erschrak und war überrascht, als er Viktors Hände an sich spürte, wie sie seine Kleider vorsichtig abtasteten. In der einen Tasche hatte er sein Messer, in der anderen den Dukaten; beides würde Viktor unfehlbar stehlen, wenn er es fände. Er stellte sich schlafend, drehte sich wie schlaftrunken hin und her, rührte die Arme, und Viktor zog sich zurück. Goldmund war sehr böse auf ihn, er beschloß, sich morgen von ihm zu trennen.

Als aber, nach einer Stunde vielleicht, Viktor sich von neuem über ihn beugte und mit dem Absuchen begann, wurde Goldmund kalt vor Wut. Ohne sich zu rühren, tat er die Augen auf und sagte verächtlich: "Geh jetzt, es gibt hier nichts zu stehlen." Im Schrecken über den Anruf griff der Dieb zu und drückte die Hände um Goldmunds Hals. Als der sich wehrte und aufbäumte, drückte der andere fester zu und kniete ihm zugleich auf die Brust. Goldmund, als er keinen Atem mehr bekam, riß und zuckte heftig mit dem ganzen Leibe, und als er nicht loskam, durchfuhr ihn plötzlich die Todesangst und machte ihn klug und hellsinnig. Er brachte die Hand in die Tasche, brachte während der Andere weiterwürgte, das kleine Jagdmesser heraus und stieß plötzlich und blindlings mehrere Male in den über ihm Knienden hinein. Nach einem Augenblick ließen Viktors Hände locker, es gab Luft, tief und wild einatmend kostete Goldmund sein gerettetes Leben. Nun versuchte er sich aufzurichten, da sank über ihm der lange Kamerad schlaff und weich mit einem furchtbaren Stöhnen zusammen, und sein Blut lief über Goldmunds Gesicht. Erst jetzt vermochte er hochzukommen. Da sah er im grauen Nachtschein den Langen zusammengefallen liegen; als er nach ihm griff, langte er in lauter Blut. Er hob ihm den Kopf, der fiel schwer und weich wie ein Sack zurück. Aus seiner Brust und seinem Hals troff das Blut immerzu, aus seinem Mund floß in irren, schon schwächer werdenden Seufzern das Leben fort.

Plötzlich wurde es ihm unerträglich, hier zu bleiben. Er hob sein Messer auf, wischte es an dem Wollenzeug ab, das der Andere trug und das von Lydias Händen für ihren Liebsten gestrickt worden war; er steckte das Messer in die hölzerne Scheide und in die Tasche zurück, sprang auf und lief aus allen Kräften davon.

Das AMDP-System: psychischer und somatischer Befund

Ratings: 0=Nicht vorhanden 1=fraglich 2=leicht 3=mittel 4=schwer

Kartennummer [_ _]₁₃₋₁₄

Bewußtseinsstörungen
1. Bewußtseins-Verminderung [_]₁₅
2. Bewußtseins-Trübung [_]₁₆
3. Bewußtseins-Einengung [_]₁₇
4. Bewußtseins-Verschiebung [_]₁₈

Orientierungsstörungen
5. zeitlich [_]₁₉
6. örtlich [_]₂₀
7. situativ [_]₂₁
8. über die eigene Person [_]₂₂

Aufmerksamkeits- u. Gedächtnisstörungen
9. Auffassungsstörungen [_]₂₃
10. Konzentrationsstörungen [_]₂₄
11. Merkfähigkeitsstörungen [_]₂₅
12. Gedächtnisstörungen [_]₂₆
13. Konfabulationen [_]₂₇
14. Paramnesien [_]₂₈

Formale Denkstörungen
15. gehemmt [_]₂₉
16. verlangsamt [_]₃₀
17. umständlich [_]₃₁
18. eingeengt [_]₃₂
19. perseverierend [_]₃₃
20. Grübeln [_]₃₄
21. Gedankendrängen [_]₃₅
22. ideenflüchtig [_]₃₆
23. Vorbeireden [_]₃₇
24. gesperrt/Gedankenabreißen [_]₃₈
25. inkohärent/zerfahren [_]₃₉
26. Neologismen [_]₄₀

Befürchtungen und Zwänge
27. Mißtrauen [_]₄₁
28. Hypochondrie (nicht wahnhaft) [_]₄₂
29. Phobien [_]₄₃
30. Zwangsdenken [_]₄₄
31. Zwangsimpulse [_]₄₅
32. Zwangshandlungen [_]₄₆

Wahn
33. Wahn-Stimmung [_]₄₇
34. Wahn-Wahrnehmung [_]₄₈
35. Wahn-Einfall [_]₄₉
36. Wahn-Gedanken [_]₅₀
37. systematischer Wahn [_]₅₁
38. Wahn-Dynamik [_]₅₂
39. Beziehungswahn [_]₅₃
40. Beeintr.-Verfolgungswahn [_]₅₄
41. Eifersuchtswahn [_]₅₅
42. Schuldwahn [_]₅₆
43. Verarmungswahn [_]₅₇
44. hypochondrischer Wahn [_]₅₈
45. Größenwahn [_]₅₉
46. andere Wahninhalte [_]₆₀

Sinnestäuschungen
47. Illusionen [_]₆₁
48. Stimmenhören [_]₆₂
49. andere akust. Halluzinationen [_]₆₃
50. optische Halluzinationen [_]₆₄
51. Körperhalluzinationen [_]₆₅
52. Geruchs-/Geschmackshalluz. [_]₆₆

Ich-Störungen
53. Derealisation [_]₆₇
54. Depersonalisation [_]₆₈
55. Gedankenausbreitung [_]₆₉
56. Gedankenentzug [_]₇₀
57. Gedankeneingebung [_]₇₁
58. andere Fremdbeeinflussungserl. [_]₇₂

Appendix

Kartennummer [_ _] 13-14

Störungen der Affektivität
59. ratlos [_] 15
60. Gefühl der Gefühllosigkeit [_] 16
61. affektarm [_] 17
62. Störung der Vitalgefühle [_] 18
63. deprimiert [_] 19
64. hoffnungslos [_] 20
65. ängstlich [_] 21
66. euphorisch [_] 22
67. dysphorisch [_] 23
68. gereizt [_] 24
69. innerlich unruhig [_] 25
70. klagsam/jammerig [_] 26
71. Insuffizienzgefühle [_] 27
72. gesteigerte Selbstwertgefühle [_] 28
73. Schuldgefühle [_] 29
74. Verarmungsgefühle [_] 30
75. ambivalent [_] 31
76. Parathymie [_] 32
77. affektlabil [_] 33
78. affektinkontinent [_] 34
79. affektstarr [_] 35

Antriebs- und psychomotorische Störungen
80. antriebsarm [_] 36
81. antriebsgehemmt [_] 37
82. antriebsgesteigert [_] 38
83. motorisch unruhig [_] 39
84. Parakinesen [_] 40
85. maniriert/bizarr [_] 41
86. theatralisch [_] 42
87. mutistisch [_] 43
88. logorrhoisch [_] 44

Circadiane Besonderheiten
89. morgens schlechter [_] 45
90. abends schlechter [_] 46
91. abends besser [_] 47

Andere Störungen
92. sozialer Rückzug [_] 48
93. soziale Umtriebigkeit [_] 49
94. Aggressivität [_] 50
95. Suizidalität [_] 51
96. Selbstbeschädigung [_] 52
97. Mangel an Krankheitsgefühl [_] 53
98. Mangel an Krankheitseinsicht [_] 54
99. Ablehnung der Behandlung [_] 55
100. pflegebedürftig [_] 56

R1. gesperrt [_] 57
R2. Autismus [_] 58
R3. gespannt [_] 59
R4. läppisch [_] 60
R5. stuporös [_] 61
R6. negativistisch [_] 62
R7. Krankheitsgefühl [_] 63
R8. Beschäftigung erschwert [_] 64

Kartennummer [_ _] 13-14

Schlaf- und Vigilanzstörungen
101. Einschlafstörungen [_] 15
102. Durchschlafstörungen [_] 16
103. Verkürzung der Schlafdauer [_] 17
104. Früherwachen [_] 18
105. Müdigkeit [_] 19

Appetenzstörungen
106. Appetit vermindert [_] 20
107. Appetit vermehrt [_] 21
108. Durst vermehrt [_] 22
109. Sexualität vermindert [_] 23

Gastro-intestinale Störungen
110. Hypersalivation [_] 24
111. Mundtrockenheit [_] 25
112. Übelkeit [_] 26
113. Erbrechen [_] 27
114. Magenbeschwerden [_] 28
115. Obstipation [_] 29
116. Diarrhoe [_] 30

Kardio-respiratorische Störungen
117. Atembeschwerden [_] 31
118. Schwindel [_] 32
119. Herzklopfen [_] 33
120. Herzdruck [_] 34

Andere vegetative Störungen
121. Akkommodationsstörungen [_] 35
122. Schwitzen vermehrt [_] 36
123. Seborrhoe [_] 37
124. Miktionsstörungen [_] 38
125. Menstruationsstörungen [_] 39

Weitere Störungen
126. Kopfdruck [_] 40
127. Rückenbeschwerden [_] 41
128. Schweregefühl in den Beinen [_] 42
129. Hitzegefühl [_] 43
130. Frösteln [_] 44
131. Konversionssymptome [_] 45

Neurologische Störungen
132. Rigor [_] 46
133. Muskeltonus erniedrigt [_] 47
134. Tremor [_] 48
135. Dyskinesen [_] 49
136. Hypokinesen [_] 50
137. Akathisie [_] 51
138. Ataxie [_] 52
139. Nystagmus [_] 53
140. Parästhesien [_] 54

Vegetative Symptome
S1. Nasenatmung behindert [_] 55
S2. Flush [_] 56
S3. Kollaps [_] 57
S4. andere [_] 58

Neurologische Symptome
S5. feinschlägiger Tremor [_] 59
S6. persistierende Hyperkinesen [_] 60
S7. Paresen [_] 61
S8. Pyramidenbahnzeichen [_] 62
S9. andere neurol. Symptome [_] 63
S10. Primitiv-Reflexe [_] 64

Weitere körperliche Symptome
S11. Oedeme [_] 65
S12. Kreislaufabh. Komplikat. [_] 66
S13. Thrombosen u. Thrombophl. [_] 67
S14. Embolie [_] 68
S15. Galaktorrhoe [_] 69
S16. lokale Injektionskompl. [_] 70
S17. Pruritus [_] 71
S18. Photosensibilität [_] 72
S19. Exantheme [_] 73
S20. Ikterus [_] 74
S21. andere [_] 75

Seitendifferenzen (0=nein, 1=ja) [_] 76

Cerebr. Krampfanf. (0=nein, 1=ja) [_] 77

Appendix

Die HAMILTON Depressions-Skala

0 Kartennummer [_ _] 13-14

1 Depressive Stimmung [_] 15
Man achte besonders auf düstere, traurige Stimmung, Pessimismus, Hoffnungslosigkeit und Bedürfnis zu weinen. (0 = nicht vorhanden; 1 = fraglich, nur angedeutet; 2 = leicht; 3 = mittel; 4 = schwer)

2 Schuldgefühle [_] 16
Es ist darauf zu achten, daß pathologische Schuldgefühle erfaßt und graduiert werden, also Selbstvorwürfe, die entweder grundlos sind oder inadäquat zur gegebenen Begründung. (0 = nicht vorhanden; 1 = Selbstvorwürfe; 2 = Schuldgedanken; 3 = die Krankheit wird als Bestrafung erlebt; 4 = eigent- licher Schuldwahn mit oder ohne Halluzinationen)

3 Suizidalität [_] 17
Auch Dissimulationstendenzen und Appellhaltung mitberücksichtigen. (0 = nicht vorhanden; 1 = Gefühl, das Leben sei nicht lebenswert; 2 = Wunsch, tot zu sein; 3 = Selbstmordvorstellungen und halbherzige Versuche; 4 = eindeutige Suizidversuche)

4 Einschlafstörungen [_] 18
(0 = nicht vorhanden; 1 = fraglich bis leicht, selten; 2 = offenkundig, schwer, häufig bis regelmäßig)

5 Durchschlafstörungen [_] 19
(0 = nicht vorhanden; 1 = fraglich bis leicht, selten; 2 = offenkundig, schwer, häufig bis regelmäßig)

6 Terminale Schlafstörungen [_] 20
Vorzeitiges, endgültiges Erwachen. (0 = nicht vorhanden; 1 = fraglich, selten; 2 = häufig bis regelmässig)

7 Arbeit und Interesse [_] 21
Ermüdbarkeit und Energieverlust sollten hier nicht beurteilt werden. Dieses Item erfaßt (subjektiv und objektiv) den Verlust an Effektivität des Arbeitens, die Mühe etwas anzupacken und die nötige Selbstüberwindung, überhaupt etwas zu tun. Bezüglich Leistungsfähigkeit ist die Art der beruflichen Tätigkeit oder klinischen Beschäftigung mitzuberücksichtigen. (0 = nicht vorhanden; 1 = fraglich; 2 = leicht; 3 = mittel; 4 = schwer, völlige Arbeits- und Beschäftigungsunfähigkeit).

8 Verlangsamung [_] 22
(0 = nicht vorhanden; 1 = angedeutete Verlangsamung, leichte Verflachung des Affektes (Hypothymie) und gewisse Eintönigkeit des Ausdruckes; 2 = monotone Stimme, zögerndes Beantworten von Fragen, Bewegungsarmut im Gespräch; 3 = das Interview zieht sich in die Länge, ist harzig oder kaum möglich; 4 = ein Interview ist nicht möglich)

9 Unruhe [_] 23
(0 = nicht vorhanden; 1 = noch unterdrückbare Zappeligkeit im Gespräch; 2 = Unruhe der Hände und Herumfingern an den Kleidern; 3 = Patient steht während des Interviews auf; 4 = Patient geht während des Gesprächs auf und ab, greift sich ins Gesicht, in die Haare oder zerrt an den Kleidern)

10 Angst (psychische Symptome) [_] 24
Hierher gehören viele Symptome wie Spannung, Unfähigkeit sich zu entspannen, Reizbarkeit, ängstliches Staunen, Schreckhaftigkeit, Beunruhigung über Alltäglichkeiten, Panikgefühl, Schwierigkeit sich zu konzentrieren, Vergeßlichkeit, Gefühl der "Nervosität", lauernde Erwartungshaltung. (0 = nicht vorhanden; 1 = fraglich, nur angedeutet; 2 = leicht; 3 = mittel; 4 = schwer)

11 Angst (somatische Symptome) [_] 25
Beurteilung vegetativer Störungen, u.a. Atemnot, Hypersalivationsneigung, Oppressionsgefühle, cardiovasculäre Sensationen (Herzjagen, präcordiale Schmerzen, Trümmel); Abdominalbeschwerden (Bauchweh, Blähungen, Furcht vor Speiseunverträglichkeiten); Harnwegbeschwerden (vermehrter Harndrang, Miktionserschwerung, Brennen beim Wasserlösen); Verschwommensehen und Tinnitus. (0 = nicht vorhanden; 1 = fraglich, nur angedeutet; 2 = leicht; 3 = mittel; 4 = schwer)

12 Besondere gastro-intestinale Symptome [_] 26
Charakteristisch sind Appetitverlust, Obstipation, Völlegefühl. (0 = nicht vorhanden; 1 = fraglich bis leicht; 2 = offenkundig, ausgesprochen, schwer)

13 Allgemeine somatische Symptome [_] 27
Ermüdbarkeit, ständiges Gefühl der Müdigkeit, Klagen über Energieverlust, Schwierigkeiten aufzustehen und sich zur Aktivität aufzuraffen. Klagen über diffuse Muskelschmerzen; die Extremitäten können auch als bleiern schwer empfunden werden. (0 = nicht vorhanden; 1 = fraglich bis leicht; 2 = offenkundig, ausgesprochen, schwer)

14 Libidoverlust [_] 28
Hier werden nur Abweichungen vom gesunden Zustand erfaßt, undurchsichtige oder fehlende Information soll als 0 bewertet werden. (0 = nicht vorhanden; 1 = fraglich bis leicht; 2 = offenkundig, ausgesprochen, schwer)

15 Hypochondrie [_] 29
(0 = nicht vorhanden; 1 = vermehrte Beobachtung der Körperfunktionen und fraglich angedeutete Störungen; 2 = starke Beschäftigung mit körperlichen Symptomen und mit organischen Krankheiten; 3 = starke Überzeugung, an einer Körperkrankheit zu leiden, die für den jetzigen Zustand verantwortlich sei; 4 = schwere wahnhafte Hypochondrie mit Wahnideen und Halluzinationen, Fäulniserleben u.ä.)

16 Mangel an Krankheitseinsicht [_] 30
Hier soll bewertet werden, wie weit der Patient sich für krank hält, wie weit er Einsicht hat in die Krankhaftigkeit seiner Schuld- und Hypochondriegefühle. (0 = nicht vorhanden; 1 = fraglich bis leicht (wenig Einsicht); 2 = offenkundig, ausgesprochen, schwer (keine Einsicht)

17 Gewichtsverlust [_]₃₁
(0 = nicht vorhanden; 1 = leichter oder möglicher Gewichtsverlust; 2 = ausgeprägter Gewichtsverlust)

18 Tagesschwankungen [_]₃₂
Z.B. Morgentief; gelegentlich finden sich auch andere Störungsrhythmen, deshalb u.a. auch Befinden nach Mittagsschlaf erfragen. (0 = nicht vorhanden; 1 = fraglich, angedeutet, leichte Tagesschwankungen; 2 = offenkundig, ausgeprägte Tagesschwankungen)

19 Derealisation und Depersonalisation [_]₃₃
Bei depressiven Patienten selten. (0 = nicht vorhanden; 1 = fraglich, nur angedeutet; 2 = leicht; 3 = mittel; 4 = schwer)

20 Paranoide Symptome [_]₃₄
Auch dies bei der Depression selten. (0 = nicht vorhanden; 1 = fraglich, nur angedeutet; 2 = Gedanken, daß andere ihm übel wollen; 3 = Wahn, daß andere ihm Leid zufügen oder versuchen, dies zu tun, illusionäre Verkennungen; 4 = Wahn mit Halluzinationen)

21 Zwangssymptome [_]₃₅
Abzugrenzen von der Beschäftigung mit depressiven Gedanken, Schuldgefühl und hypochondrischen Tendenzen oder auch vom wahnhaften Denken. Das Charakteristische ist, daß Zwangsphänomene sich dem Patienten angsterregend aufdrängen, als von ihm selbst kommend erlebt werden, ihm aber normalerweise fremd sind. Er wehrt sich dagegen. (0 = nicht vorhanden; 1 = fraglich bis leicht; 2 = offenkundig, ausgesprochen, schwer)

22 Hilflosigkeit bei alltäglichen Verrichtungen [_]₃₆
(0 = nicht vorhanden; 1 = nur auf Befragen geäußert; 2 = spontane Äußerung des Gefühls der Hilflosigkeit; 3 = verlangt dringlich nach Hilfe und Unterstützung bei Arbeiten auf der Station oder persönlicher Pflege; 4 = braucht fremde Hilfe beim Ankleiden, Essen, Verrichtungen im Krankenzimmer oder persönlicher Hygiene)

23 Hoffnungslosigkeit [_]₃₇
(0 = nicht vorhanden; 1 = zweifelt gelegentlich an einer Besserung, kann aber ermutigt werden; 2 = fühlt sich ständig hoffnungslos, akzeptiert jedoch Ermutigungen; 3 = drückt Gefühle der Entmutigung, der Verzweiflung und des Pessimismus aus, die nicht zerstreut werden können; 4 = wiederholt ständig und spontan "ich werde nie wieder gesund werden" oder ähnliches)

24 Gefühl der Wertlosigkeit [_]₃₈
Von leichter Verminderung des Selbstbewusstseins über Minderwertigkeitsgefühle und Selbstherabsetzung bis zu wahnhaften Äußerungen der Insuffizienz. (0 = nicht vorhanden; 1 = äußert Gefühle der Wertlosigkeit (Verlust der Selbstachtung) nur auf Befragen; 2 = äußert solche Gefühle spontan; 3 = wie 2, aber stärker ausgeprägt, glaubt, den Anderen wegen seiner Nutz- und Wertlosigkeit zur Last zu fallen etc.; 4 = wahnhafte Äußerungen des Gefühls der Wertlosigkeit)

Die SANS Negativsyndrom Skala

Ratings: 0=none 1=questionable 2=mild 3=moderate 4=marked 5=severe

0. CARD NUMBER [_ _] 13-14

1. AFFECTIVE FLATTENING OR BLUNTING

1 Unchanging Facial Expression [_] 15
The patient's face appears wooden - changes less than expected as emotional content of discourse changes.

2 Decreased Spontaneous Movements [_] 16
The patient shows few or no spontaneous movements, does not shift position, move extremities, etc.

3 Paucity of Expressive Gestures [_] 17
The patient does not use hand gestures, body position, etc. as an aid in expressing his ideas.

4 Poor Eye Contact [_] 18
The patient avoids eye contact or "stares through" interviewer even when speaking.

5 Affective Nonresponsiveness [_] 19
The patient fails to laugh or smile when prompted.

6 Inappropriate Affect [_] 20
The patient's affect is inappropriate or incongruous, not simply flat or blunted.

7 Lack of Vocal Inflections [_] 21
The patient fails to show normal vocal emphasis patterns, is often monotonic.

8 Global Rating of Affective Flattening [_] 22
This rating should focus on overall severity of symptoms, expecially unresponsiveness, eye contact, facial expression, and vocal inflections.

2. ALOGIA

9 Poverty of Speech [_] 23
The patient's replies to questions are restricted in amount, tend to be brief, concrete, unelaborated.

10 Poverty of Content of Speech [_] 24
The patient's replies are adequate in amount but tend to be vague, overconcrete or overgeneralized, and convey little in information.

11 Blocking [_] 25
The patient indicates, either spontaneously or with prompting, that his train of thought was interrupted.

12 Increased Latency of Response [_] 26
The patient takes a long time to reply to questions; prompting indicates the patient is aware of the question.

13 Global Rating of Alogia [_]27
The core features of alogia are poverty of speech and poverty of content.

3. AVOLITION - APATHY

14 Grooming and Hygiene [_]28
The patient's clothes may be sloppy or soiled, and he may have greasy hair, body odor, etc.

15 Impersistence at Work or School [_]29
The patient has difficulty seeking or maintaining employment, completing school work, keeping house, etc. If an inpatient, cannot persist at ward activities, such as OT, playing cards, etc.

16 Physical Anergia [_]30
The patient tends to be physically inert. He may sit for hours and not initiate spontaneous activity.

17 Global Rating of Avolition - Apathy [_]31
Strong weight may be given to one or two prominent symptoms if particularily striking.

4. ANHEDONIA - ASOCIALITY

18 Recreational Interests and Activities [_]32
The patient may have few or no interests. Both the quality and the quantity of interests should be taken into account.

19 Sexual Activity [_]33
The patient may show decrease in sexual interest and activity, or enjoyment when active.

20 Ability to Feel Intimacy and Closeness [_]34
The patient may display an inability to form close or intimate relationships, especially with opposite sex and family.

21 Relationships with Friends and Peers [_]35
The patient may have few or no friends and may prefer to spend all his time isolated.

22 Global Rating of Anhedonia - Asociality [_]36
This rating should reflect overall severity, taking into account the patient's age, family status, etc.

5. ATTENTION

23 Social Inattentiveness [_]37
The patient appears uninvolved or unengaged. He may seem "spacey".

24 Inattentiveness During Mental Status Testing [_]38
Tests of "serial 7s" (at least five substractions) and spelling "world" backwards. (core 2 = 1 error; score 3 = 2 errors; score 4 = 3 errors)

25 Global Rating of Attention [_]39
This rating should assess the patient's overall concentration, clinically and on tests.

Die PANSS Positiv- und Negativsyndrom Skala

0=absent, 1=minimal, 2=mild, 3=moderate, 4=moderate severe, 5=severe, 6=extreme

CARD NUMBER [_ _] 13-14

POSITIVE SCALE (P)

P1 Delusions [_] 15
Beliefs which are unfounded, unrealistic, and idiosyncratic. Basis for rating: Thought content expressed in the interview and its influence on social relations and behavior.

P2 Conceptual disorganization [_] 16
Disorganized process of thinking characterized by disruption of goal-directed sequencing, e.g., circumstantiality, tangentiality, loose associations, non sequiturs, gross illogicality, or thought block. Basis for rating: Cognitive-verbal processes observed during the course of interview.

P3 Hallucinatory behavior [_] 17
Verbal report or behavior indicating perceptions which are not generated by external stimuli. These may occur in the auditory, visual, olfactory, or somatic realms. Basis for rating: Verbal report and physical manifestations during the course of interview as well as reports of behavior by primary care workers or family.

P4 Excitement [_] 18
Hyperactivity as reflected in accelerated motor behavior, heightened responsivity to stimuli, hypervigilance, or excessive mood lability. Basis for rating: Behavioral manifestations during the course of interview as well as reports of behavior by primary care workers or family.

P5 Grandiosity [_] 19
Exaggerated self-opinion and unrealistic convictions of superiority, including delusions of extraordinary abilities, wealth, knowledge, fame, power, and moral righteousness. Basis for rating: Thought content expressed in the interview and its influence on behavior.

P6 Suspiciousness/persecution [_] 20
Unrealistic and exaggerated ideas of persecution, as reflected in guardedness, a distrustful attitude, suspicious hypervigilance, or frank delusions that others mean one harm. Basis for rating: Thought content expressed in the interview and its influence on behavior.

P7 Hostility [_] 21
Verbal and nonverbal expressions of anger and resentment, including sarcasm, passive-aggressive behavior, verbal abuse, and assaultiveness. Basis for rating: Interpersonal behavior observed during the interview and reports by primary care workers or family.

NEGATIVE SCALE (N)

N1 Blunted affect [_] 22
Diminished emotional responsiveness as characterized by a reduction in facial expression, modulation of feelings, and communicative gestures. Basis for rating: Observation of physical manifestations of affective tone and emotional responsiveness during the course of interview.

Appendix

N2 Emotional withdrawal [_]₂₃
Lack of interest in, involvement with, and affective commitment to life's events. Basis for rating: Reports of functioning from primary care workers or family and observation of interpersonal behavior during the course of interview.

N3 Poor rapport [_]₂₄
Lack of interpersonal empathy, openness in conversation, and sense of closeness, interest, or involvement with the interviewer. This is evidenced by interpersonal distancing and reduced verbal and nonverbal communication. Basis for rating: Interpersonal behavior during the course of interview.

N4 Passive/apathetic social withdrawal [_]₂₅
Diminished interest and initiative in social interactions due to passivity, apathy, anergy, or avolition. This leads to reduced interpersonal involvements and neglect of activities of daily living. Basis for rating: Reports on social behavior from primary care workers or family.

N5 Difficulty in abstract thinking [_]₂₆
Impairment in the use of the abstract-symbolic mode of thinking, as evidenced by difficulty in classification, forming generalizations, and proceeding beyond concrete or egocentric thinking in problem-solving tasks. Basis for rating: Responses to questions on similarities and proverb interpretation, and use of concrete vs. abstract mode during the course of interview.

N6 Lack of spontaneity and flow of conversation [_]₂₇
Reduction in the normal flow of communication associated with apathy, avolition, defensiveness, or cognitive deficit. This is manifested by diminished fluidity and productivity of the verbal-interactional process. Basis for rating: Cognitive-verbal processes observed during the course of interview.

N7 Stereotyped thinking [_]₂₈
Decreased fluidity, spontaneity, and flexibility of thinking, as evidenced in rigid, repetitious, or barren thought content. Basis for rating: Cognitive-verbal processes during the course of interview.

GENERAL PSYCHOPATHOLOGY SCALE (G)

G1 Somatic concern [_]₂₉
Physical complaints or beliefs about bodily illness or malfunctions. This may range from a vague sense of ill being to clear-cut delusions of catastrophic physical disease. Basic for rating: Thought content expressed in the interview.

G2 Anxiety [_]₃₀
Subjective experience of nervousness, worry, apprehension, or restlessness, ranging from excessive concern about the present or future to feelings of panic. Basis for rating: Verbal report during the course of interview and corresponding physical manifestations.

G3 Guilt feelings [_]₃₁
Sense of remorse or self-blame for real or imagined misdeeds in the past. Basis for rating: Verbal report of guilt feelings during the course of interview and the influence on attitudes and thoughts.

G4 Tension [_]₃₂
Overt physical manifestations of fear, anxiety, and agitation, such as stiffness, tremor, profuse sweating, and restlessness. Basis for rating: Verbal report attesting to anxiety and, thereupon, the severity of physical manifestations of tension observed during the interview.

G5 Mannerisms and posturing [_]₃₃
Unnatural movements or posture as characterized by an awkward, stilted, disorganized, or bizarre appearance. Basis for rating: Observation of physical manifestations during the course of interview as well as reports from primary care workers or family.

G6 Depression [_]₃₄
Feelings of sadness, discouragement, helplessness, and pessimism. Basis for rating: Verbal report of depressed mood during the course of interview and its observed influence on attitude and behavior.

G7 Motor retardation [_]₃₅
Reduction in motor activity as reflected in slowing or lessening of movements and speech, diminished responsiveness to stimuli, and reduced body tone. Basis for rating: manifestations during the course of interview as well as reports by primary care workers or family.

G8 Uncooperativeness [_]₃₆
Active refusal to comply with the will of significant others, including the interviewer, hospital staff, or family, which may be associated with distrust, defensiveness, stubbornness, negativism, rejection of authority, hostility, or belligerence. Basis for rating: Interpersonal behavior observed during the course of interview as well as reports by primary care workers or family.

G9 Unusual thought content [_]₃₇
Thinking characterized by strange, fantastic, or bizarre ideas, ranging from those which are remote or atypical to those which are distorted, illogical, and patently absurd. Basis for rating: Thought content expressed during the course of interview.

G10 Disorientation [_]₃₈
Lack of awareness of one's relationship to the milieu, including persons, place, and time, which may be due to confusion or withdrawal. Basis for rating: Responses to interview questions on orientation.

G11 Poor attention [_]₃₉
Failure in focused alertness manifested by poor concentration, distractibility from internal and external stimuli, and difficulty in harnessing, sustaining, or shifting focus to new stimuli. Basis for rating: Manifestations during the course of interview.

G12 Lack of judgment and insight [_]₄₀
Impaired awareness or understanding of one's own psychiatric condition and life situation. This is evidenced by failure to recognize past or present psychiatric illness or symptoms, denial of need for psychiatric hospitalization or treatment, decisions characterized by poor anticipation of consequences, and unrealistic short-term and long-range planning. Basis for rating: Thought content expressed during the interview.

Appendix

G13 Disturbance of volition [_]₄₁
Disturbance in the wilful initiation, sustenance, and control of one's thoughts, behavior, movements, and speech. Basis for rating: thought content and behavior manifested in the course of interview.

G14 Poor impulse control [_]₄₂
Disordered regulation and control of action on inner urges, resulting in sudden, unmodulated, arbitrary, or misdirected discharge of tension and emotions without concern about consequences. Basis for rating: Behavior during the course of interview and reported by primary care workers or family.

G15 Preoccupation [_]₄₃
Absorption with internally generated thoughts and feelings and with autistic experiences to the detriment of reality orientation and adaptive behavior. Basis for rating: Interpersonal behavior observed during the course of interview.

G16 Active social avoidance [_]₄₄
Diminished social involvement associated with unwarranted fear, hostility, or distrust. Basis for rating: Reports of social functioning by primary care workers or family.

Die INSKA Intentionalitätsskala

Ratings: 0=trifft nicht zu   1=trifft zu

0. CARD NUMBER [_ _] 13-14

1. **MOTORISCHER ANTRIEB**

    1 Mimik ist unbewegt, starr, ausdruckslos [_] 15

    2 Gestik ist verlangsamt, unbeweglich [_] 16

    3 Der motorische Ablauf ist langsam, wirkt energielos (Gesamteindruck) [_] 17

    4 Wirkt im Gang steif und verlangsamt [_] 18

    5 Liegt infolge eines gesteigerten Ruhebedürfnisses oder aus Langeweile viel im Bett ohne zu schlafen [_] 19

    6 Geht aus eigenem Antrieb spazieren [_] 20

    7 Übt eine sportliche Tätigkeit aus [_] 21

2. **SPRACHVERHALTEN**

    8 Wirkt im Sprachverhalten umständlich, weitschweifig (nicht: Danebenreden) [_] 22

    9 Die Stimme ist ohne Modulation, wirkt emotionslos [_] 23

    10 Wirkt in seinen sprachlichen Äußerungen schwerbesinnlich, macht lange Pausen [_] 24

    11 Antwortet nur in kurzen Brocken [_] 25

    12 Spricht vage, in größeren Zusammenhängen, nicht recht verständlich (aber im Satzbau korrekt) [_] 26

    13 Redet "daneben" [_] 27

3. **AFFEKTIVE REAKTIONEN**

    14 Seine äußere Erscheinung ist dem Patienten gleichgültig (gemeint ist hier ungeniert schlampiges Verhalten: z.B. auch: Hemd hängt heraus) [_] 28

    15 Zeigt im Gespräch Verlust der Gelassenheit, wenn bestimmte Themen berührt werden (wird vage, unverständlich, bekommt vegetative Zeichen, weicht aus) [_] 29

16 Zeigt geringe affektive Resonanz zum Untersucher (dieser fühlt sich in der Gesprächssituation allein, für den Patienten ohne Bedeutung) [_] 30

17 Patient verhält sich feindselig gegen den Gesprächspartner (weist aktiv jeden Kontakt zurück, setzt sich mit dem Rücken zum Untersucher, läuft aus dem Zimmer etc) [_] 31

18 Wirkt ängstlich gespannt, zeigt vegetative Erregung (z.B. Schwitzen, Erröten), ist psychomotorisch unruhig (z.B. rutscht auf seinem Stuhl hin und her) [_] 32

19 Ist in der Lage, eindeutige Werturteile zu fällen (äußert Vorlieben und Abneigungen) [_] 33

20 Nimmt eindeutig Stellung zum vom Untersucher erklärten Sinn des Gesprächs (entweder positiv: Interesse, Kooperation oder negativ: äußert Kritik) [_] 34

21 Beschreibt sich als lustlos und desinteressiert [_] 35

22 Ist ratlos darüber, wie es mit ihm weitergehen soll (nicht gemeint ist hier Gleichgültigkeit oder fehlendes Interesse) [_] 36

23 Es ist dem Patienten vollkommen egal, wie es mit ihm weitergehen soll (gemeint ist Gleichgültigkeit bzw "Wurstigkeit") [_] 37

24 Zeigt gute affektive Resonanz in bezug auf seine Lebenssituation (Unterbringung, Behandlung etc., sagt, was ihn daran freut, was ihn stört, etc.) [_] 38

25 Ihm ist es egal, was er ißt [_] 39

4. WAHN UND AUTISMUS

26 Äußert überhaupt Wahninhalte [_] 40

27 Ist voll identifiziert mit seinen Wahninhalten [_] 41

28 Läßt den Untersucher auf Fragen hin nur unwillig Einblick in seine Wahnwelt nehmen [_] 42

29 Hat Scheu, Wahninhalte aktiv an den Untersucher heranzutragen [_] 43

30 Ist eingeengt auf seine Wahninhalte, zeigt keine Flexibilität, sich mit anderen neuen Inhalten auseinanderzusetzen [_] 44

31 Hat Halluzinationen (akustisch, optisch, etc) [_] 45

32 Hat Coenästhesien [_] 46

33 Hat Derealisations- oder Depersonalisationserlebnisse [_] 47

5. INITIATIVE UND MOTIVATION

34 Hat die frühere Strebsamkeit verloren [_] 48

35 Ist entschlußlos (klagt, er könne sich zu nichts aufraffen; gemeint ist "apathische" Entschlußlosigkeit, nicht eine ambivalente Haltung) [_] 49

36 Hat Schwierigkeiten, ohne Außenreiz aufzustehen (geht nicht zur Arbeit etc) [_] 50

37 Äußert zwar längerfristige Zukunftspläne, die aber grob unrealistisch oder phantastisch sind [_] 51

38 Hat längerfristig private oder berufliche Ziele (gemeint sind nicht grob unrealistische oder wahnhafte Absichten) [_] 52

39 Liest zumindest gelegentlich Bücher oder Zeitschriften [_] 53

40 Sieht sich Fernsehsendungen an [_] 54

41 Hat Interesse, Urlaub zu machen, zu verreisen [_] 55

42 Interessiert sich für das aktuelle Tagesgeschehen (Kultur, Politik) [_] 56

43 Hat Hobbies oder Liebhabereien [_] 57

44 Hat Interesse an früheren Hobbies oder bevorzugten Beschäftigungen verloren [_] 58

45 Hat Hoffnung, sein Befinden durch seine Therapie zu verbessern (nicht gemeint sind grob unrealistische wahnhafte Erwartungen) [_] 59

6. SOZIALVERHALTEN

46 Beschränkt sich auf Routinearbeiten (traut sich keine neue Tätigkeit mehr zu) [_] 60

47 Der Kontakt zu Arbeitskollegen ist gut [_] 61

48 Hat Interesse am ausgeübten Beruf oder an seiner Ausbildung [_] 62

49 Kann seine Wohnung in Ordnung halten [_] 63

50 Scheut vor sexueller Nähe zurück [_] 64

51 Zieht es vor, alleine, d.h. ohne Partnerbeziehung zu leben [_] 65

52 Lebt in einer festen Partnerbeziehung [_] 66

53 Hat mindestens eine freundschaftliche Beziehung [_] 67

54 Trifft sich häufig mit Bekannten [_] 68

Appendix

55 Zieht sich zurück, kapselt sich ab (geht zwar widerwillig auf Außenanregungen Kontakte ein, zieht sich aber zurück, wenn es die Situation erlaubt [_] 69

56 Kann sich aus Konflikten zurückziehen, wenn sie ihn belasten [_] 70

57 Kann überfürsorgliche Hilfsangebote zurückweisen [_] 71

58 Hat den Wunsch nach Aktivitäten in Gruppen [_] 72

59 Ist motivierbar zur Teilnahme an Gruppenprogrammen (Meetings, Beschäftigungstherapie, gesellige Zusammenkünfte) [_] 73

60 Ist aktiv in einem Verein, Kurs, einer politischen Partei etc [_] 74

Die ICH-Psychopathologie-Skala

Ratings: 0=trifft nicht zu   1=fraglich   2=trifft zu

CARD NUMBER [_ _] 13-14

IDENTITÄT

1 Ich wußte nicht mehr sicher, daß ich die/der bin oder ich hatte das Gefühl, jemand anderer zu sein als vorher. [_] 15

2 Ich kontrollierte häufiger als sonst mein Aussehen im Spiegel. [_] 16

3 Ich sagte mir immer wieder: ich bin ich, oder: ich bin ein menschliches Wesen. [_] 17

4 Mein Geschlecht hat sich verändert. Ich fühlte mich als Mann bzw. Frau. [_] 18

5 Ich meinte, eine andere Abstammung, eine andere eigene Geschichte zu haben, als ich früher geglaubt hatte. [_] 19

DEMARKATION

6 Fremden Einwirkungen gegenüber fühlte ich mich schutzlos ausgeliefert. Ich konnte mich nicht wehren und spürte gar keine eigenen Grenzen mehr. [_] 20

7 Ich mußte mich räumlich oder innerlich von anderen Menschen ganz zurückziehen, um mich zu schützen. Ich ließ niemanden mehr an mich herankommen, ich verschloß mich. [_] 21

8 Ich verschmolz mit anderen Menschen zu einem einzigen Wesen oder mit Lebewesen, Dingen der Welt zu einem Ganzen. Es war nicht mehr auszumachen, wo meine ursprünglichen Grenzen waren. [_] 22

9 Wenn ich etwas erlebte, wußte ich oft nicht, ob auch tatsächlich ich dies erlebte, oder jemand anderer. [_] 23

KONSISTENZ

10 Ich fühlte in mir einen Riß (Risse) oder glaubte als ganze Person zerrissen, zersplittert zu sein oder mich aufzulösen und auseinanderzufallen. [_] 24

11 Ich hatte das Gefühl, daß die ganze Welt explodiere und in Einzelteile zerfalle. [_] 25

12 Meine Gefühle paßten nicht mehr zu meinen Gedanken, Erlebnissen oder Handlungen. Mein Erleben war paradox, ohne inneren Zusammenhang. [_] 26

13 Ich fühlte mich zwischen zwei Mächten/Gegensätzen (z.B. Gut und Böse) zerrissen. Widerstrebende Gefühle oder unvereinbare seelische Regungen rissen mich auseinander. [_] 27

14 Ich hörte Stimmen von meinem Inneren kommend oder von außen, obwohl niemand anwesend war. [_] 28

AKTIVITÄT

15 Ich fühlte mich in meinen Bewegungen, meinem Handeln und Sprechen durch etwas Unerklärliches beeinträchtigt. Mein Tun war erschwert und ich war dabei wie gebremst oder lahmgelegt. [_] 29

16 Ich fühlte mich verfolgt, ausspioniert, beobachtet und überwacht. Ich fühlte mich nicht mehr frei in meinem Tun und Entscheiden. [_] 30

17 Ich konnte nicht mehr das tun, was ich wollte, meine Bewegungen und Handlungen wurden gesteuert oder gelenkt. Ich erlebte mich wie ein Werkzeug, eine Marionette. [_] 31

18 Ich fühlte mich von fremden Kräften/Mächten/Personen überwältigt, besessen. [_] 32

VITALITÄT

19 Ich fühlte, wie das Leben von mir wich, wie ich starb. [_] 33

20 Ich glaubte, leblos zu sein, tot, wie eine Mumie. [_] 34

21 Ich hatte das Gefühl, die Welt und mit ihr alles Lebendige gehe unter. [_] 35

22 Meine Seele, meine innere Lebendigkeit wurde mir genommen, zerstört oder getötet. [_] 36

23 Personen oder äußere Kräfte versuchten oder hatten die Absicht, mich zu vernichten, zu töten. [_] 37

ÜBERKOMPENSATION

24 Ich hatte große Macht und Einfluß und konnte Menschen, Naturkräfte oder das gesamte Weltgeschehen lenken und bestimmen. [_] 38

25 Ich konnte auf übernatürliche Weise Kranke heilen. [_] 39

26 Ich hatte Visionen: ich konnte Sachen sehen, die weit entfernt von mir und in einer anderen Zeit passierten. [_] 40

27 Ich hatte eines oder mehrere Kinder. [_] 41

28 Ich gebar Wesen aus mir heraus. [_] 42

29 Ich fühlte mich verdoppelt oder vervielfältigt. Ich bestand aus Teilwesen oder solche lebten in mir/bewohnten mich. [_]$_{43}$

VERÄNDERUNGEN/MANIPULATIONEN AM KÖRPER

30 Das Aussehen (die Gestalt) meines Körpers hatte sich ganz oder teilweise verändert. [_]$_{44}$

31 Meine Körperteile paßten nicht mehr in der gewohnten Art und Weise zusammen. Ihr Zusammenhang war gelockert, alles war verschoben oder verstellt. (Fand mich im Körper nicht mehr zurecht). [_]$_{45}$

32 Mein Körper oder Teile davon wurden zerrissen, lösten sich auf oder fielen auseinander. [_]$_{46}$

33 Teile meines Körpers lösten sich vom Gesamtkörper, so daß ich sie außerhalb von mir erlebte. [_]$_{47}$

34 Mein gesamter Körper oder einzelne Teile davon waren abgestorben, oder am Absterben (evt. bereits in Verwesung). [_]$_{48}$

35 Ich verletzte mich absichtlich, um mir selber Schmerzen zuzufügen. [_]$_{49}$

36 Ich verletzte mich absichtlich, um mein Blut zu sehen. [_]$_{50}$

37 Ich spürte meine Haut nicht mehr und mußte sie deshalb reiben, kneifen oder schlagen. [_]$_{51}$

38 Meine Sexualität hat sich verändert. [_]$_{52}$

39 Ich mußte besonders stark atmen bzw. meine Atmung war reduziert oder stand still. [_]$_{53}$

DENKSTÖRUNGEN

40 Andere Menschen konnten meine Gedanken lesen. [_]$_{54}$

41 Ich konnte die Gedanken anderer Menschen lesen. [_]$_{55}$

42 Ich verschlüsselte meine Sprache oder Gedanken, so daß nur noch ich sie verstehen konnte. [_]$_{56}$

43 Meine eigenen Gedanken waren flüchtig, sie breiteten sich überall hin aus. Ich konnte sie nicht mehr bei mir und für mich behalten. Sie entwischten mir, und alle wußten sie. [_]$_{57}$

44 Meine Gedanken waren auseinandergerissen, zersplittert. Ich hatte deshalb ein riesiges Durcheinander im Kopf. [_]$_{58}$

45 Mir wurden fremde Gedanken eingegeben (z.B. durch Gedankenübertragung, durch Hypnose). Mein Denken und Fühlen wurde von außen gemacht. [_]$_{59}$

46 Mein Denken wurde von außen gestört: Gedankenreihen wurden mir abgerissen oder einzelne Gedanken weggenommen. [_] 60

MOTORISCHE REAKTIONEN, ZWÄNGE, AUTOMATISMEN

47 Alles, was um mich herum passierte, erschien mir gefährlich, bedrohlich oder fremd. Ich war in erhöhter Alarmbereitschaft und beobachtete alles aufmerksam und gespannt. [_] 61

48 Ich mußte besonders aufmerksam auf meine Bewegungen achten. Ich mußte ihren Ablauf genau kontrollieren. [_] 62

49 Ich wiederholte mehrmals eigene Bewegungen oder Worte. [_] 63

50 Ich machte automatisch Bewegungen oder auch Worte anderer Leute nach, wie ein Echo. [_] 64

51 Ich fiel vor Angst und Schreck für längere Zeit in eine Starre. Ich blieb völlig regungslos und stumm. [_] 65

52 Ich geriet in eine wilde unkontrollierbare Panik. Alles war Angst. [_] 66

53 Ich griff Menschen an oder rannte verzweifelt gegen Gegenstände. [_] 67

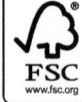

MIX
Papier aus verantwortungsvollen Quellen
Paper from responsible sources
FSC® C105338

If you have any concerns about our products,
you can contact us on
ProductSafety@springernature.com

In case Publisher is established outside the EU,
the EU authorized representative is:
**Springer Nature Customer Service Center GmbH
Europaplatz 3, 69115 Heidelberg, Germany**

Printed by Libri Plureos GmbH
in Hamburg, Germany